Eine weltweite Grippepandemie hat es schon einmal gegeben: Kaum eine Seuche wütete in so kurzer Zeit so heftig wie die Grippe-Epidemie von 1918. Weltweit erkrankten 700 Millionen Menschen, in nur wenigen Monaten forderte sie über 20 Millionen Tote – mehr als der Erste Weltkrieg Menschenleben gekostet hatte. Kein Land, kein Kontinent blieb verschont von der tödlichen Viruserkrankung: In Europa, den USA, in Indien, selbst in der kleinsten Eskimosiedlung forderte sie ihre Opfer.

Umso erstaunlicher ist es, dass diese Katastrophe scheinbar völlig in Vergessenheit geriet. Erst Ende der neunziger Jahre begann in Labors und Archiven der spannende Wettlauf um die Erforschung des tödlichen Virus. Forscher machten sich auf die Suche nach dem Erreger der tödlichen Influenza, um herauszufinden, warum er so aggressiv war und wie man zukünftige Epidemien verhindern könnte.

Gina Kolata ist ein packender Thriller über einen der rätselhaftesten Fälle der Medizingeschichte und zugleich eine kenntnisreiche Darstellung der modernen Virenforschung gelungen, deren Bedeutung in einem Zeitalter neuer Viruserkrankungen aktueller ist denn je.

»Wissenschaft – packend wie ein Krimi.«
Tagesanzeiger

»Ein Musterbeispiel für besten Wissenschaftsjournalismus.«
Spektrum der Wissenschaft

Gina Kolata gehört zu den anerkanntesten Wissenschaftsjournalisten in den USA. Nachdem sie für das Science Magazine arbeitete, schreibt sie seit 1987 regelmäßig für die New York Times. Sie hat Mikrobiologie und Mathematik studiert und veröffentlichte mehrere Bücher, u. a. zur Gentechnik. Für ihr Talent, komplizierte Wissenschaftsthemen anschaulich zu beschreiben, erhielt Gina Kolata zahlreiche Auszeichnungen.

Unsere Adresse im Internet: www.fischerverlage.de

Gina Kolata

Influenza

Die Jagd
nach dem Virus

Aus dem Englischen von
Irmengard Gabler

Fischer Taschenbuch Verlag

Aktualisierte Neuausgabe
Veröffentlicht im Fischer Taschenbuch Verlag,
einem Unternehmen der S. Fischer Verlag GmbH,
Frankfurt am Main, Mai 2006

Die amerikanische Originalausgabe erschien unter dem Titel:
›Flu. The Story of the Great Influenza Pandemic of 1918
and the Search for the Virus that caused it‹
1999 bei Farrar, Straus and Giroux, New York

Druck und Bindung: Clausen & Bosse, Leck
Printed in Germany
ISBN-13: 978-3-596-17376-1
ISBN-10: 3-596-17376-0

Inhalt

Für meine Eltern

Prolog

Wenn jemand über die Grippe von 1918 Bescheid wissen sollte, dann ich.

Ich habe im Hauptfach Mikrobiologie studiert und auch ein Seminar in Virologie belegt, aber die Grippe von 1918 kam nie zur Sprache. Auch in den Geschichtsveranstaltungen, an denen ich teilnahm, war sie kein Thema, nicht einmal in meiner Lieblingsvorlesung über die wichtigsten Ereignisse des zwanzigsten Jahrhunderts, in der doch in aller Ausführlichkeit der Erste Weltkrieg besprochen wurde. Während meiner journalistischen Laufbahn schrieb ich etliche Artikel über Medizin im Allgemeinen und Influenza im Besonderen, zuerst für die Zeitschrift *Science*, später auch für die *New York Times*, aber mit der Grippe von 1918 wurde ich nie konfrontiert.

Im Nachhinein ist mir meine eigene Unwissenheit unbegreiflich, zumal die Grippe von 1918 jede andere Epidemie dieses Jahrhunderts in den Schatten stellt. Diese Seuche war so verheerend, dass ein ähnliches Virus heutzutage in nur einem Jahr mehr Menschenleben fordern würde als Herz-Kreislauf-Erkrankungen, Krebs, Schlaganfälle, chronische Lungenleiden, Aids und Alzheimer zusammen. Sie war die grausame Realität am Ende des Ersten Weltkriegs und beeinflusste den Lauf der Geschichte. Sie forderte in Amerika in nur einem Jahr mehr Menschenleben als im Ersten und Zweiten Weltkrieg, in Korea und Vietnam Soldaten fielen.

Die Grippe von 1918 betraf sowohl meine Familie wie auch die meines Mannes. Mein Vater hielt große Stücke auf den Rat eines alten Arztes, der die Grippe überlebt hatte und daraufhin jede Atemwegserkrankung mit Erythromycin bekämpfte. Als ich noch klein war, musste ich daher, sobald ich Fieber bekam, dieses Antibiotikum einnehmen. Dennoch sah ich lange Zeit keinen Zusammenhang zwischen dem unerschütterlichen Glauben des besagten Arztes an das Wundermittel, das man erst Jahrzehnte später entdeckt hatte, und dem einschneidenden Erlebnis der Grippe. Als ich älter wurde und man allmählich von einer Überfütterung mit Antibiotika sprach, bildete ich mir sogar ein, auf den Arzt meines Vaters herabsehen, ihn als unzeitgemäß abtun zu müssen.

In der Familie meines Mannes war die Grippe eine erschütternde Erinnerung. Seine Mutter war noch ein junges Mädchen, als ihr Vater den Folgen dieser Virusinfektion erlag und ihre Mutter mit vier Kindern zurückließ. Irgendwie begriffen aber weder mein Mann noch ich so recht, was eigentlich passiert war. Seine Mutter hatte immer erzählt, ihr Vater sei an einer Lungenentzündung gestorben, die er sich als Arbeiter in einer Gießerei zugezogen hatte.

Heute finde ich es bemerkenswert, wie lange ich zu der Einsicht brauchte, dass 1918 eine schreckliche Seuche Tod und Zerstörung über die Welt gebracht und nahezu jede Familie betroffen hatte. Allerdings war ich in meiner Unwissenheit nicht allein. Die Grippeepidemie von 1918 ist eines der großen Rätsel der Geschichte.

Mein so genanntes Aha-Erlebnis hatte ich 1997, als ich für die *New York Times* einen Artikel über einen bemerkenswerten Aufsatz in der Zeitschrift *Science* schrieb. Er handelte von ersten Bemühungen, den genetischen Code des Virus von 1918 zu rekonstruieren, und war ein wichtiger Bestandteil eines medizinischen Krimis, der genauso erstaunlich ist wie die Grippe von 1918 selbst. Es geht darin um Wissenschaft und Politik, die sich von ihrer übelsten und ihrer besten Seite zeigen, um ein Virus, einen der bösartigsten Mörder, die es je gegeben hat. Und er handelt von Menschen, die von der Idee besessen waren, diesem Mörder auf die Spur zu kommen. Wie jeder gute Krimi besteht diese Geschichte aus viel Spannung und Spürsinn.

Es ist an der Zeit, diese Geschichte endlich zu erzählen. Die Lösung des Rätsels könnte nämlich dazu beitragen, die Menschheit vor einem ähnlichen Schicksal wie im Jahre 1918 zu bewahren, sollte dieses entsetzliche Virus jemals zurückkehren.

1
Das Seuchenjahr

Die folgende Kriminalgeschichte handelt von einem Massenmörder, der vor 80 Jahren sein Unwesen trieb und nie gefasst wurde. Diesen Mörder werden wir nun überführen.
Jeffery Taubenberger, Molekularpathologe

Als die Seuche in jenen kühlen Herbsttagen ins Land kam, hielt man sie zuerst für eine schreckliche neue Kriegswaffe. Die Krankheitserreger, hieß es, seien in Aspirintabletten injiziert worden, die der deutsche Pharmakonzern Bayer hergestellt habe. Sobald man ein Aspirin gegen Kopfschmerzen zu sich nehme, würden sich die Keime im ganzen Körper verbreiten. Damit sei das Schicksal des Unglücklichen besiegelt.

Nein, widersprachen andere, die Seuche sei auf einem deutschen Schiff[1] ins Land gebracht worden, das im Schutz der Dunkelheit in den Hafen von Boston eingedrungen sei und die Keime freigesetzt habe, die sich dann in der ganzen Stadt verteilt hätten. Immerhin habe die Krankheit in Boston ihren Anfang genommen. Es gab sogar eine Augenzeugin, eine alte Frau, die beobachtet haben wollte, wie eine schmutzig aussehende Wolke von der Bucht hinüber zu den Docks getrieben sei.

Nein, Deutsche seien in U-Booten in den Hafen von Boston eingedrungen, hätten sich mit Ampullen, die die Keime enthielten, an Land geschlichen und die Erreger in Theatern und in Versammlungen freigesetzt, wo man für Kriegsanleihen warb. Dies war die Meinung von Oberstleutnant Philip S. Doane, Leiter der Hygieneabteilung der Notarztflotte, und der musste es schließlich wissen. Es stand auf der Titelseite des *Philadelphia Inquirer*.[2]

Bald war die Seuche überall. Und keiner war vor ihr sicher.

Die Krankheit wütete vor allem unter den Jungen und Gesunden. Heute noch war einer ein kerngesunder Mensch, stark und unverwundbar. Saß in seinem Büro und arbeitete. Oder strickte einen warmen Schal für einen der tapferen Soldaten, die in den Krieg gezogen waren. Oder war selbst Soldat, hatte sich freiwillig gemeldet und war im Trainingslager zum ersten Mal von Heim und Familie getrennt.

Zuerst spürt man vielleicht einen dumpfen Schmerz im Kopf. Dann fangen die Augen an zu brennen. Man beginnt zu frösteln, schleppt sich ins Bett und rollt sich ein. Aber ganz gleich, in wie viele Decken man sich hüllt, nichts hält einen warm. Man fällt in einen unruhigen Schlaf, träumt wirres Zeug, während das Fieber unaufhörlich steigt. Und wenn man aus dem Schlaf in eine Art Dämmerzustand gleitet, schmerzen die Muskeln und der Kopf, und man ist sich vage bewusst, dass man, während der Körper sich schwach dagegen wehrt, Schritt für Schritt dem Tod entgegengeht.

Es kann ein paar Tage dauern oder ein paar Stunden, aber nichts kann das Fortschreiten der Krankheit aufhalten. Ärzte und Krankenschwestern haben gelernt, die Symptome zu deuten. Die Gesichtsfarbe wird bräunlichviolett. Man hustet Blut, und die Füße verfärben sich schwarz. In der Endphase schnappt man nur noch verzweifelt nach Luft, und aus dem Mund tritt blutiger Speichel. Man stirbt, besser gesagt, man ertrinkt, weil die Lungen sich mit rötlicher Flüssigkeit füllen.

Und der obduzierende Arzt stellt fest, dass die Lungen schwer und nass im Brustraum liegen, vollgesogen mit einer dünnen, blutigen Flüssigkeit und nicht mehr zu gebrauchen.

Man nannte die Seuche von 1918 Grippe oder Influenza, obwohl sie sich von jeder früheren Form der Grippe unterschied. Sie ließ eher an die Erfüllung einer biblischen Prophezeiung denken, an die Offenbarung des Johannes, die besagt, dass die Welt zuerst von Krieg, dann von Hungersnot heimgesucht wird. Nachdem sich das vierte Siegel der Weissagung auftat, ist von einem fahlen Ross die Rede, »und der darauf saß, des Name hieß Tod, und die Hölle folgte ihm nach«.

Die Seuche brach im September 1918 aus, und als sie vorbei war, waren mehr als zwanzig Millionen Menschen tot. Sie erreichte die entlegensten Winkel des Erdballs. Einige Inuitdörfer wurden beinahe ausgelöscht. Zwanzig Prozent der Bevölkerung Westsamoas starben. Und stets nahm das Virus eine ungewöhnliche Zielgruppe ins Visier, nämlich junge Erwachsene, die normalerweise von ansteckenden Krankheiten weitgehend verschont bleiben. Die Sterblichkeitsdiagramme waren W-förmig[3], wobei die Spitzen für Babys und Kleinkinder unter fünf Jahren, für ältere Menschen zwischen 70 und 74 und für junge Erwachsene zwischen 20 und 40 standen.

Kinder wurden zu Waisen, Familien zerstört. Einige von denen, die die Zeit erlebt hatten, sagten im Nachhinein, diese Erfahrung sei viel zu schrecklich, um darüber zu reden. Andere versuchten das Erlebnis mit den übrigen Albträumen des Kriegs zu verdrängen, sie mit den Schrecken der Schützengräben und des Senfgases in einem entlegenen Winkel ihres Gedächtnisses zu verstauen. Die Seuche kam, als die Welt des Kriegführens müde wurde, fegte in wenigen Monaten über den Globus, verschwand, als der Krieg aufhörte. Sie ging auf ebenso mysteriöse Weise, wie sie gekommen war. In wenigen Monaten hatte sie mehr Menschen dahingerafft als jede andere Krankheit in der Weltgeschichte.

Wenn wir von Seuchen sprechen, haben wir dabei fremdartige, entsetzliche Krankheiten vor Augen. Aids. Ebola. Milzbrand. Und natürlich den Schwarzen Tod. Besorgt fallen uns erschreckende Symptome ein. Oder wir denken an ehemals starke, junge Männer, die, zu Skeletten abgemagert, mit greisenhaften Zügen und auf Stöcke gestützt durch die Straßen humpeln und vor Kälte zittern. Heutzutage machen wir uns Gedanken über biologische Kriegsführung – ein neues Virus etwa, eine Kombination aus Pocken und Milzbrand oder aus Pocken und Ebola. Oder wir fragen uns angstvoll, ob demnächst nicht irgendwo auf der Welt, in irgendeiner heißen Gegend, wieder ein gefährlicher neuer Erreger ausbrechen wird.

Die Grippe steht jedoch nie auf der Liste der tödlichen Seuchen. Sie wirkt ausgesprochen harmlos, kommt pünktlich jeden Winter, und früher oder später steckt sich jeder damit an. Zwar gibt es, sobald sich jemand angesteckt hat, keine geeignete Behandlung, aber das ist nicht so schlimm. Fast alle überstehen diese Krankheit, und Ausnahmen bestätigen die Regel. Sie ist lediglich unangenehm, den meisten von uns macht sie etwa eine Woche lang zu schaffen. Die Influenza an sich ist nicht tödlich, zumindest nicht für junge Erwachsene, die wenig Anlass haben, den Tod oder eine schlimme Krankheit zu fürchten.

Schon der Name »Influenza« weist darauf hin, dass sie in der Regel pünktlich im Winter kommt. Er stammt aus dem Italienischen und wurde angeblich Mitte des achtzehnten Jahrhunderts von italienischen Opfern der Krankheit geprägt: *Influenza di freddo*, »Kälteeinfluss«[4].

Einer Grippe kann man fast nicht entgehen. Sie überträgt sich über die Atemwege, und man kann wenig tun, um einer Ansteckung vorzubeugen. »Ich weiß, wie man sich vor Aids schützt«, sagt der Historiker Alfred W. Crosby, der sich mit der Grippe von 1918 befasst hat. »Aber wie man eine Grippe vermeidet, weiß ich nicht.«

Und gerade weil die Grippe eine so vertraute Krankheit ist, war der Schrecken, den sie 1918 verbreitete, umso größer. Es war wie in einem makabren Science-Fiction-Roman, in dem gerade das Harmlos-Vertraute sich ins Monströse verkehrt.

Als die Krankheit zum ersten Mal diagnostiziert wurde, zögerten die Ärzte, sie als Grippe zu bezeichnen. Sie glaubten, es mit einem völlig neuen Leiden zu tun zu haben. Einige sprachen von einer Bronchiallungenentzündung, andere von einer seuchenartigen Atemwegserkrankung. Manche Ärzte hielten sie für Cholera oder Typhus[5], für Denguefieber oder Botulismus. Andere nannten sie eine nicht näher zu bestimmende Epidemie. Wer sie als »Influenza« bezeichnete, setzte den Begriff in Anführungszeichen.[6]

Eine Möglichkeit, die Grippe von 1918 zu beschreiben, ist die Zuhilfenahme von Fakten und Zahlen, eine gewaltige Anhäufung erschütternder Daten.

Wie viele Menschen waren damals krank? Mehr als 25 Prozent der nordamerikanischen Bevölkerung.[7]

Und was war mit den Angehörigen des Militärs, allesamt gesunde junge Männer und die bevorzugten Ziele des Virus? Die Marine berichtet, dass 1918 40 Prozent ihrer Soldaten an der Grippe erkrankten. Die Armee schätzte die Anzahl der Betroffenen auf etwa 36 Prozent.[8]

Wie viele starben weltweit? Die Schätzungen reichen von 20 bis zu über 100 Millionen Menschen, aber die wirkliche Anzahl wird sich wohl nie ermitteln lassen. Viele Orte, die von der Grippe heimgesucht wurden, erstellten keine Totenregister, und sogar in Ländern wie den Vereinigten Staaten wurden Bemühungen, sämtliche Grippetoten tabellarisch zu erfassen, durch die Tatsache erschwert, dass es damals noch keine Tests gab, um festzustellen, ob jemand tatsächlich an

Influenza erkrankt war. Und doch verblüfft sogar die niedrigste Zahl derer, die schätzungsweise an der Grippe starben. Aids tötete im Vergleich bis zum Jahr 1997 insgesamt 11,7 Millionen Menschen. Der Erste Weltkrieg war für 9,2 Millionen Gefallene und ungefähr 15 Millionen Tote insgesamt verantwortlich. Der Zweite Weltkrieg kostete 15,9 Millionen Soldaten das Leben. Der Historiker Crosby meint, dass unabhängig davon, wie viele Menschen der Grippe von 1918 tatsächlich zum Opfer fielen, eines doch unbestreitbar sei: Das Virus »hat innerhalb eines vergleichbaren zeitlichen Rahmens mehr Menschen getötet als irgendeine andere Krankheit in der Weltgeschichte«.

Wie tödlich war sie? Sie war fünfundzwanzigmal tödlicher als eine gewöhnliche Grippe, tötete 2,5 Prozent ihrer Opfer. Normalerweise stirbt nur ein Zehntel Prozent aller infizierten Personen an der Grippe. Und da ein Fünftel der Weltbevölkerung in diesem Jahr die Grippe hatte, die 28 Prozent Amerikaner mit eingeschlossen, war die Zahl der Toten wirklich verblüffend. Tatsächlich starben so viele Menschen, dass 1918 die durchschnittliche Lebenserwartung in den USA vorübergehend um zwölf Jahre sank. Würde heute eine solche Krankheit ausbrechen und einen ähnlich hohen Prozentsatz der amerikanischen Bevölkerung dahinraffen, dann wären 1,5 Millionen Amerikaner dem Tod geweiht.

Aber Zahlen allein können das grauenvolle Elend nicht vermitteln, das 1918 über die Welt kam und in jedem Land – in den größten Städten wie in den entlegensten Dörfern – den Alltag bestimmte.

Einige Wissenschaftler erzählen von ihrem persönlichen Aha-Erlebnis. Der Historiker Crosby war einmal zu Besuch an der Washington State University und besah sich eine Regalwand mit Almanachen aus aller Welt. Aus einer Laune heraus nahm er sich einen Almanach von 1917 und schlug nach, wie hoch damals die Lebenserwartung in den USA war. Sie lag, wie er sich erinnert, bei etwa einundfünfzig Jahren. Dann nahm er sich den Almanach von 1919 vor. Die Lebenserwartung war ungefähr dieselbe. Schließlich schlug er den Almanach von 1918 auf. Hier habe sich die Lebenserwartung plötzlich nur noch auf neununddreißig Jahre belaufen, sagte er. »Was zum Teufel ist da passiert?«, fragte er sich. »Mit einem Mal ist die Lebenserwartung auf demselben niedrigen Stand wie fünfzig Jahre davor.« Dann erkannte er, wie sich dieser Umstand erklären ließ. Es war die Grippeepidemie, die Krankheit, die sein eigener Vater zwar überstanden, über die er aber nie mit ihm gesprochen hatte. »Wenn man mit Leuten redet, die damals an der Grippe erkrankt waren, dann denken die, nur ihre Straße oder ihre nähere Umgebung sei betroffen gewesen«, bemerkte Crosby. Die fast unvorstellbar große Ausbreitung der Grippe war der Aufmerksamkeit der Menschen irgendwie entgangen. Crosby beantragte einen Zuschuss der National Institutes of Health, um sich mit der Grippe von 1918 auseinander zu setzen, und wurde bald weltweit der führende Experte für dieses nahezu in Vergessenheit geratene Ereignis.

Niemand weiß genau, woher die Grippe von 1918 kam oder wodurch sie so tödlich wurde. Bekannt ist nur, dass sie als gewöhnliche Influenza begonnen, sich dann jedoch verändert hatte. Sie kam im Frühling 1918, löste bei ihren Opfern ungefähr drei Tage lang Schüttelfrost und Fieber aus, kostete aber nur wenige Menschen das Leben. Dann zog sie sich wieder zurück, aber nur, um im Herbst mit verheerender Gewalt erneut auszubrechen.

Im Nachhinein sprechen Mediziner von den zwei Wellen der 1918er Grippe. Die erste war banal und schnell wieder vergessen. Niemand sprach von einer Seuche oder von biologischer Kriegsführung, als die Influenza zum ersten Mal kam. Doch als sie zum zweiten Schlag ausholte, war etwas Monströses aus ihr geworden, das nicht mehr viel Ähnlichkeit hatte mit dem, was man gemeinhin unter einer Influenza versteht.

Die frühesten Spuren der ersten Grippewelle von 1918 wurden von der Zeit ausgelöscht; erst später hat man sie als Warnung aufgefasst. Im Vergleich zu den Schrecken des Kriegs wirkte die Krankheit harmlos und nicht der Rede wert. Aber eine der ersten Städte, die von der Grippe betroffen waren, konnte die Krankheit nicht so leicht übergehen – nicht weil sie so gefährlich, sondern weil sie so ansteckend war.

Es war Februar, und in San Sebastián war die Touristensaison bereits in vollem Gange. Die sonnige Stadt an der Nordküste Spaniens schien eine Welt fernab vom tristen, trostlosen Kriegsalltag jenseits der französischen Grenze. In San Sebastián konnte man im Winter 1918 die nassen, kalten, schlammigen Schützengräben verdrängen. Man konnte auch dem Gerede über den tödlichen grünen Dunst des Senfgases entkommen, einer schaurigen neuen Kriegswaffe der Deutschen, und Zuflucht finden in einem Land, das noch nicht in die Kämpfe verwickelt war, wo die Tage warm und die Nächte mild und voller Düfte waren. Hier konnte man eine Weile vergessen, dass im übrigen Europa Krieg war.[9]

Dann hielt die Grippe in der Stadt Einzug. Sie war kein Grund zur Sorge – nur etwa drei Tage Fieber, Unwohlsein und Schmerzen. Aber sie war ansteckend. Fast jeder, der mit der Krankheit in Berührung kam, wurde ungefähr zwei Tage später selber krank. Die Grippe schien bevorzugt gesunde junge Erwachsene zu befallen und alte Menschen und Kinder zu verschonen, die ihr normalerweise als Erste zum Opfer fallen.

Was war zu tun? Sollte die Welt erfahren, dass in San Sebastián die Grippe grassierte, wäre die Touristensaison vorbei. Wer wollte schon in die Ferien fahren, nur um krank im Hotelbett zu liegen? Vielleicht konnte man die Krankheit geheim halten, argumentierten die Verantwortlichen der Stadt. Und doch verbreitete sich bald die Nachricht, dass man San Sebastián besser meiden solle.

Fast zur selben Zeit erkrankten ein paar Soldaten, aber noch war nicht abzusehen, wie weit die Krankheit um sich greifen würde. Im März erreichte sie das 15. Regiment der U.S. Cavalry auf dem Weg nach Europa.

Zwei Monate später schienen plötzlich alle krank zu werden. In Spanien waren es acht Millionen Menschen, darunter auch König Alfons XIII. Ein Drittel der Bevölkerung Madrids hatte die Grippe, sodass einige Behörden schließen mussten.

Nicht einmal mehr die Straßenbahnen fuhren. Und diesmal war nicht nur Spanien betroffen – die erste Grippewelle hatte sich weit verbreitet.

Die Soldaten sprachen vom »Drei-Tage-Fieber«, nach Aussage einiger Betroffener. Einer davon, ein gewisser Sergeant John C. Acker, schrieb im April in seinem Brief aus Frankreich: »Sie reden hier vom ›Drei-Tage-Fieber‹, aber der Name täuscht, weil es eine ganze Woche oder noch länger dauert. Es erwischt einen völlig unvermittelt: Das Fieber jagt die Quecksilbersäule ganz nach oben, das Gesicht läuft rot an, jeder Knochen im Leib tut weh, und man hat das Gefühl, als würde einem der Kopf gespalten. Das geht drei oder vier Tage lang so, dann verschwindet es wieder, nachdem man kräftig geschwitzt hat, aber der ›Kater‹ hält sich noch ein oder zwei Wochen.«[10]

Anderswo hieß die Krankheit die Spanische Grippe[11] – zur Entrüstung Spaniens, denn schließlich waren auch das übrige Europa, die Vereinigten Staaten und Asien im Frühling des Jahres 1918 davon betroffen. Vielleicht blieb der Name haften, weil Spanien sich noch immer neutral verhielt und im Unterschied zu den anderen europäischen Staaten seine Nachrichten nicht zensierte und daher auch aus der Grippe keinen Hehl machte.

Wie dem auch sei, die Ausweitung der Epidemie bleibt nach wie vor unklar. Damals waren die Ärzte noch nicht dazu verpflichtet, Influenzafälle zu melden – dies wurde in den USA erst nach und infolge der zweiten Grippewelle von 1918 Pflicht. Man sah damals noch keinen Sinn darin, eine Krankheit, die man für unbedeutend hielt, im Auge zu behalten. Einträge über Grippeopfer waren sporadisch, zumeist nur in Einrichtungen wie Gefängnissen, dem Militär und einigen Fabriken üblich, die über Krankheitsfälle Buch führten. Es gab keinen systematischen Versuch, einer Epidemie auf die Spur zu kommen.

Es gibt Akten, aus denen hervorgeht, dass sich in den Ford-Motorwerken im März mehr als tausend Arbeiter krank gemeldet hatten. Im San-Quentin-Gefängnis erkrankten von April bis Mai fünfhundert der 1900 Häftlinge.[12] Am 4. März brach die Grippe im Ausbildungslager Camp Funston in Kansas aus, in dem 20000 Rekruten untergebracht waren. Im selben und im nächsten Monat erreichte sie über ein Dutzend Armeecamps, aber niemand schien sich darüber zu wundern. Schließlich waren Erkältungen und Grippeerkrankungen nichts Ungewöhnliches in solchen Lagern, in denen Tausende von Männern auf engstem Raum miteinander lebten und die Gefahr der Ansteckung denkbar groß war.

Im April 1918 hielt die Epidemie in Frankreich Einzug, legte britische, amerikanische und französische Truppen lahm, die dort stationiert waren, und griff auch auf die Zivilbevölkerung über. Einen Monat später war sie in England, wo König George V. erkrankte.[13] Das war im Juni; um dieselbe Zeit wurden auch in China und Japan die Menschen krank.

In Asien sprach man ebenfalls vom »Drei-Tage-Fieber«, manchmal auch vom »Ringerfieber«.[14]

Kein Wunder, dass die Epidemie sich auf die Kriegsführung auswirkte. Unter den Soldaten der kämpfenden Einheiten wütete die Grippe dermaßen, dass einige Befehlshaber sich beklagten, die Krankheit würde die Kampfmoral ihrer Soldaten schwächen.

Die britische Flotte konnte im Mai drei Wochen lang nicht in See stechen, weil 10313 Männer krank waren. Die 29. Division der britischen Armee hatte geplant, am 30. Juni in La Becque einzufallen, musste die Operation jedoch verschieben, weil so viele Männer die Grippe hatten.[15]

General Erich von Ludendorff, Anführer der Offensive im Osten, beschwerte sich, dass die Grippe oder das Flandrische Fieber, wie die Deutschen sie nannten, seine Schlachtpläne über den Haufen warf. Die Soldaten waren nicht nur hungrig, mussten Kälte und Nässe ertragen, wenn sie über den schlammigen Boden robbten, sondern mussten nun auch noch mit der Grippe zurechtkommen, die, so Ludendorff, die Männer schwäche und ihre Kampfmoral sinken ließ. Diese Grippe, fuhr er fort, habe einiges dazu beigetragen, dass seine Offensive im Juli fehlschlug, ein Schlachtplan, mit dem Deutschland angeblich um ein Haar den Krieg gewonnen hätte.

Er schimpfte auch über die Klagen seiner Untergebenen wegen der Grippe. »Es war eine leidige Angelegenheit, mir jeden Morgen von den Stabschefs dieselbe Leier anzuhören, nämlich dass die Grippe die Kampfmoral der Soldaten schwäche.«[16]

Und obwohl ein Großteil der Welt in diesem Frühjahr an Grippe erkrankte, blieben weite Landstriche davon ausgenommen. Die meisten Völker Afrikas, fast ganz Südamerika und Kanada hatten keine Grippeepidemie. Und als der

Sommer kam, wurde sogar den Ländern, die am stärksten heimgesucht worden waren, eine Art Galgenfrist gewährt. Die Grippe schien spurlos verschwunden zu sein.

Einige Monate später kam sie jedoch zurück.

Sie befiel die ganze Welt, suchte zuerst die Orte heim, welche sie zuvor weitgehend verschont hatte. Auch die zweite Grippewelle von 1918 war im höchsten Maße ansteckend. Aber diesmal war sie ein Killer. Im Rückblick ist der Weg, den sie einschlug, offensichtlich, denn Demographen haben Statistiken erstellt. Bis August, bemerkt Gerald Pyle, Wissenschaftler an der University of North Carolina, hatte sich die Krankheit »durch die Bewohner des indischen Subkontinents, Südostasiens, Japans und Chinas, weiter Landstriche der Karibik sowie Zentral- und Südamerikas eine breite Schneise geschlagen«.[17]

Bei ungefähr 20 Prozent der Opfer verlief die Krankheit verhältnismäßig milde, und sie erholten sich ohne Komplikationen, alle übrigen jedoch wurden fast augenblicklich todkrank, bekamen nicht mehr genügend Sauerstoff, weil sich ihre Lungen mit Flüssigkeit gefüllt hatten. Sie starben binnen weniger Tage oder gar Stunden, nachdem sie im Fieberwahn vergeblich nach Luft gerungen und schließlich die Besinnung verloren hatten. Bei anderen begann die Krankheit wie eine gewöhnliche Grippe, mit Frösteln, Fieber und Gliederschmerzen. Am vierten oder fünften Tag der Krankheit befielen jedoch Bakterien ihre angegriffenen Lungen, und die Lungenentzündung, die sie daraufhin entwickelten, kostete sie entweder das Leben oder ließ sie nur sehr langsam genesen.[18]

Die zweite Grippewelle erreichte die Vereinigten Staaten über Boston, eingeschleppt von einer Gruppe Matrosen, die im August im Commonwealth Pier vor Anker gingen. Die Seeleute waren nur auf der Durchreise, unterwegs in den Krieg.

Mittlerweile hatte dieser Krieg Auswirkungen auf das gesamte Land. Kein Mann wollte mehr zu Hause bleiben – die schlimmste Beleidigung, die man einem Mann damals an den Kopf werfen konnte, war »Drückeberger«. Und so hatte ein Viertel aller Amerikaner sich freiwillig gemeldet, und wer im Land geblieben war, rechtfertigte sich verlegen, seine angegriffene Gesundheit ließe einen Einsatz an der Front nicht zu. Die Frauen besuchten verwundete Soldaten im Lazarett, brachten ihnen Körbe voller Blumen und Süßigkeiten mit und rollten Mullbinden für die Männer im Ausland.

Und dann wurden einige der Bostoner Matrosen krank.

Am 28. August bekamen acht Männer die Grippe. Tags darauf waren bereits 58 Männer krank. Am vierten Tag war die Anzahl der Kranken auf 81 gestiegen. Eine Woche später war sie bei 119 angelangt, und am selben Tag lieferte man den ersten an Grippe erkrankten Zivilisten im Bostoner City Hospital ein.

Bald gab es die ersten Toten. Am 8. September starben in Boston drei Menschen an der Grippe: ein Marinesoldat, ein Matrose von der Handelsmarine und ein Zivilist.[19]

Am selben Tag tauchte die Grippe in Fort Devens auf, dreißig Meilen westlich von Boston.

Über Nacht wurde Fort Devens zu einem Höllenszenario. Ein Arzt, der im September in das Camp gerufen wurde, schrieb einem Freund einen verzweifelten Brief über eine Epidemie, die außer Kontrolle geraten war. Der Brief des Arztes datiert vom 29. September 1918 und ist mit seinem Vornamen, »Roy«, unterzeichnet. Es ließ sich nicht ermitteln, wer er war und was aus ihm wurde. Sein Brief tauchte erst über sechzig Jahre später in einem Koffer in Detroit wieder auf und erschien in der Dezemberausgabe des Jahres 1979 des *British Medical Journal*, eingesandt von N. R. Grist, einem schottischen Mediziner an der Universität Glasgow, der ihn als eine Warnung ansah.

Roy schrieb: »Camp Devens befindet sich in der Nähe von Boston und beherbergt ungefähr 50000 Männer, zumindest war das so, bevor diese Epidemie ausbrach.« Die Grippe habe das Camp vor vier Wochen befallen, schrieb er weiter, »und sich so schnell ausgebreitet, dass das Camp völlig demoralisiert ist und jede normale Betätigung zurückgestellt werden muss, bis ein Ende der Seuche in Sicht ist. Jede Zusammenkunft von Soldaten ist tabu.«

Die Krankheit sehe anfangs aus wie eine normale Grippe, erklärte Roy. Aber kaum lägen die Soldaten im Lazarett, entwickelten sie »im Nu die bösartigste Lungenentzündung, die ich jemals erlebt habe. Zwei Stunden nach Einlieferung erscheinen auf ihren Wangenknochen mahagonifarbene Flecken, und wenige Stunden später breitet sich die Zyanose langsam von den Ohren über das gesamte Gesicht aus, bis man den Farbigen kaum noch vom Weißen unterscheiden kann. Jetzt ist es nur noch eine Frage von Stunden, bis der Tod eintritt. Am Ende schnappen die Patienten vergebens nach Luft und ersticken. Es ist grauenvoll. Man kann noch ertragen, ein, zwei, zwanzig Männer sterben zu sehen, aber hier krepieren die armen Teufel wie die Fliegen, das geht einem ganz schön an die Nieren. Wir haben hundert Tote pro Tag, und diesen Schnitt halten wir auch weiterhin.«[20]

Es wurde langsam zum Problem, die Toten aus dem Camp zu schaffen. »Man braucht Sonderzüge, um die Toten zu transportieren«, bemerkte Roy. »Mehrere Tage lang waren uns die Särge ausgegangen, die Leichen stapelten sich, und wir gingen in die Leichenhalle und sahen uns die Jungs an, die in langen Reihen nebeneinander lagen. Der Anblick übertraf jedes Schlachtfeld in Frankreich. Eine besonders lange Baracke wurde leer geräumt und als Leichenhalle benutzt, und es erschütterte jeden, der an den Toten vorübergehen musste, die in zwei Reihen Seite an Seite lagen. Wir kommen hier keinen Augenblick zur Ruhe, stehen morgens um 5 Uhr 30 auf und arbeiten ohne Pause bis 9 Uhr 30 abends durch, gehen schlafen und fangen am nächsten Morgen von vorne an.«

Auch Spezialisten waren schockiert über die Vorgänge in Fort Devens. Nur sechs Tage, bevor Roy seinen Brief schrieb, am 23. September, hatte der amerikanische Sanitätsinspekteur einen der führenden Ärzte des Landes ins Lager geschickt, um nach dem Rechten zu sehen. Dieser Arzt, William Henry Welch, war Pathologe, Wissenschaftler und Allgemeinarzt, und seine Verdienste um das Gesundheitswesen waren beispiellos.[21]

Aber nicht einmal Welch hatte mit einer solchen Grippe gerechnet. Noch im September 1918 hatte Welch mit Colonel Victor C. Vaughan, Präsident der American Medical Association, Dr. Rufus Cole, dem Präsidenten des Rockefeller Institute, und Simeon Walbach von der medizinischen Fakultät der Harvard University die Armeelager im Süden inspiziert. Und alle waren sie voll des Lobs angesichts der erfolgreichen Verbesserungen im Gesundheitswesen, dank derer Krankheiten der Vergangenheit anzugehören schienen. Welch war in der Tat zu dem Schluss gelangt, dass die Camps in derart gutem Zustand seien und die Soldaten bei derart guter Gesundheit, dass er sich getrost in den wohlverdienten Ruhestand begeben könne. Er war einundsiebzig Jahre alt, ein beleibter, leutseliger Junggeselle, und hatte das Gefühl, seinem Land lange genug gedient zu haben. Da erreichte ihn die Anweisung, Fort Devens in Augenschein zu nehmen.[22]

Die vier Ärzte wurden nach Washington beordert, um mit dem amerikanischen Sanitätsinspekteur, Dr. William C. Gorgas, zu sprechen, der in Kuba das Gelbfieber bezwungen hatte. Gorgas rief die Männer in sein Büro, blickte kaum vom Schreibtisch auf, als das illustre Team hereinkam, und sagte: »Reisen Sie augenblicklich nach Fort Devens. Da ist die Spanische Grippe ausgebrochen.«[23]

Natürlich leisteten die Ärzte diesem Befehl Folge, fuhren zur Union Station in der Nähe des Kapitols und bestiegen den nächsten Zug nach Fort Devens. Sie kamen tags darauf dort an, bei trübem, nasskaltem Wetter, während sterbende Soldaten schweißnass und schlotternd vor Kälte, vom Fieber gezeichnet und blutigen Auswurf hustend, mit ihren Decken im Arm vor dem Lazarett Schlange standen.

Die Ärzte waren entsetzt. Das Camp, ausgestattet für 35 000 Mann, war mit 45 000 überfüllt. Und die Grippeepidemie führte ein gnadenloses Regiment. In den vierundzwanzig Stunden vor Welchs Ankunft waren 66 Männer gestorben. Am Tag, als Welch und sein Gefolge eintrafen, starben 63.[24] Das Lazarett, gebaut für 2000 Mann, musste 8000 aufnehmen und war hoffnungslos überfüllt.

Vaughan schrieb seine Beobachtungen nieder. Er kannte sich mit Epidemien aus. Er hatte den Typhus miterlebt und wusste aus eigener Erfahrung, wie vielen Männern diese Krankheit im spanisch-amerikanischen Krieg das Leben gekostet hatte. Aber nie zuvor hatte er etwas gesehen, das sich mit der Grippeepidemie in Fort Devens vergleichen ließe.[25]

Vaughan sagte, es hätte keinen Sinn, über den Ursprung der Seuche nachzugrübeln, die »die entlegensten Winkel aufspürte, unter den Robustesten ihre Beute schlug, weder Soldaten noch Zivilisten verschonte, der Wissenschaft den Kampf ansagte«. Aber das Bild, das sich ihm in Fort Devens bot, sollte er nie mehr vergessen.

Als die Ärzte dort eintrafen, sahen sie, was sich ein für alle Mal in Vaughans Gedächtnis brannte. »Diese Erinnerungen«, schrieb er, »sind abscheulich, am liebsten würde ich sie mir aus dem Hirn reißen, sie vernichten, aber leider steht das nicht in meiner Macht. Sie gehören zu meinem Leben und werden erst vergehen, wenn ich sterbe oder mein Gedächtnis verliere.«

Im Rückblick beschrieb er Fort Devens folgendermaßen:

»... Hunderte robuster junger Männer in Uniform, die scharenweise in die Krankensäle drängen. Sie werden auf Feldbetten verteilt, bis alle belegt sind, aber immer noch drängen Kranke herein. Ihre Gesichter nehmen schon bald eine bläuliche Färbung an; ein Besorgnis erregender Husten fördert blutiges Sputum zutage. Am Morgen werden die leblosen Körper wie Brennholz in der Leichenhalle aufeinander geschichtet. Dieses Bild hat sich mir seit meinem Besuch im Lazarett von Camp Devens im Herbst 1918 ins Gedächtnis gebrannt, als das tödliche Grippevirus wieder einmal die Unterlegenheit des menschlichen Erfindungsgeistes bewiesen hat, wenn es um die Vernichtung von Leben geht.«[26]

Obwohl Vaughan den Ersten Weltkrieg miterlebt hatte, in dem zum ersten Mal moderne Waffen zum Einsatz kamen und junge Männer mit Maschinengewehren und Kampfgas umgebracht wurden, war er doch der Meinung, dass diese Krankheit alle anderen Schrecken überbot.

Auch für die übrigen Ärzte war sie ein traumatisches Erlebnis. Cole schilderte, was er in den Krankensälen beobachtet hatte: »Als die Männer durch die Tür wankten, waren nicht genügend Schwestern für sie da, und die armen Kerle legten sich auf sämtliche Feldbetten, die bis hinaus auf die Veranda standen.«

Dann der Obduktionsraum. Man konnte ihn kaum betreten, überall lagen Leichen im Weg. »Weil alles sehr schnell gehen musste und immer mehr Leichen hereingetragen wurden, legte man sie wahllos auf den Boden, sodass man über sie hinwegsteigen musste, um in den Raum zu gelangen und der Obduktion beizuwohnen«, erzählte Cole.

Aber als sie dort ankamen, schien sogar der unerschütterliche Welch, bei dem die anderen sich Mut und Kraft holten, aus dem Gleichgewicht geworfen. Irgendwie war das das Schlimmste.

Welch beugte sich über den Obduktionstisch, öffnete den Brustkasten eines jungen Mannes und legte die Lungenflügel frei. Es war ein schrecklicher Anblick. »Als Dr. Welch den Brustkorb geöffnet, die blaue, geschwollene Lunge herausgenommen und aufgeschnitten und einen Blick auf das nasse, schwammige Gewebe geworfen hatte, das nur noch an wenigen Stellen fest geblieben war, wandte er sich an uns«, erzählte Cole. »Das muss irgendeine neue Infektion sein«, sagte Welch. »Eine Art Pest.«

Welch »war sichtlich beunruhigt und nervös«, sagte Cole. »Dass wir anderen verstört waren, war nicht weiter verwunderlich, aber dass diese Situation, zumindest vorübergehend, sogar Dr. Welch an die Nieren ging, fand ich erschütternd. Es war das einzige Mal, dass ich Dr. Welch aufrichtig verstört sah.«[27]

Inzwischen hatte sich die Grippe auch außerhalb von Fort Devens, außerhalb von Boston und außerhalb des Militärs ausgebreitet. Der gesamte Staat Massachusetts wankte unter dem Ansturm des Virus.

Drei Tage, nachdem Welch und Gefolge in Fort Devens eingetroffen waren, telegraphierten die Beamten der Gesundheitsbehörden verzweifelt um Hilfe, baten den U.S. Public Health Service, sie mit mehr Ärzten und Krankenschwestern zu versorgen. Der damalige Gouverneur des Staates, Calvin Coolidge, sandte Telegramme an Präsident Woodrow Wilson, an den Bürgermeister von Toronto und an die Gouverneure von Vermont, Maine und Rhode Island, in denen folgende Mitteilung stand: »Unsere Ärzte und Krankenschwestern sind alle im Einsatz und am Ende ihrer Kräfte.« Viele Kranke, fügte er hinzu, »erhalten keinerlei Pflege«.[28] In Massachusetts waren 50 000 Menschen an Grippe erkrankt. An diesem Tag, dem 26. September 1918, erlagen allein in Boston 123 Menschen der Seuche, 33 einer Lungenentzündung.

Aber es war unmöglich, Ärzte und Krankenschwestern nach Massachusetts abzuziehen, weil inzwischen überall die Menschen krank waren und Hilfe brauchten. Die Grippewelle erfasste das ganze Land, überrollte Hunderte von Städten, Großstädten und Militärstützpunkten.

Das Ergebnis war Vernichtung in einer kaum vorstellbaren Größenordnung. Jedes Militärlager, jede Ortschaft, jede Großstadt, jedes entlegene Dorf wusste seine eigene Horrorgeschichte von Tod, Hilflosigkeit und dem Zusammenbruch des gesellschaftlichen Lebens zu erzählen.

Die Lage war so kritisch, dass am selben Tag, an dem Massachusetts um Hilfe rief, der Kommandeur der Militärpolizei der Armee der Vereinigten Staaten eine schockierende Mitteilung machte. Die Einberufungsbefehle von 142 000 Männern wurden annulliert.[29] Dabei hätte man die Soldaten in Europa dringend gebraucht. Aber er hatte keine andere Wahl. Die Grippe hatte sich überall ausgebreitet. Im September erlagen ihr zwölftausend Amerikaner, und mittlerweile stand jedes Armeecamp, in dem die Rekruten sich hätten melden können, unter Quarantäne.

Während Roy den Sterbenden in Fort Devens beistand, während Welch das Lager besuchte und ungläubig mit ansehen musste, was die Krankheit angerichtet hatte, schlich diese sich in Philadelphia ein.

Vielleicht war Philadelphia deshalb relativ früh betroffen, weil die Stadt einen Marinehafen besaß, von dem aus sich das Virus leicht ausbreiten konnte. Schließlich erkrankten am

11. September 1918, kurz nachdem die Seuche im Fort Devens angelangt war, als Erste die bereits erwähnten Matrosen. Vielleicht lag es aber auch daran, dass sich in der Nähe der Stadt zwei große Militärlager befanden, Fort Dix in New Jersey und Fort Meade in Maryland, die beide nur wenige Tage später von der Grippe heimgesucht wurden. Am 20. September lockte eine Parade 200 000 Menschen nach Philadelphia, vielleicht verbreitete sich die Grippe deshalb so schnell. Vielleicht waren es auch all diese Gründe gemeinsam, die dem Virus die Pforten öffneten. Jedenfalls gehörte Philadelphia zu den Städten Amerikas, die am ärgsten heimgesucht wurden. Noch dazu traf die Krankheit die Stadt nahezu unvorbereitet.

Nur wenige Verantwortliche sahen die Tragödie kommen, die Öffentlichkeit war weitgehend ahnungslos. Bevor die ersten Krankheitsfälle bekannt wurden, versuchte die Gesundheitsbehörde auf geradezu marktschreierische Weise die Einwohner Philadelphias zu beschwichtigen. Die Zeitschrift des amerikanischen Ärzteverbands war der Meinung, dass die Gesundheitsämter sich nicht von der gebräuchlichen Bezeichnung »Spanische Grippe« beunruhigen lassen sollten. Dieser Spitzname, so das Magazin, solle die Krankheit »nicht unnötig aufbauschen, nicht mehr Angst auslösen als eine gewöhnliche Grippe«. Überdies, so hieß es weiter, habe die Grippe »die alliierten Streitkräfte praktisch schon wieder verlassen«.

Und doch traf die Stadt ein paar Vorkehrungen, als die Grippe immer weiter um sich griff. Am 18. September startete das städtische Gesundheitsamt eine Kampagne gegen öffentliches Husten, Spucken und Niesen. Drei Tage danach wurde die Influenza zur meldepflichtigen Krankheit erklärt, was zur Folge hatte, dass über die Anzahl der Erkrankungen Buch geführt werden musste. Am selben Tag jedoch, dem

21. September, hatten Wissenschaftler gute Neuigkeiten zu vermelden – es sehe ganz danach aus, als habe man die Influenza besiegt. Im *Philadelphia Inquirer* stand zu lesen, dass man den Erreger gefunden habe – der sogenannte Pfeiffersche Bazillus sei der Übeltäter. Nun habe die Ärzteschaft, hieß es weiter, das nötige Wissen, »um dieser Krankheit zu Leibe zu rücken«.

Doch am 1. Oktober war die Stadt im Belagerungszustand. An nur einem Tag wurden dem städtischen Gesundheitsamt 635 Grippefälle gemeldet. Und diese Zahl war bei weitem untertrieben. Die Ärzte waren so sehr mit der Versorgung der Kranken beschäftigt, dass sie die meisten Fälle gar nicht erst meldeten und die tatsächliche Anzahl der Grippeopfer deshalb im Dunkeln blieb. Am 3. Oktober, in dem verzweifelten Versuch, die Krankheit einzudämmen, schloss die Stadt sämtliche Schulen, Kirchen, Theater, Billardsäle und sonstige Versammlungsorte.[30]

In der ersten Oktoberwoche starben in Philadelphia 2600 Menschen an der Grippe oder ihren Begleiterscheinungen. In der darauffolgenden Woche wurden bereits über 4500 Todesfälle gemeldet. Hunderttausende waren krank. Sie wurden in Limousinen, Pferdewagen und Handkarren zu den überfüllten Krankenhäusern gefahren.

Nach einem Monat waren in Philadelphia nahezu 11000 Menschen an der Seuche gestorben. An einem schicksalhaften Tag, dem 10. Oktober 1918, erlagen ihr 759 Menschen.[31]

»Krankenschwestern, die Hausbesuche machten, erlebten oft Szenen, die an die Zeiten der Pest im 14. Jahrhundert erinnerten«, schrieb der Historiker Alfred W. Crosby. »Einerseits erhielten sie eine Unmenge von Hilferufen, andererseits gingen die Menschen ihnen aus Angst vor ihren weißen Gazemasken aus dem Weg. Es konnte durchaus vorkommen, dass sie morgens mit einer Liste von fünfzehn Patienten, die sie besuchen wollten, außer Haus gingen, und am Ende fünfzig Kranke versorgen mussten. Eine Krankenschwester fand einen Toten, der mit seiner Frau und einem neugeborenen Zwillingspärchen im selben Zimmer lag. Sein Tod und ihre Entbindung lagen vierundzwanzig Stunden zurück, und die Frau hatte seitdem nur einen Apfel zu sich genommen, der zufällig in Reichweite gelegen hatte.«

Totengräber waren heillos überfordert, bemerkte Crosby. »In einem Fall rief der Wohltätigkeitsverein bei 25 Totengräbern an, bevor er einen fand, der in der Lage und auch willens war, das Mitglied einer armen Familie zu begraben. In einigen Fällen blieben die Toten tagelang in ihren Wohnungen liegen. Private Bestattungsinstitute waren überlastet, und manche nutzten die Situation schamlos aus und erhöhten die Preise um bis zu 600 Prozent. Es gab Beschwerden über Friedhofsangestellte, die fünfzehn Dollar Begräbnisgebühren berechneten und die Hinterbliebenen dann die Gräber für ihre Toten selber schaufeln ließen.«

Im städtischen Leichenschauhaus lagen Tote »auf den Gängen und in fast jedem Raum«, zum Teil zu dritt und zu viert übereinander, erzählte Crosby. Die meisten waren weder einbalsamiert noch auf Eis gelegt worden und waren in einem grauenvollen Zustand. Die Türen des Gebäudes blieben offen, wahrscheinlich um frische Luft einzulassen, und so stand es jedem, der wollte, frei, sogar den kleinen Kindern, einen Blick auf die Katastrophe zu werfen.«

Der Albtraum in Philadelphia war der Auftakt zu einer Epidemie, die auf dem gesamten Erdball wütete und eine Menge Gräuelgeschichten nach sich zog. Nirgends war man vor ihr sicher, wenige Familien blieben verschont. Bis zur ersten Oktoberwoche hatte die Grippe mit Ausnahme von Australien und ein paar entlegenen Inseln jeden Winkel der Erde erreicht.[32]

In Ottawa, Kanada, berichtete die Lokalzeitung: »Straßenbahnen rattern mit offenen Fenstern und einer Menge freier Sitzplätze die Bank Street entlang. Schulen, Varietés, Filmtheater bleiben dunkel, Billardsäle und Bowlinghallen menschenleer.«[33]

In Kapstadt, Südafrika, gab es so wenig Särge, dass man die Toten in Decken wickelte und in Massengräber legte.[34]

Katherine Anne Porter, die in Denver als Zeitungsreporterin gearbeitet hatte, wäre um ein Haar an der Grippe gestorben. Ihr Verlobter fiel der Krankheit zum Opfer. Sie schrieb eine Novelle über diese Erfahrung, *Fahles Pferd und fahler Reiter*, die wie eine Schauergeschichte anmutet: »Sämtliche Theater, fast alle Geschäfte und Lokale sind geschlossen, auf den Straßen regieren tagsüber die Trauerzüge und nachts die Krankenwagen.«[35]

Im englischen Ort Reading schrieb eine Krankenschwester: »Es geschah ganz plötzlich. Am Morgen erhielten wir die Anweisung, eine neue Grippestation zu eröffnen, und am Abend hatten wir uns bereits in einem Pensionat eingerichtet. Noch ehe alle Pulte hinausgeschafft worden waren, brachte man schon die Bahren herein – 60 bis 80 pro Klassenzimmer. Wir mussten uns regelrecht zwischen die Feldbetten zwängen, dabei waren die Leute ja so krank! Sie kamen von einem nahe gelegenen Luftwaffenstützpunkt ... einige hatte man schon seit Tagen nicht mehr versorgt. Sie litten alle an Lungenentzündung. Wir wussten, dass diejenigen, deren Füße schwarz angelaufen waren, nicht überleben würden.«[36]

Buffalo Bill Cody verlor seine Schwiegertochter und seinen Enkel. Die Schriftstellerin Mary McCarthy wurde zur Vollwaise und lebte von nun an bei ihrem Onkel.

In Frankreich schrieb John McCrae, ein kanadischer Arzt

im Sanitätscorps, das berühmteste Gedicht über den Ersten Weltkrieg, »In Flanders Fields«. Es ist ein Loblied zu Ehren der Soldaten, die ihr Leben auf dem Schlachtfeld ließen: »In Flanders Fields the poppies blow, between the crosses, row and row.«[37] Auch McCrae starb im Krieg, aber nicht auf dem Schlachtfeld. Er erlag 1918 einer Lungenentzündung – zweifellos eine Folge der Grippe.

Ein Arzt an der Universität von Missouri, D. G. Stine, schrieb, dass vom 26. September bis zum 6. Dezember 1918 1020 Studenten an der Grippe erkrankten. »Ich sah einen Patienten, der bereits nach achtzehn Stunden starb, nur zwölf Stunden, nachdem er sich ins Bett gelegt hatte. Etliche der Betroffenen ringen in den ersten achtundvierzig Stunden der Krankheit mit dem Tod. Der Behauptung, Influenza sei eine harmlose Krankheit, kann ich nicht zustimmen«, schrieb er.[38]

In Camp Sherman in Ohio erkrankten vom 27. September bis zum 13. Oktober 1918 13161 Soldaten – ungefähr vierzig Prozent aller Stationierten. 1101 von ihnen starben.[39]

Militärärzte gaben ihr Bestes, um die Seuche einzudämmen. Sie impften Soldaten mit Stoffen, die sie aus den Körpersekreten Grippekranker oder aus Bakterien gewonnen hatten, die sie für die Krankheitserreger hielten. Die Männer mussten sich jeden Tag Antiseptika oder Alkohol in den Rachen sprühen und gurgeln. Man trennte die einzelnen Betten, in einem Camp sogar die Tische in der Kantine, mit Laken voneinander. Im Walter Reed Hospital wurden die Soldaten dazu angehalten, fleißig Tabak zu kauen, weil man glaubte, auf diese Weise könnten sie sich die Grippe vom Leib halten. [40]

Die Gesundheitsämter verteilten Gazemasken an die Bevölkerung, die man in der Öffentlichkeit zu tragen hatte. Ein New Yorker Arzt und Sammler alter Fotografien, Dr. Stanley B. Burns, hat in seinem Archiv das Foto eines Baseballspiels der Unterliga, das während der Epidemie stattfand. Es ist ein fast surreal anmutendes Bild, denn sämtliche Spieler, auch Fänger und Werfer, und die Zuschauer auf den Tribünen tragen Gazemasken.

In Tucson, Arizona, stellte die Gesundheitsbehörde die Regel auf, dass »in den Straßen, im Park, an Orten, wo Handel getrieben wird, oder auf irgendeinem anderen öffentlichen Ort innerhalb der Stadt Tucson unbedingt Masken zu tragen sind, die aus wenigstens vier Lagen Käseleinen oder sieben Lagen gewöhnlicher Gaze bestehen und Nase wie Mund bedecken«.[41]

In Albuquerque, New Mexico, schloss man Schulen und Filmtheater, und die Lokalzeitung schrieb: »Überall ging das Gespenst der Angst um, führte manch eine Familie wieder enger zusammen, weil ihre Mitglieder wohl oder übel zu Hause bleiben mussten.«[42]

Ärzte verschrieben Tropfen, impften die Menschen gegen die Grippe, aber nichts half. Crosby fragte sich, welche Inhaltsstoffe in diesen Grippeimpfstoffen gewesen sein mochten, zumal man doch noch gar nicht wusste, welcher Erreger die Krankheit auslöste. Er fragte einen Arzt, der 1918 geholfen hatte, solche Grippeseren herzustellen, und erfuhr, dass sie lediglich eine Mischung aus Blut und Schleim von Grippekranken waren, aus der man größere Zellen und andere Partikel herausgefiltert hatte. Wenn man sie den Leuten in den Arm spritzte, entzündete sich der Arm entsetzlich. »Das war für die Ärzte der Beweis, dass die Methode wirksam war.«

Schauergeschichten kursierten. Zum Beispiel diejenige von den vier Frauen, die eines Nachts zusammen Bridge spielten. Tags darauf waren drei von ihnen an der Grippe gestorben. Man hörte von Leuten, die morgens wie immer zur Arbeit gingen und ein paar Stunden später tot waren.[43]

Überall im Land wurden ganze Familien krank. James D.

H. Reefer aus Kansas City schrieb, dass er vier, sein Bruder sechs Jahre alt gewesen sei, als sein dreißigjähriger Vater und seine siebenundzwanzigjährige Mutter an der Grippe erkrankt und kurz nacheinander gestorben seien; sie waren erstickt, weil die Grippe die Luftbläschen in ihren Lungen zerstört hatte. »Ältere Verwandte erzählten mir später, sie seien einfach ertrunken«, sagte Mr. Reefer.

Minnie Lee Tratham McMullan war 1918 erst zwei Jahre alt und lebte in Streator, Illinois. Ihre Mutter, ihr elfjähriger Bruder und ihre neugeborene Schwester starben in jenem Sommer an der Grippe. Ein älterer Bruder bekam die Grippe und wurde wieder gesund, genau wie Minnie, nachdem ihre Familie sie schon für tot gehalten hatte. »Sie rollten mich in den Hof hinaus und breiteten ein Laken über mich«, erzählt sie. »Später merkten sie dann, dass ich ja noch lebte.«

Nachdem seine Frau gestorben war, musste Minnies Vater sich allein um Minnie, ihre ältere Schwester und ihre beiden großen Brüder kümmern und war überfordert. Die vier Kinder im Alter von zwei, vier, sieben und zehn Jahren wohnten daher bei verschiedenen Verwandten.

Jahre später ging Minnie McMullan auf den Friedhof in Streator und sprach mit dem Totengräber, der ihr erzählte, dass man in dieser schrecklichen Zeit die Toten am Wegrand entlang aufgereiht habe. »Es waren so viele Menschen gestorben, dass es nicht mehr genügend Leute gab, um die Gräber zu schaufeln«, sagt sie.

Aber Minnie McMullan selbst erinnert sich nicht an die Seuche. Sie weiß nur das wenige, das ihr die Verwandten erzählt haben, und die sprachen nicht gern über den Tod und das Sterben. »Ich bin froh, dass ich mich nicht daran erinnere«, sagt sie.

Damals gab es viele tapfere Freiwillige, größtenteils Frauen, die sich erboten, die Kranken zu betreuen. In El Paso, Texas, wo mittellose Mexikaner in Besorgnis erregender Zahl starben, wurden in den achtundzwanzig Klassenräumen der Aoy-Schule Grippepatienten untergebracht. Die Lokalzeitung berichtete am 19. Oktober darüber: »Letzte Nacht lagen einundfünfzig mexikanische Männer, Frauen und Kinder keuchend in den improvisierten Krankenräumen der Aoy-Schule.« Man hatte sie »aus ihren elenden Unterkünften geholt. Viele hatten bereits Lungenentzündung im Endstadium und waren ohne angemessene ärztliche Pflege in ihren armseligen Betten gelegen, als man sie in die vergleichsweise komfortablen Räumlichkeiten eines Krankenhauses holte.«

Menschen aus sämtlichen Bezirken der Stadt meldeten sich freiwillig, dem Pflegepersonal in der Aoy-Schule zur Hand zu gehen, versorgten die Kranken mit Nahrung und Kleidung, fuhren sie im eigenen Wagen zum Hospital. Frauen halfen als Köchinnen, Verwaltungsangestellte, Fahrerinnen und Hilfsschwestern aus. Eine schrieb: »Ich bin so froh, dass ich helfen kann. Ich habe keinen Kursus als Hilfsschwester absolviert, habe, um genau zu sein, überhaupt keine Ausbildung. Ich besitze wahrscheinlich keinerlei Qualifikation für die Pflege von Kranken, bis auf meinen innigen Wunsch, den Kranken ein wenig Linderung zu verschaffen.«[44]

Vielleicht kann ein begabter Schriftsteller am besten schildern, wie es war, wenn jemand an der Grippe starb, wie es dem Kranken in diesen letzten Stunden seines Lebens erging, wenn sich das Grauen dieser Krankheit voll entfaltet hatte. Einer der wenigen, die den Versuch wagten, war Thomas Wolfe. 1918 studierte er an der Universität von North Carolina, als ihn ein Telegramm erreichte, das ihn unverzüglich nach Hause rief. Sein Bruder Benjamin Harrison Wolfe war an der Grippe erkrankt. Er erzählt die mit einer dünnen Schicht Fiktion versehene Geschichte in Kapitel 35 seines Romans *Schau heimwärts, Engel!*

Als Wolfe nach Hause kam, rang sein Bruder bereits mit dem Tod. Er lag in einem Zimmer im ersten Stock, während seine Familie sich in das Unabwendbare fügte. Wolfe ging die Treppe hinauf, trat in das »graue, gedämpfte Licht« von Bens Zimmer. Da wurde ihm blitzartig klar, dass sein geliebter sechsundzwanzigjähriger Bruder im Sterben lag.

»Bens langer, dürrer Leib lag zu drei Vierteln unter dem Bettzeug; der hagere Umriß, in Qual und Anstrengung schrecklich verrenkt, zeichnete sich unter der Decke ab. Dieser Körper schien nicht mehr zu Ben zu gehören; abgetrennt und verkrümmt war er wie der Rumpf eines Enthaupteten. Und das fahle Gelbweiß des Gesichtes war grau geworden. Aus diesem granitenen Todesgrau, beflackert von zwei kleinen roten Fieberfahnen, wuchs der schwarze Ginster eines dreitägigen Stoppelbarts. Dieser Bart war gräßlich; er drängte einem den Gedanken auf an die verruchte Lebenskraft des Haares, das noch an verwesenden Leichen weiterwächst. Ben bleckte die weißen, unheimlich wie tot wirkenden Zähne; seine Lippen waren von der qualstarren Grimasse des Erstickens verzerrt. Stoßweise und keuchend zog er ein bißchen Luft in die Lunge. Und dieses röchelnde Atmen – laut, rau, heiser, schnell, unglaublich –, das von Augenblick zu Augenblick das ganze Zimmer wie ein Orchester erfüllte, gab der Szene die abschließende Note des Grauenhaften.«

Tags darauf fiel Ben ins Delirium. »Um vier Uhr war es offenbar, daß der Tod nahe war«, schrieb Wolfe. »Ben hatte kurze Perioden von Bewußtsein, Delirium und Ohnmacht – aber die meiste Zeit lag er im Delirium. Sein Atem ging leichter, er summte Bruchstücke von populären Melodien vor sich hin, einige davon alt und vergessen, die er nun aus den geheimen, verschütteten Tempeln seiner Kindheit hervorrief. Immer aber kam er mit seiner stillen, summenden Stimme auf das *Kindergebet im Zwielicht* zurück, einen kitschig-sentimentalen Kriegsschlager, billig gemacht, aber nun tragisch rührend.«

Und dann verlor Ben das Bewusstsein. »Seine Augen waren fast geschlossen; ihr flackernder grauer Schein wurde von der Fühllosigkeit, vom Tode gedämpft. Er lag ruhig auf dem Rücken, sehr gerade ausgestreckt, ohne Anzeichen von Schmerz. Sein scharfes, schmales Gesicht war sonderbar hochgerissen; die Lippen waren fest geschlossen.«

Wolfe blieb die ganze Nacht über an Bens Seite, in inbrünstigem Gebet, obwohl er doch immer gedacht hatte, er glaube weder an Gott noch an das Beten. Er zählte die Minuten und die Stunden nicht mehr, hörte nur noch das schwache Rasseln eines sterbenden Atems und synchron dazu sein wildes Beten.

Wolfe war kurz eingenickt, schreckte aber plötzlich auf und rief nach seiner Familie, weil er plötzlich die Gewissheit hatte, dass das Ende bevorstand. Ben hatte sich beruhigt, lag reglos da. »Der Körper – so schien es – wurde starr vor ihren Augen.« Dann tat er seinen letzten Atemzug, »zog mit einem langen, kräftigen Atemzug Luft ein; seine grauen Augen öffneten sich. In diesem Augenblick von einer furchtbaren Vision des ganzen Lebens erfüllt, schien er sich ununterstützt und körperlos aufzurichten – eine Flamme, ein Licht, eine Glorie«, schrieb Wolfe. »Und zornig und furchtlos, wie er gelebt hatte, trat er sodann hinüber in den Schatten des Todes.«[45]

Für Thomas Wolfes Bruder Ben konnte man nichts mehr tun. Niemand wusste, wie man die Grippe behandeln sollte. Es gab kein Medikament, um das heftige Fieber zu senken, kein Mittel, um Sauerstoff in die durchweichten Lungen zu bringen, keine Möglichkeit, das Leben der Kranken zu verlängern, den Sterbenden Linderung zu verschaffen. Die Behandlung war palliativ, wie die Ärzte es nannten – man gab den Patienten zu essen, sorgte, wenn möglich, für frische Luft und liebevolle Pflege.[46] Die optimistischen Geschichten, die man sich erzählte, als die Grippewelle Philadelphia erreichte, dass man als Auslöser der Grippe ein Bakterium isoliert hatte, erwiesen sich als unzutreffend. Man hatte zwar tatsächlich ein Bakterium gefunden, schien aber kein Medikament, keinen Impfstoff daraus entwickeln zu können. Die Ursache der Krankheit blieb weiterhin ein Rätsel. Die Entdeckung des Pfeiffer-Bazillus erwies sich als falsche Spur. Das Grippevirus war nicht zu fassen.

Die Epidemie schlug nicht nur mitten im Krieg zu, als die Nation durch Schreckensmeldungen von den Schlachtfeldern abgelenkt wurde, sie kam, noch bevor irgendein Wissenschaftler auch nur einen blassen Schimmer davon hatte, wie man ein Influenzavirus isolieren und seine Geheimnisse ergründen sollte. Damals wusste man allenfalls, dass Keime Krankheiten auslösen und dass es so etwas wie ein Virus gab. Allerdings hatte niemand jemals ein solches Virus gesehen – es gab noch keine Elektronenmikroskope, und Viren sind viel zu klein, als dass man sie durch ein herkömmliches Mikroskop sehen könnte. Und kein Mensch verstand, was Viren eigentlich waren, zumal ihre DNA oder RNA, also ihr genetisches Material und damit der Schlüssel zu ihrer zerstörerischen Macht, noch nicht entdeckt worden war.

Noch heute, trotz der ausgezeichneten Fortschritte der Molekularbiologie und der pharmazeutischen Industrie, sind virale Infekte – besonders Influenza – meist nicht zu behandeln. Das liegt nicht etwa daran, dass Molekularbiologen nicht wissen, was Influenzaviren im Körper anrichten. Sie wissen seit Jahrzehnten, dass das einfache Influenzavirus nur acht Gene hat, von denen ein jedes aus RNA besteht, und dass Viren binnen Stunden sterben, wenn sie keine Wirtszellen befallen können. Sie wissen sogar, wie ein Grippevirus aussieht

– unter einem Elektronenmikroskop ist es ein kugel- oder eierförmiges Teilchen, das zuweilen lange Fäden bildet. Sie wissen auch, wie es zusammengesetzt ist – es ist von einer glitschigen Fettmembran umhüllt, die ein Proteingerüst zusammenhält. Man weiß, wie ein Virus sich in eine Zelle bohrt und wieder daraus hervorbricht: Es benutzt dazu Hunderte spitzer Proteindornen, die aus der Virusmembran ragen. Man weiß sogar, warum menschliche Influenzaviren nur Atemwegszellen befallen – diese enthalten als einzige menschliche Zellen das Enzym, das das Virus benötigt, um für die Herstellung neuer Viruspartikel eines seiner Proteine zu spalten.

Dennoch hat man noch kein Medikament gegen die Grippe gefunden, das in seiner Wirkung einer Impfung gleichkäme. So lässt sich eine Grippeepidemie immer noch am besten mit Hilfe von Impfstoffen bekämpfen – sofern die Hersteller rechtzeitig wissen, dass eine neue Grippewelle im Anmarsch ist, und ausreichend Serum herstellen können. Wenn Pharmabetriebe wüssten, weshalb die Grippe von 1918 so tödlich war, könnten sie den Impfstoff herstellen und lagern, falls diese oder eine ähnliche Grippe jemals zurückkäme. Dazu müssten sie jedoch erst wissen, wie das Virus von 1918 beschaffen war. Aber seine letzten Opfer starben 1918 und nahmen das Geheimnis mit ins Grab.

Unter normalen Umständen wäre die Geschichte damit zu Ende. Die Grippeviren vermehren sich unter anderem im weichen Lungengewebe, und die Lungen verwesen fast unmittelbar nach dem Tod. Das Virus dürfte normalerweise verschwunden sein, noch ehe die Lunge eines Toten gänzlich verwest war.

Aber nichts an der Grippe von 1918 war normal. Und die außergewöhnlichste Geschichte kommt vielleicht fast ein Jahrhundert später, als man unter den Millionen Menschen, die der Grippe erlagen, drei Menschen fand, deren wunderbarerweise gut erhaltenes Lungengewebe für die Forscher auf der Suche nach dem mörderischen Grippevirus eine Art Stein der Weisen darstellte. Niemand konnte ahnen, als diese drei Menschen plötzlich starben, dass sie den Schlüssel zum Geheimnis in sich trugen, wie die Welt im einundzwanzigsten Jahrhundert vor einer weiteren Epidemie beschützt werden kann. Der Erste der besagten Drei war der im September 1918 erst einundzwanzig Jahre alte Gefreite Roscoe Vaughan. Wie jeder junge Soldat hatte er zweifellos große Angst und war doch voller kühner Träume. Gewiss hatte er gehofft, sich stark und furchtlos auf dem Feld der Ehre zu beweisen. Als er im Camp Jackson ankam, sieben Meilen östlich von Columbia, South Carolina, war er einer von über 43 000 jungen Männern, die eine Artillerieausbildung erhielten, bevor sie nach Übersee verfrachtet wurden. Sie hielten auf den Dünen ihre Manöver ab, robbten durch den losen Treibsand und blinzelten dabei in die hellen Strahlen der Sonne South Carolinas. Roscoe Vaughan war durchtrainiert und gesund. Er dachte mit Sicherheit, dass er bald die abenteuerlichste Reise seines Lebens antreten würde. In gewisser Weise war das ja auch so.

Der Gefreite Vaughan hatte das Pech, in ein Ausbildungslager zu geraten, das plötzlich von einer Grippewelle überrollt wurde. Die Soldaten waren leichte Beute für die Krankheit, und das Lazarett war mit kranken jungen Männern überfüllt. Im August wurden 4807 Kranke registriert, im September bereits 9598. Ein junger Arzt, James Howard Park Jr., erzählte, er habe Männer auf den Wegen des Lagers buchstäblich tot umfallen sehen. An einem Tag habe er eigenhändig dreißig Leichen mit Namensschildern versehen.[47]

Die Akte des Gefreiten Vaughan zeigt, dass er in der dritten Septemberwoche krank wurde, sich zerschlagen und fiebrig fühlte. Das Virus brauchte nicht lange, um ganze Arbeit zu leisten. Am 19. September meldete er sich krank, und bereits am 26. September, um 6 Uhr 30 morgens, starb er an Luftmangel.

Um zwei Uhr nachmittags kam ein Militärarzt, Hauptmann K. P. Hegeforth, um die Obduktion vorzunehmen. Der Gefreite Vaughan, schrieb er, war ein »wohlgenährter, einen Meter achtundsiebzig großer Mann«. Sein Körper war mit einer »mäßig dicken Schicht subkutanen Fetts« gepolstert, aber durchtrainiert, »seine Muskeln in gutem Zustand«.

Der Gefreite Vaughan hatte ungefähr 300 Kubikzentimeter oder eineinviertel Tassen klarer Flüssigkeit im Inneren seiner Brust. Die gesamte Oberfläche seines linken Lungenflügels war mit Blutergüssen überzogen, die einen nur stecknadelkopfgroß, die anderen vom Durchmesser einer Münze. Die Lungenbläschen hatten sich mit Flüssigkeit vollgesogen.

Hauptmann Hegeforth schnitt ein Stück Gewebe aus einem der vollgesogenen Lungenflügel, tauchte es in Formaldehyd und bettete es in einen daumennagelgroßen Klumpen Paraffin. Dann schickte er die Probe nach Washington, wo man sie in einem kleinen braunen Pappkarton im Regal eines riesigen staatlichen Lagerhauses aufbewahrte.

Während der Gefreite Vaughan in South Carolina im Sterben lag, ging es auch mit dem Gefreiten James Downs, einem dreißigjährigen Soldaten im Camp Upton im Staat New York, zu Ende. Er war in das etwa fünfundsechzig Meilen östlich von New York City gelegene Camp gekommen, um sich auf die Kämpfe in Übersee vorzubereiten. Es war eine ähnliche Kulisse wie diejenige des Gefreiten Vaughan – ein Ausbildungslager auf einem flachen, sandigen Streifen Landes zwischen Long Island Sound und dem Atlantischen Ozean, übersät mit Nadelbäumen und niedrigem Buschwerk. Aber das Camp, das ein Jahr zuvor errichtet worden war, war mit 33 000 Soldaten überfüllt, die sich mit ihren Fahrzeugen über die nahezu unpassierbaren Straßen quälten.

Im September 1918 wurde das Lazarett plötzlich von Kranken überflutet – jeder zehnte Soldat wurde krank. Der Gefreite Downs war einer davon. Aus seiner Akte geht hervor, dass er am 23. September ins Lazarett gebracht wurde. Sein Gesicht war rot angelaufen, er war im Delirium, und seine Temperatur betrug 40 Grad Celsius.

Am nächsten Tag lag er noch immer im Delirium, sein Fieber war unverändert hoch, und seine Haut verfärbte sich wegen Sauerstoffmangels dunkel. Am 26. September um 4 Uhr 30 morgens, drei Tage, nachdem er ins Krankenhaus gebracht worden war, starb der Gefreite Downs, nur zwei Stunden vor dem Gefreiten Vaughan.[48]

Noch am selben Tag obduzierte ein gewisser Hauptmann McBurney die Leiche des Gefreiten. Er schrieb, Downs sei eins dreiundachtzig groß, wiege 70 Kilo und weise »keinerlei äußerliche Spuren einer Krankheit oder Verletzung« auf.

Die Verletzung war natürlich innerlich – in der Lunge des Gefreiten Downs. Sie sei voller Flüssigkeit, und auf ihrer Oberfläche zeige sich »blutiger Schaum«, schrieb Hauptmann McBurney. Der Arzt entnahm James Downs' Lunge ein Stück Gewebe, tränkte es mit Formaldehyd, schloss es in Wachs ein und schickte es in dasselbe Lagerhaus in Washington, in dem auch die Gewebeprobe aus Vaughans Lunge aufbewahrt wurde.

Und dort, im Archiv des Armed Forces Institute of Pathology (AFIP), verblieben die Proben aus den Lungen der beiden Gefreiten fast achtzig Jahre lang, verborgen zwischen Millionen anderer Gewebeproben von Personen, die an gewöhnlichen oder seltenen Krankheiten gestorben waren. Man hatte das Archiv im Bürgerkrieg angelegt, auf ausdrücklichen Befehl von Präsident Abraham Lincoln. Seit damals schicken Stabsärzte jährlich Tausende von Gewebeproben ein, in neuerer Zeit sogar bis zu 50 000 jährlich. So beträgt die Anzahl der Gewebeproben im Archiv mittlerweile drei bis vier Millionen.

Im neunzehnten Jahrhundert zog das Archiv einige Male um, weil die Sammlung immer größer wurde und daher mehr Platz benötigte. Aber die winzigen Paraffinwürfel, die das Gewebe aus den Lungen von Roscoe Vaughan und James Downs einschlossen, blieben in ihren Schachteln, kein Mensch interessierte sich mehr dafür, bis Molekularbiologen sie am Ende des zwanzigsten Jahrhunderts neu entdeckten und den Versuch wagten, das Grippevirus, das sie möglicherweise enthielten, zu rekonstruieren.

Zwei Monate nach dem Tod des Gefreiten Vaughan hielt die gefährliche Influenza in der lutherischen Mission Teller (dem heutigen Brevig) Einzug, auf der flachen, gefrorenen Tundra von Alaskas Seward-Halbinsel. Es war ein einsam gelegenes Dorf mit achtzig Einwohnern, etwa neunzig Meilen von Nome, der nächsten Stadt, entfernt, die hoch über einer grauen, eisigen See thronte und nur mit Hundeschlitten zu erreichen war. Unter den Dorfbewohnern war eine beleibte Frau, die wie ihre Nachbarn ein rußiges Iglu mit einem Fenster aus Seehunddarm bewohnte.

Am letzten Samstag im November nahmen dort zwei Besucher aus Nome an einem überfüllten Gottesdienst teil, den Missionare in einer winzigen Kapelle abhielten. Die Besucher erzählten, dass viele krank seien in ihrer Stadt, aber niemand war übermäßig besorgt. Die Inuit ließen ihren Gästen ihre traditionelle Gastfreundschaft angedeihen, veranstalteten ihnen zu Ehren ein Fest mit Rentierfleisch, Pfannkuchen, Blaubeeren in Seehundöl und Tee.

Zwei Tage später, an einem Montag, erkrankten die ersten Dorfbewohner an der Grippe. Bereits am Dienstag starb die erste Patientin, eine Mrs. Neelak. Der Pfarrer machte sich nach Teller auf, einem Dorf, das vierzehn Meilen von der Mission entfernt lag, um Hilfe zu holen. Er kam mit der Nachricht zurück, dass die Einwohner von Teller derselben Krankheit zum Opfer fielen.

Ein Eskimo nach dem anderen starb – insgesamt waren es zweiundsiebzig. In einem Iglu lagen fünfundzwanzig Leichen, die in der arktischen Kälte steif gefroren waren. In ein anderes Iglu waren hungrige Hunde eingedrungen und hatten nur noch einen grausigen Knochenhaufen hinterlassen. Ein weiteres Iglu sah zuerst aus, als sei es zum Schauplatz sinnloser Zerstörungswut geworden. Das Fenster aus Seehunddarm war zerrissen, sodass Schnee ins Innere geweht worden war. Das Feuer war erloschen, Eiseskälte erfüllte den kleinen Raum. Und als die Männer eines Rettungstrupps hineinspähten, erblickten sie zuerst nur einen Stapel Leichen. Plötzlich tauchten unter Rentierhäuten drei verängstigte Kinder hervor und fingen an zu weinen. Sie hatten sich mit Hilfe von Hafermehl am Leben erhalten, inmitten der Leichen ihrer Angehörigen.

Eine dreiwöchige Grippewelle hatte am Ende nur fünf Erwachsene im Dorf übrig gelassen; sechsundvierzig Kinder waren verwaist. Clara Fosso, die Frau des Missionars und eine der wenigen Erwachsenen, die von der Grippe verschont geblieben waren, schrieb den Inuit Jahre später einen Brief, in dem sie noch immer die Tragödie beweinte: »Am letzten Sonntag im November 1918, bevor die Grippekatastrophe über uns hereinbrach, fand in der Mission ein Erweckungsgottesdienst statt. Die gesamte Inuitsiedlung hatte sich zum Gebet in der neuen Schule eingefunden. Es war das letzte Mal, dass wir uns versammelt hatten. Schon am Sonntag darauf waren die meisten Mitglieder unserer Gemeinde bei ihrem Heiland.«

Man trommelte aus den umliegenden Dörfern die wenigen verfügbaren gesunden Männer zusammen und ließ sie die Toten begraben, was kein einfaches Unterfangen im eisigen Winter Alaskas war. Die Dörfer waren so weit im Norden gelegen, dass der Boden das ganze Jahr über gefroren blieb. Bevor man in der steinharten Erde in der Teller-Mission eine Grube ausheben konnte, mussten Bergarbeiter heißen Dampf in den gefrorenen Boden pumpen, um ihn genügend aufzutauen. Man bestattete die Grippeopfer in einem gemeinsamen Grab und markierte die Stelle mit zwei großen Kreuzen.

Eine der Toten war die fettleibige Frau, deren gefrorene Leiche man in zwei Metern Tiefe begraben hatte. Dort blieb sie siebzig Jahre lang.

2
Krankheit und Tod in der Vergangenheit

Der junge Mann wuchs in Athen auf, wo er ein privilegiertes Leben in Luxus führte. Sein Vater besaß Goldminen, Geld war demnach kein Thema. Er war überaus gebildet und vertrieb sich die Zeit mit philosophischen Gesprächen. Ein vergnügliches, dem Geistigen zugewandtes Leben, von weltlichen Belangen ungetrübt.

Bis eines Tages eine Seuche über die Stadt hereinbrach. Es geschah im Jahr 431 vor Christus. Die Bürger waren an Krankheit und Tod gewöhnt, aber auf diese Tragödie war keiner von ihnen gefasst gewesen. Über ein Jahr lang wütete die Seuche so verheerend, dass jede Zuversicht von Wissenschaftlern und Ärzten zunichte war. Man hielt sie für das Werk rachsüchtiger Götter. Der junge Mann, Thukydides, schrieb seine Eindrücke nieder.[1]

Die Symptome waren beängstigend. Kräftige, gesunde junge Menschen litten plötzlich an einer »starken Hitze im Kopf und Rötung und Entzündung der Augen, und innen war sogleich alles, Schlund und Zunge, blutigrot, und der Atem, der herauskam, war sonderbar und übelriechend«, schrieb Thukydides. Die unglücklichen Opfer mussten niesen, ihre Stimmen klangen heiser. Ein »starker Husten« verursachte ihnen Schmerzen in der Brust. Manche litten an heftigen Leibschmerzen. »Es folgten Entleerungen der Galle auf all die Arten, für die die Ärzte Namen haben, und zwar unter großen Qualen.« Die Kranken würgten und erbrachen sich, während ihre Gedärme sich zusammenkrampften. Innerlich fühlten sie sich brennend heiß, und sie hatten das Bedürfnis, in kaltes Wasser einzutauchen, »und einige taten das auch, stürzten sich in die Brunnen, vor dem unstillbaren Durst«.

Kranke und sterbende Bürger suchten Rat bei den Ärzten. Vergebens. Kein Trank, keine Salbe konnten ihre Leiden lindern. Schlimmer noch, die Ärzte wurden selber krank, wenn sie sich den unzähligen Kranken aussetzten.

Verängstigte Bürger wandten sich von der Medizin ab und der Religion zu, strömten scharenweise in die Tempel und beteten zu den Göttern, sie möchten sie verschonen. Aber ihr Flehen war vergebens, erklärte Thukydides. »Alle Bittgänge zu den Tempeln, Weissagungen und was sie dergleichen anwandten, half alles nichts, und schließlich ließen sie davon ab und ergaben sich in ihr Unglück.«

Thukydides beschrieb ein Albtraumszenario: »Die Leichen lagen übereinander, Sterbende wälzten sich auf den Straßen und halbtot um alle Brunnen, lechzend nach Wasser.« So viele Menschen starben, dass auf Begräbnisrituale weitgehend verzichtet wurde und »jeder begrub, wie er konnte«.

Niemand wusste, was zu tun war oder wohin man sich um Hilfe wenden sollte. Niesen oder Kopfschmerzen konnten das Verhängnis ankündigen, und war die Krankheit einmal im Anmarsch, so gab es keine Möglichkeit sie abzuwenden. »Das Allerärgste an dem Übel war die Mutlosigkeit, sobald sich einer krank fühlte, denn sie überließen sich sofort der Verzweiflung, sodass sie sich innerlich viel zu schnell selbst aufgaben und keinen Widerstand leisteten.«

Normalerweise wurde erwartet, dass die Gesunden sich um die Kranken kümmerten. Allerdings konnte man sich dabei selbst anstecken. Die Athener mussten sich entscheiden: Sollten sie ihre Freunde und Verwandten pflegen und damit das Risiko eingehen, dass sie selber krank wurden, »wie die Schafe hinsanken«? Oder sollten sie sich kaltblütig abwenden und versuchen, ihre eigene Haut zu retten?

Die Entscheidung fiel den verängstigten Menschen nicht schwer. Sie verkrochen sich in ihren Häusern, mieden ihre Freunde, Verwandten und Nachbarn. Die Kranken starben aus Mangel an Pflege.

Die Epidemie habe eine wilde Rücksichtslosigkeit hervorgebracht, so Thukydides. »Überhaupt kam in der Stadt die Sittenlosigkeit erst mit dieser Seuche richtig auf. Denn mancher wagte jetzt leichter seinem Gelüst zu folgen, das er bisher unterdrückte, da man in so enger Kehr die Reichen, plötzlich Sterbenden, tauschen sah mit den früher Besitzlosen, die miteins deren Gut zu eigen hatten, sodass sie sich im Recht fühlten, rasch jedem Genuss zu frönen und zu schwelgen, da Leib und Geld ja gleicherweise nur für den einen Tag seien.«

Welchen Sinn hatte ein sparsames, genügsames Leben, fragten sich viele, wenn jeden Augenblick der Tod kommen konnte und die Armen sich wie die Geier auf einen stürzten? Und sie beschlossen, ihr Geld möglichst schnell auszugeben und das Leben, dieses vergängliche Gut, zu genießen, solange sie es noch hatten.

Überlieferte Ehrvorstellungen wurden abgelegt, stattdessen kam man überein, dass gegenwärtige Lustbarkeit und alles, was ihr zuträglich war, ebenso ehrbar wie sinnvoll war. Gesetzlosigkeit machte sich breit. »Da war keine Schranke mehr, nicht Götterfurcht, nicht Menschengesetz«, schrieb Thukydides. Warum sollten sie zu den Göttern beten, fragten die Leute sich, zumal es keinen Unterschied zu machen schien, »fromm zu sein oder nicht, nachdem sie alle ohne Unterschied hinsterben sahen«. Und warum sollte man den Gesetzen gehorchen, wenn man ohnehin nicht daran dachte, »den Prozeß noch zu erleben und die entsprechende Strafe zu zahlen«?

Die Stadt war nach der Epidemie nicht mehr dieselbe. Thukydides deutete gar an, dass seiner Meinung nach die Seuche eine der Hauptursachen war, weshalb Athens Pläne, den Peloponnesischen Bund zu besiegen, scheitern mussten.

Mit Thukydides begann die Ära, in der man den Ausbruch von Seuchen in Chroniken festhielt. Bis zum heutigen Tag kennt niemand den Auslöser der Krankheit, die in Athen gewütet hatte, und niemand kann überzeugend gegenwärtige Theorien widerlegen. Influenza? Toxisches Schocksyndrom? Was bleibt, ist das Grauen.

In der Tat ist die Geschichte der Menschheit vor dem zwanzigsten Jahrhundert oftmals die eines aussichtslosen Kampfes gegen die Krankheit. In regelmäßigen Abständen erhoben sich aus dem Schwarm von Mikroben, die uns seit Menschengedenken begleiten, Erreger und lösten Epidemien aus, die fast über Nacht ganze Landstriche entvölkerten. Stets kamen sie unerwartet und blieben ein Rätsel. Waren sie Ausdruck von Gottes Zorn? Wurden sie durch das Miasma ausgelöst, die schlechte Luft, in der die Krankheit sich fortpflanzen konnte? Niemand wusste es zu sagen, und sogar die klügsten Männer waren dem Wüten der Seuche hilflos ausgeliefert.

Bis ins zwanzigste Jahrhundert hinein waren ansteckende Krankheiten weit verbreitet und oft unheilbar, sodass im Falle einer Epidemie die Bevölkerungszahl des betroffenen Landes drastisch sank. Nach einer Seuche gab es zwar so etwas wie eine Verschnaufpause, dafür schien die nachfolgende Seuche umso heftiger zu sein.

Krankheiten wie die Tuberkulose waren in städtischen Ballungsräumen ein großes Problem, und die Sterblichkeit war beispielsweise in London dermaßen hoch, dass es bis zum Jahr 1900 dauerte, bis die Stadt auch ohne steten Zuzug von Einwanderern ihre Bevölkerungszahl halten konnte.[2]

Das Schlimmste waren Seuchen, die den Lauf der Geschichte veränderten und das Schicksal ganzer Gesellschaftssysteme besiegelten. Sie änderten sogar den Lauf der menschlichen Evolutionsgeschichte. Überlebende von Seuchen waren genetisch im Vorteil, weil ihre Nachkommen gegen die Krankheitserreger resistent waren. Sogar gegen die schrecklichsten Seuchen gibt es resistente Menschen, die sich entweder nicht anstecken können, ganz gleich, wie oft sie sich der Krankheit aussetzen, oder nur leicht erkranken und wieder gesund werden. Wenn alle anderen sterben, pflanzen die Resistenten sich als einzige fort, sodass sich ihre Gene durchsetzen. Demnach hatten alle, die genetisch empfänglich waren für vernichtende Krankheiten, in dem großen Darwinschen Wettbewerb das Nachsehen.

Von den zahlreichen Seuchen in der Geschichte fällt eine Epidemie besonders auf. Sie kam fast zwei Jahrtausende, nachdem Thukydides die Seuche in Athen beschrieben hatte, über die Welt und brachte Tod und Verderben.

Medizinhistoriker nehmen an, dass die Krankheit zuerst 1331 in China ausbrach, mit einem Bürgerkrieg gemeinsame Sache machte und die chinesische Bevölkerung auf die Hälfte reduzierte.[3] Über die Handelswege Asiens gelangte die Seuche fünfzehn Jahre später, 1346, an die Krim. Von dort griff sie auf Europa, Nordafrika und den Mittleren Osten über. Die Art und Weise, wie sie die bestehende Gesellschaftsordnung untergrub, erinnerte an die Seuche, die vor langer

Zeit in Athen ausgebrochen war. Sie fegte Straßen und Plätze ebenso leer wie später die Grippe von 1918. Und ihr Name wurde zum Inbegriff des Grauens: der Schwarze Tod.

Damals war diese Krankheit genauso rätselhaft wie die Seuche in Athen, aber heute weiß man, dass ein Bakterium, *Yersinia pestis*, den Schwarzen Tod verursacht und von Flöhen verbreitet wurde, die auf schwarzen Ratten lebten. Diese Ratten gelangten auf Schiffen von einem Hafen zum nächsten und trugen die Krankheit mit sich. Wenn ihre Flöhe Menschen bissen, infizierten sich diese mit dem Bakterium.

Die Seuche hätte nicht mit solcher Vehemenz gewütet, wäre sie ausschließlich durch Flohbisse übertragen worden. Es stellte sich jedoch heraus, dass sich das Bakterium, sobald es im Menschen war, auch auf anderem Wege verbreitete. Es befiel die Lunge und verursachte Lungenentzündung, und wenn ein Kranker hustete oder nieste, steckte er Gesunde an. Mit dieser Art der Übertragung gab es keine Möglichkeit, der Krankheit Herr zu werden.

Als der Schwarze Tod nach Europa kam, war der Kontinent drei Jahrhunderte lang weitgehend von Seuchen verschont gewesen, sodass sich seine Bevölkerung, nachdem sie jahrhundertelang immer wieder von Krankheiten heimgesucht worden war, verdreifacht hatte.[4] Die Europäer waren wohlgenährt und optimistisch, als die Katastrophe über sie hereinbrach. In der kurzen Zeitspanne zwischen 1347 und 1351 tötete die Krankheit mindestens ein Drittel der europäischen Bevölkerung.

Geschichtsschreiber beklagten die zerstörerische Macht der Seuche. In der italienischen Stadt Siena, in der die Hälfte der 60000 Einwohner starben, schrieb Agnolo di Tura: »Es ist unmöglich, dies Entsetzen in Worte zu fassen. Wer solches Grauen noch nicht sehen musste, kann sich glücklich schätzen. Die Opfer starben fast sofort. Sie hatten geschwollene

Stellen unter den Achseln und in der Leistengegend und sanken, noch während sie redeten, zu Boden. Väter verließen ihre Kinder, Frauen ihre Männer, ein Bruder den anderen ... Und vielerorts wurden Gruben ausgehoben, in denen man die Toten aufeinander schichtete ... Sobald sie voll waren, grub man neue ... Und so viele mussten sterben, dass alle glaubten, dies sei das Ende der Welt.«[5]

Die Szene erinnert an Katherine Anne Porters Schilderung von der Stadt Denver während der Grippeepidemie von 1918. Zwischen 45 und 75 Prozent aller Einwohner der italienischen Stadt fielen dem Schwarzen Tod zum Opfer, und die sonst so geschäftigen Straßen waren mit einem Mal menschenleer. Nur Pferdewagen und Handkarren polterten durch die Straßen und luden die Pesttoten auf.

Diese waren leicht ausfindig zu machen. Giovanni Boccaccio schrieb in seinem *Dekameron*, dass die Leute, weil sie sich vor Ansteckung fürchteten, ihre Toten aus den Häusern zerrten und wie Unrat vor den Türen liegen ließen, bis Leichenknechte sie fortschafften.

Meist wurden mehr Tote zu Grabe getragen als vorgesehen: »Und unzählige Male geschah es, dass sich, wenn zwei Priester mit einem Kreuze einen holten, drei oder vier Bahren, die von Trägern getragen wurden, anschlossen; und hatten die Priester einen zu begraben geglaubt, so hatten sie nun sechs oder acht und bisweilen noch mehr.«

Aber angesichts der vielen Toten, setzte Boccaccio hinzu, stumpften die Menschen schnell ab. »Freilich wurden diese (die Toten) weder durch eine Träne noch durch Lichter noch durch ein Geleite geehrt«, schrieb er, »vielmehr war es so weit gekommen, dass man sich um die Menschen, welche starben, nicht anders kümmerte, als man es heute bei Ziegen täte.«

Die Seuche veränderte die Menschen. Boccaccio schildert zwei extreme Reaktionen: Die einen schotteten sich in ihrer

Angst von der Gesellschaft ab, schlossen sich in ihren Häusern ein, genossen dort »die schmackhaftesten Speisen und den besten Wein, aber mit Maß und auf der Hut vor aller Schwelgerei, und verbrachten ihre Zeit mit Saitenspiel und all den Vergnügungen, die sie sich verschaffen konnten, ohne sich von jemand sprechen zu lassen oder sich um das, was außerhalb ihres Hauses vorging, weder um den Tod noch um die Kranken, zu kümmern.«

Andere gaben sich wilder Ausschweifung hin. Sie behaupteten, »die sicherste Arznei bei einem solchen Übel sei, reichlich zu trinken, sich gute Tage zu machen, mit Gesang und Scherz einherzuziehen, jeglicher Begierde Zügen, wo es nur möglich sei, Genüge zu tun und über das, was kommen werde, zu lachen und zu spotten.«

Ein paar Gruppen dieser Spaßmacher zogen durch die Schänken, wo sie bei Tag und bei Nacht »ohne Maß und Ziel« tranken. Andere nisteten sich in verlassenen Häusern ein, nahmen sie kurzerhand in Besitz. Dort verbarrikadierten sie sich mit genügend Trinkvorräten und bestanden darauf, dass sich die Gespräche auf Themen beschränkten, die angenehmer oder kurzweiliger Natur seien.

Es gab niemanden mehr, der die bestehende Gesellschaftsordnung oder die Gebote der Religion aufrechterhalten hätte, schrieb Boccaccio. Denn »jede Achtung vor den religiösen oder weltlichen Gesetzen war verschwunden, ausgelöscht«.

Viele suchten ihr Heil in der Flucht, verließen »die Vaterstadt, die eigenen Häuser, Familie, ihre Würden und ihre Verwandten und ihr Gut« und begaben sich auf ihre Landsitze. Aber die Pest hatte auch hier alles Leben zerstört. Bauern bestellten ihre Felder nicht mehr, vernachlässigten ihre Tiere, ließen sie herumstreunen. Wie die Bürger der Stadt taten auch die Bewohner kleiner Orte und Bauernhöfe so, »als ob sie an jedem Tage, den sie anbrechen sahen, den

Tod erwartet hätten«, trachteten »mit allen ihren Sinnen, alles zu verzehren, was sie vorfanden«.[6]

Endlich wich der Schwarze Tod, vielleicht weil die Bakterien bereits jeden befallen hatten, der dafür empfänglich war. Doch an seiner Stelle kamen andere tödliche Seuchen, und manchmal flammten sogar Krankheiten wieder auf, wie die Cholera, die man längst für besiegt erachtet hatte.

William Sproat dachte sich nicht viel, als ihn am 23. Oktober 1831 eine kleine Diarrhö befiel. Er erholte sich schnell und grübelte nicht weiter darüber nach. Als es Mittag wurde, aß er eine Lammkeule und begab sich dann von seinem Haus in Sunderland in der englischen Grafschaft Durham zum nahe gelegenen Fluss, wo er auf einem Schiff arbeitete.

Die schmerzhaften Bauchkrämpfe setzten ein, als er auf dem Schiff angekommen war. Sproat krümmte sich vor Schmerzen, und ein wässriger, weißklumpiger Durchfall schien literweise aus seinen Gedärmen zu strömen. Jede Durchfallattacke kündigte sich mit heftigen Bauchkrämpfen an. Er musste sich erbrechen. Mit letzter Kraft schleppte Sproat sich nach Hause, kroch in sein Bett, vom Fieber geschüttelt, und wand sich vor Schmerzen.

In dieser Nacht tat Sproat kein Auge zu, denn die Nacht brachte keine Linderung seiner Qualen. Tags darauf kam der Arzt. »Sproat geht es sehr schlecht«, schrieb dieser in sein Heft »sein Puls ist fast nicht zu spüren, Hände und Füße sind kalt, die Haut fühlt sich trocken an, die Augen stecken tief in den Höhlen, seine Lippen sind blau, die Wangen hohl, er flüstert nur noch, erbricht sich immer wieder, leidet an heftigem Durchfall, hat Krämpfe an Waden und Beinen, ist völlig entkräftet.«

Am Mittwochmorgen fiel der Bericht des Arztes noch beunruhigender aus: »Puls kaum noch spürbar, Wangen eingefallen, Lippen dunkelblau.« Sproat starb gegen Mittag. Er war das erste Opfer einer Choleraepidemie.

Sein Sohn folgte ihm bereits innerhalb weniger Tagen nach. Auch seine Enkelin wurde krank, litt an denselben Symptomen, erholte sich aber. Andere Bewohner der Stadt wurden krank. Innerhalb weniger Wochen hatte sich die Krankheit im ganzen Land ausgebreitet.[7]

Die Seuche war berüchtigt, weil sie aus heiterem Himmel ausbrach, sich in Windeseile verbreitete und ausgesprochen tödlich war. Wird die Cholera nicht behandelt, sterben 40 bis 60 Prozent ihrer Opfer. Heutzutage gleicht man vor allem den großen Flüssigkeitsverlust wieder aus, auch intravenös. Aber im neunzehnten Jahrhundert wusste niemand, wodurch sie ausgelöst und wie sie verbreitet wurde, geschweige denn, wie man ihrer Herr werden sollte. Als Sproat an Cholera erkrankte, war die Seuche noch vollkommen unerforscht.

Die Cholera an sich war zwar ein altes Phänomen, doch schien sie diesmal besonders bösartig zu sein. 1818 hatte man sie zum ersten Mal in britischen Zeitungen erwähnt, als sie in Indien ausgebrochen war. Reporter schrieben, eine neue Seuche, *Cholera morbus* genannt, wüte in Kalkutta, und auch britische Soldaten, die dort im Einsatz waren, würden daran sterben. Im Winter 1818–19 erlagen ihr in Indien 3000 von 10 000 Soldaten eines britischen Heers. Ein Londoner Arzt, der das Heer nach Indien begleitet hatte, schrieb seine Befürchtungen nieder. »Für einen jungen Mann von fünfundzwanzig Jahren ist es eine beängstigend große Verantwortung, ein europäisches Regiment zu kommandieren, dem 2000 einheimische Gefolgsmänner angehören und in dem noch dazu die Cholera ausgebrochen ist. Noch nie zuvor in meinem Leben habe ich Grauenhafteres erlebt als dieses Durcheinander.«

Erst 1831 gelangte der Erreger nach England; William Sproat war sein erstes Opfer. Die nachfolgende Epidemie war die erste von sechs weltweiten Choleraepidemien, die Angst und Schrecken verbreiteten und unzählige Menschen töteten. Der britische Historiker R. J. Morris schreibt, dass »diese Seuchen in Großbritannien, besonders die von 1832, eine Krisenstimmung zur Folge hatten, wie man sie sonst nur nach einer feindlichen Invasion im Lande beobachten kann«. Mindestens 140000 Menschen starben. Morris fügt hinzu, dass die *Quarterly Review*, eine »normalerweise eher zurückhaltende« Zeitschrift, die Cholera als »eine der entsetzlichsten Seuchen überhaupt« beschrieb.

Sproat war das klassische Choleraopfer. Die Krankheit wird durch ein rautenförmiges Bakterium verursacht, das so genannte *Vibrio cholerae*, das normalerweise über kontaminiertes Wasser übertragen wird. Allerdings befinden sich die Bakterien auch auf Nahrungsmitteln, an Fliegen, auf Decken und Kleidungsstücken. In Lebensmitteln wie Fleisch, Milch und Käse kann der Erreger zwei bis fünf Tage überleben, in Äpfeln sogar bis zu sechzehn Tagen.

Cholerabakterien setzen im Körperinneren ein mächtiges Gift frei, das die Zellen zwingt, Wasser und Salze aus Blut und Gewebe zu ziehen. Das Ergebis ist ein heftiger, »reiswasserähnlicher« Durchfall.

Und da die Bakterien dem Körper des Opfers Flüssigkeit entziehen, schwindet nach und nach seine Lebensenergie. Binnen einer Stunde nach Einsetzen der Symptome kann der Blutdruck eines gesunden Menschen ins Bodenlose fallen. Flüssigkeitsverlust und Mineralmangel verursachen unerträgliche Krämpfe. Der Tod kann bereits nach zwei oder drei Stunden eintreten, die meisten Menschen sterben jedoch innerhalb von achtzehn Stunden oder mehreren Tagen nach der ersten Durchfallattacke.[8]

George Bell, ein Arzt aus Edinburgh, der die Cholera in Indien erlebt hatte, beschrieb die Seuche für seine britischen Kollegen: »Die schwarz geränderten Augen sinken tief in die Höhlen, die Gesichtszüge sind verzerrt, die Haut bläulich verfärbt. Die Hautoberfläche ist im allgemeinen mit kaltem Schweiß bedeckt, die Nägel sind blau, und die Haut an Händen und Füßen ist faltig, als wäre sie zu lange im Wasser gewesen … Die Stimme klingt unnatürlich hohl. Sollten noch Krämpfe hinzukommen, verschlimmert sich das Leiden des Patienten um ein Vielfaches, manchmal ist es nicht mehr zu ertragen.«

Als die Choleraepidemien in Großbritannien wüteten, gaben die Zeitungen kontinuierlich die Anzahl der Kranken und Toten bekannt, was die »bedrückende Wirkung einer Totenglocke« gehabt habe, schreibt Morris.

Einige kleine Dörfer wurden nahezu aller Bewohner beraubt. Über Bilston, eine Stadt in Shaffordshire, in der Eisen und Kohle abgebaut wurden, berichteten Augenzeugen: »Das Elend der Menschen hier ist unbeschreiblich. Viele der Fabriken und Werkstätten sind geschlossen, der Handel ist gänzlich erlahmt; man sieht Frauen kopflos durch die Gassen eilen, um ärztliche Hilfe für ihre sterbenden Ehemänner herbeizuholen, dasselbe lässt sich von Männern sagen, deren Frauen erkrankt sind, von Kindern, deren Eltern der Krankheit anheimgefallen sind; der Leichenkarren, der die Toten auf den Friedhof schafft, fährt ohne Unterlass, bei Tag und bei Nacht. Bewohner, die genügend Mittel haben, um ihre Häuser zu verlassen, flüchten in eine reinere Luft; doch wer geblieben ist, sieht nichts als Trauer und Tod.«

In anderen Ländern flohen die Menschen in großer Zahl aus den Ballungsräumen der Städte, suchten Zuflucht auf dem Land. Während in Moskau die Cholera wütete, flohen insgesamt 50 000 Menschen, aus Paris täglich 700.

Prediger in Großbritannien deuteten die Epidemie gern als Ausdruck von Gottes Zorn und ermahnten die Menschen, sich wieder auf ihren Glauben zu besinnen. Einige sagten, Gott habe die Seuche gesandt, um dem überheblichen, »eitlen Geprotze der modernen Wissenschaft« eins auszuwischen. Über eine englische Methodistenkirche schrieb ein Beobachter: »An jedem Abend der Woche fanden Gottesdienste statt, die Kirche war voll; viele waren in der Gewissheit gekommen, Sünde und Schuld auf sich geladen zu haben, flehten schreiend und weinend um Gnade und wollten die Kirche zu später Stunde nicht mehr verlassen.«

Als in Großbritannien 1832 die Choleraepidemie endlich wieder verebbte, wollte die ausgezehrte Bevölkerung sie möglichst schnell vergessen. Die Menschen hatten es gründlich satt, Berichte über die Seuche zu lesen, vor allem, da sie endlich abgeflaut war.

Im *Edinburgh Medical and Surgical Journal*, einer renommierten medizinischen Fachzeitschrift, hieß es, dass man keine Bücher über Cholera mehr besprechen wolle und dass die Herausgeber zu diesem Entschluss gekommen seien, nachdem »man in letzter Zeit von Büchern zum Thema Cholera regelrecht überflutet worden« sei, und sie befürchteten, die Geduld der Leser über Gebühr zu strapazieren. So verschwand die Cholera aus den Zeitungen und Zeitschriften.

Vom ersten Opfer Sproat zur Amnesie. Es scheint unwirklich. Wie konnte man etwas so Schreckliches wie eine ansteckende Krankheit, die die Hälfte ihrer Opfer zu Tode brachte, so schnell unter den Teppich kehren?

Morris bringt eine Vermutung vor, mehrere Vermutungen, um genau zu sein. Zum Ersten, sagt er, hätten die Menschen befürchtet, dass die schreckliche Seuche die Gesellschaftsordnung sprengen könnte, eine Befürchtung, die am Ende nicht eingetroffen sei. Zum Zweiten »hat man nicht wirklich etwas daraus ›gelernt‹«. Die vornehmliche Wirkung der Seuche auf die britische Gesellschaft, behauptet er, habe sich auf die verstärkten Bemühungen weniger Wissenschaftler beschränkt, das Gesundheitswesen voranzutreiben; sie konnten in den kommenden Jahrzehnten einige äußerst effektive Maßnahmen erwirken, zum Beispiel das Reinigen der Wasserreserven.

Die Choleraepidemie war ein Wendepunkt in der Geschichte, denn sie bezeichnete das letzte Mal, dass die Krankheit ungehindert wüten konnte. John Snow, ein britischer Arzt, hatte hilflos mit ansehen müssen, wie die Menschen an der Seuche starben, und stellte allmählich die gängige Theorie in Frage, dass die Krankheit durch das »Miasma«, den Pesthauch fauligen Gemüses oder Fleisches, ausgelöst werde. Wie konnte sie durch übelriechende Gase verbreitet werden, fragte er sich, wenn sie doch eine Krankheit des Verdauungstrakts, nicht der Lungen, war? In Snow regte sich eher der Verdacht, dass sich die Cholera über das Trinkwasser verbreitete.

Im August 1854 brach im Londoner Stadtteil Soho die Cholera aus und tötete dreiundneunzig Menschen. Snow, mittlerweile Londons gefragtester Anästhesist, beschloss, Untersuchungen anzustellen und führte ein berühmtes Experiment durch, das der Krankheit endlich den Garaus machte. Er erstellte ein Diagramm der Choleraopfer und bemerkte, dass die Seuche bevorzugt Menschen zu befallen schien, die aus einem bestimmten öffentlichen Brunnen tranken. Er schloss daraus, dass das Wasser aus diesem Brunnen an der Krankheit schuld sein müsse. Um seine Theorie zu beweisen, ließ Snow die Pumpe von dem verdächtigen Brunnen entfernen, und die Choleraepidemie fand ein jähes Ende.

1883 ging Robert Koch, einer der Begründer der Keimtheorie, nach Ägypten, um den Auslöser einer Choleraepidemie zu finden, die sich auf Europa zuzubewegen schien. Er erreichte das Land kurz nach Pierre Emil Roux, einem Kollegen des großen Louis Pasteur. Roux hatte vergeblich gehofft, die Cholera verursachenden Mikroorganismen zu isolieren, indem er die Bakterien auf altbewährte Weise in Brühe zu züchten versuchte, die allerdings normalerweise auch von anderen Mikroorganismen kontaminiert war. Koch hatte eine bessere Labormethode: Er züchtete die Bakterien auf der federnden Oberfläche des Agar-Agar, wo er Kontaminanten sehen und entfernen konnte. Auf diese Weise fand er nicht nur den schuldigen Mikroorganismus, den kommaförmigen *Vibrio cholerae*, sondern konnte bereits ein Jahr später beweisen, dass das Bakterium im menschlichen Darm gedieh und über das Trinkwasser übertragen wurde. Er wiederholte seine Arbeit in Kalkutta und meldete seinen Durchbruch der deutschen Regierung, die ihn als Helden feierte.[9]

Koch konnte jedoch nicht jedermann überzeugen. Ein Hygienespezialist aus München, Max von Pettenkofer, bestand auf der Miasma-Theorie, und um sie zu beweisen, bat er Koch um ein Fläschchen Brühe, in dem es von Cholerabakterien nur so wimmelte. Er trank es aus und schrieb triumphierend an Koch: »Herr Doktor Pettenkofer hat den gesamten Inhalt getrunken und ist glücklich, Herrn Professor Doktor Koch mitteilen zu können, dass er wie immer bei bester Gesundheit ist.« Wozu der Historiker Roy Porter trocken anmerkt: »Pettenkofer muss einer der Glücklichen gewesen sein, deren Magensäure imstande ist, die Vibrionen zu neutralisieren.« Doch während die Pettenkofer-Episode lediglich eine kuriose Fußnote in der Geschichte blieb, feierte Koch Triumphe. Bald, schreibt Porter, hatte Koch »die Bürde des Erfolgs« zu tragen, worunter seine Forschungsarbeit zu leiden begann.

Der Sieg über die Cholera war nur der Anfang. Das Wissen, dass viele Krankheiten von mikroskopisch kleinen Organismen verursacht werden und die Ausbreitung dieser Krankheiten verhindert werden kann, beeinflusste die westliche Welt nachhaltig. Es dauerte Jahre, bis der Wandel vollzogen war, aber das Ergebnis war eine starke Gesundheitsbewegung, die die Wichtigkeit ebenso einfacher wie wirksamer Methoden hervorhob, wie das Trinkwasser sauber zu halten, und die Menschen das lehrte, was uns aus heutiger Sicht als selbstverständlich erscheint, nämlich dass man Fliegen von Nahrungsmitteln fernhalten, sich vor dem Essen die Hände waschen, den Babys Milch statt Bier geben, Kranke von Gesunden absondern muss. Der Erfolg war durchschlagend. In weiten Teilen der Erde schien man viele tödliche Krankheiten eingedämmt oder gar besiegt zu haben, und gefährliche Seuchen schienen bald Relikte aus der Vergangenheit zu sein.

In England und Wales zum Beispiel waren bis zur Jahrhundertwende die durch Tuberkulose verursachten Todesfälle um 57 Prozent gesunken. Die Sterblichkeit infolge von Masern war um 82 Prozent zurückgegangen. Sogar das geheimnisvolle Gelbfieber war bezwungen und seine Ursache – das erste Virus, das jemals entdeckt worden war – ausgemerzt.

Bis zum Beginn des zwanzigsten Jahrhunderts waren zum ersten Mal seit 5000 Jahren ansteckende Krankheiten in einem Maße zurückgedrängt, dass die Bevölkerungszahl in den Städten stabil blieb, sogar zunahm, auch ohne den konstanten Zuzug von Menschen aus ländlichen Gebieten, ein bemerkenswerter Wandel.

Die medizinischen Errungenschaften hatten auch Auswirkungen auf den Kampfgeist der Soldaten im Ersten Weltkrieg. Wissenschaftler hatten herausgefunden, dass einer der bösartigsten Soldatenmörder – das Fleckfieber – von Kleiderläusen verbreitet wurde. Infolgedessen sorgten Ärzte im Ersten Weltkrieg dafür, dass Soldaten sich regelmäßigen Entlausungsprozeduren unterzogen. Diese Maßnahme hielt das Fleckfieber in Schach. Außerdem wurden viele Soldaten gegen andere häufige Krankheiten geimpft, was es ihnen erst ermöglichte, in den engen Schützengräben zu liegen, ohne sich ständig gegenseitig anzustecken. So war in der Tat Syphilis die einzige Epidemie, die den Soldaten in den Anfangsjahren des Ersten Weltkriegs zu schaffen machte.[10]

Gegen Ende der zweiten Dekade des zwanzigsten Jahrhunderts hatte sich die Erinnerung an eine von ansteckenden Krankheiten heimgesuchte Welt getrübt. Die Menschen waren überheblich geworden, hatten für die Schrecken von Krankheit und Tod nur noch ein müdes Lächeln übrig. Der Tod hatte seinen Stachel verloren, und man huldigte den Errungenschaften der Medizin fast wie einer neuen Religion. Der Tod fand keinen Platz mehr im Alltag der Menschen. In der Zeitschrift *The Ladies' Home Journal* hieß es stolz, dass der Raum, in dem früher die Toten aufgebahrt worden seien, »von nun an *living room* zu heißen habe«, denn schließlich sei er ein Raum für die Lebenden, nicht für die Toten.

Dann kam die Grippeepidemie. Doch anders als die Seuche in Athen, anders als der Schwarze Tod, anders auch als die Choleraepidemie, der William Sproat zum Opfer fiel, und spätere Choleraepidemien, ging diese Grippe nicht in die Geschichte ein.

Dr. Victor C. Vaughan ließ sich vor dem warmen Kamin nieder, nahm seinen Füller zur Hand und machte sich daran, seine Memoiren niederzuschreiben. Der Siebenundsechzigjährige war nach einer langen, verdienstvollen Karriere, nachdem er die höchsten Auszeichnungen der amerikanischen Medizin erhalten hatte, in den verdienten Ruhestand getreten. Er wusste, dass seine Autobiographie ein Erfolg sein würde.

Natürlich fiel auch die Grippeepidemie in seine Zeit. Gegen Ende seines Berufslebens, im Oktober 1918, hatte Vaughan – wie bereits erwähnt – Fort Devens in der Nähe von Boston besucht und das Ausbrechen der Seuche mit eigenen Augen gesehen. Der beleibte Arzt mit den grauen Schläfen war mit ernster Miene durch die Reihen der sterbenden jungen Soldaten geschritten; die Laken ihrer Lazarettbetten waren voll Blut, aus den Mündern der Männer trat blutiger Speichel, und ihre Haut hatte sich dunkel verfärbt, weil sie nicht genügend Luft bekamen. Er hatte die vielen Leichen gesehen, die man übereinander gestapelt hatte, und war entsetzt von der zerstörerischen Kraft dieser neuen Krankheit.

Vaughan hatte sofort erkannt, dass Fort Devens nur der Anfang war. Er hatte erlebt, dass die Epidemie bis in die entlegensten Winkel der Erde vorgedrungen war, dabei Millionen von Menschen getötet und ganze Regimenter dezimiert hatte, bis sie ebenso geheimnisvoll verschwand, wie sie gekommen war.

In Vaughans 464 Seiten langen Memoiren, die 1926 erschienen, sucht man vergebens ein Kapitel über die Grippe von 1918, die Vaughan noch in frischer Erinnerung hätte sein müssen. Doch anstatt über die Seuche nachzugrübeln, hatte Vaughan offensichtlich beschlossen, sich nicht mehr länger mit dem Thema auseinanderzusetzen, denn er handelte die Tragödie in Fort Devens in nur einem Absatz ab, beschrieb sie als »eine jener entsetzlichen Szenen, die sich vor dem geistigen Auge eines alten Seuchenexperten abspielen, während dieser vor dem Kamin sitzt und ins Feuer starrt«.[11]

Als Vaughan den Krieg schilderte, in dem mehr Männer

von der Grippe als von feindlichen Kugeln getötet wurden, widmete er der Seuche ganze zwei Sätze: »Ich will mich nicht weiter über die Influenza verbreiten. Sie war überall, selbst in den entlegensten Winkeln der Welt, schlug ihre Beute vor allem unter den Robusten, schonte weder Soldat noch Zivilist, sagte der Wissenschaft den Kampf an.«[12]

Wenn man von irgendjemandem hätte erwarten können, dass er sich ausführlicher mit der Epidemie befasste, dann von Vaughan. Schließlich war er Epidemiologe, ein Beruf, der sich auf die Erforschung von ansteckenden Krankheiten, ihren Ursachen und Verläufen konzentrierte, und ein praktizierender Arzt, der Augenzeuge einer der schlimmsten Epidemien wurde, die die Erde jemals heimgesucht hatte. Doch anstatt sich eingehend mit der Seuche zu befassen, fühlte er sich offenbar bemüßigt, das Thema möglichst schnell *ad acta* zu legen und zu leichterer Kost überzugehen. Aber wenn sich nicht einmal ein Mann wie Vaughan an die Krankheit erinnern wollte, wer dann?

Militärärzte? Die waren genauso zurückhaltend wie Vaughan. Mehrere herausragende Allgemeinärzte, die nach Frankreich gingen und ihre Beobachtungen niederschrieben, erwähnten die Grippe nicht einmal.[13] Sie konnten die Epidemie unmöglich übersehen haben, bemerkt Alfred W. Crosby, Historiker an der Universität von Texas. Die amerikanischen Soldaten in Frankreich litten entsetzlich unter der Grippe. Im Herbst 1918 zum Beispiel kamen monatlich 100000 amerikanische Soldaten ins Zentrum des Expeditionskorps der Alliierten in St.-Aignan-sur-Cher. Die Zahl der Opfer, die die Grippe in ihren Reihen forderte, schreibt Crosby, sei so hoch gewesen, dass Stabsärzte aussagten, sie hätten »nichts Vergleichbares gesehen, seit die Impfung den alten Feind der Armee, nämlich das Fleckfieber, in die Knie gezwungen hatte«. In der achtundachtzigsten Division, die am 17. September 1918 im französischen Héricourt gelandet war und vom 26. Oktober bis zum Ende des Kriegs an vorderster Front kämpfte, tötete die Grippe 444 Männer.[14] Die Zahl derer, die im Kampf fielen, verwundet wurden, als vermisst oder gefangen galten, belief sich auf 90.

Heeresführer waren sich schmerzlich bewusst, wie sehr die Grippeepidemie den Kampfgeist der Truppen schwächte. Am 3. Oktober 1918 ließ General John Pershing einen verzweifelten Funkruf los und forderte Nachschub an Soldaten und Vorräten. »In etlichen Stützpunkten Frankreichs ist unter unseren Soldaten eine schwere Grippe ausgebrochen, die mit einer bösartigen Lungenentzündung einhergeht«, schrieb er. Am 12. Oktober funkte er erneut, diesmal klang seine Stimme noch eindringlicher, als er sagte, er brauche »dringend zusätzliche Räume, um die Kranken unterzubringen, dazu ausreichend Pflegepersonal und Ausrüstung«.[15]

Gegen Kriegsende begann der deutsche General Erich von Ludendorff mit der Vorstellung zu liebäugeln, dass ein Wunder Deutschland vor der Kapitulation retten würde. Die Grippeepidemie, dachte er, würde die französische Armee vernichten. Als sein eigener Sanitätsinspekteur ihm klarzumachen suchte, dass dies nicht geschehen würde, wollte er ihm nicht glauben, ließ sogar Kaiser Wilhelm seine Überlegung mitteilen, dessen Laune sich schlagartig besserte.[16] Der deutsche Sanitätsinspekteur hatte natürlich Recht, zumal die Deutschen mindestens so schlimm von der Grippe betroffen waren wie die Franzosen.

Man sollte meinen, dass Ärzte, die mit angesehen hatten, wie die Grippe wütete, die überfüllten Krankenhäuser, die verzweifelte Suche nach irgendeinem Mittel, um der Krankheit Herr zu werden, dies nie mehr vergessen würden. Wie sollte man auch vergessen, dass sogar Ärzte, die längst im Ruhestand waren, erneut verpflichtet wurden, oder dass

Patienten darum bettelten, von irgendjemandem versorgt zu werden?

Dennoch verbreiteten sich Biographen herausragender Männer der Medizin nicht über die Epidemie. Eine 539 Seiten umfassende Biographie über Dr. William Henry Welch ist ein gutes Beispiel dafür. Welch war eine Kapazität auf medizinischem Gebiet und vom amerikanischen Sanitätsinspekteur beauftragt worden, eine Gruppe von Ärzten, der auch Vaughan angehörte, nach Fort Devens zu begleiten. Dennoch widmet sein Biograph der Grippe, obwohl er sie als »eine der zerstörerischsten Epidemien der Militärgeschichte« beschreibt, gerade einmal drei Passagen im Buch. Nachdem Welch sich in Fort Devens umgesehen hatte, reiste er »mit neuem Schwung« in die verschiedenen Camps, versuchte, wie er zugab, »diese äußerst heikle Situation zu bewältigen«. Mehr wird im Buch nicht verraten[17], und die große Epidemie verschwindet ebenso schnell wieder in der Schublade, wie sie hervorgeholt wurde.

Militärhistoriker waren ähnlich unbekümmert. Donald Smythe widmet der Krankheit in einer erschöpfenden Biographie über General John Pershing gerade einmal zwei Sätze.[18] Sie erscheinen in einem Absatz über die Kämpfe in Frankreich im Oktober des Jahres 1918: »Aber die Zukunftsaussichten waren düster, da plötzlich die Grippe ausbrach und in der ersten Oktoberwoche über 16 000 Soldaten befiel. In Amerika waren über 200 000 Menschen an der Grippe erkrankt, was General March dazu bewog, sämtliche Einberufungsbefehle zurückzunehmen und fast alle Ausbildungslager unter Quarantäne zu stellen.« Das war alles. Die Grippeepidemie schaffte es nicht einmal in den Index des Buches. Ebenso überraschend war die Art und Weise, wie damalige Zeitschriften und Zeitungen mit dem Thema umgingen. Sogar die Choleraepidemie, die mit William Sproat begann und die man so schnell wie möglich wieder vergessen wollte, wurde, zumindest solange sie grassierte, von der Presse aufgegriffen. Nicht so die Grippe.

Alfred Crosby, der sich über die Heftigkeit der Epidemie den Kopf zerbrach, ging zum *Reader's Guide to Periodical Literature* von 1919 bis 1921 und zählte die Spaltengröße, die man der Influenza-Epidemie im Vergleich zu anderen Themen eingeräumt hatte. So habe zum Beispiel Baseball 33 cm erhalten, der Bolschewismus 50,8 cm und das Alkoholverbot gar 119,38 cm. Die Grippe nahm dagegen nur 20,32 cm in Anspruch.[19]

Crosby warf einen Blick in eine neue Ausgabe der *Encyclopaedia Britannica.* Die Grippe von 1918 war mit drei Sätzen erwähnt. Er schlug eine neue Ausgabe der *Encyclopaedia Americana* auf. Ein Satz war der Grippe gewidmet, und der besagte, dass die Epidemie 21 Millionen Menschen getötet hatte. »Das war zwar hoffnungslos untertrieben«, sagt Crosby. Aber trotzdem, »ein Satz für 21 Millionen Menschen? Ist das zu fassen?«

Wenn ein Soldat an der Grippe starb, sei die Todesursache manchmal beschönigt worden, schreibt Crosby. »Bei einem Gedenkgottesdienst für die Grippeopfer in Fort Meade, Maryland, verlas der Offizier, der den Vorsitz hatte, in alphabetischer Reihenfolge die Namen der Toten, und nach jedem Namen salutierte der Feldwebel der jeweiligen Kompanie und antwortete: ›Gefallen auf dem Feld der Ehre, Sir.‹«[20]

Als man Geschichtsbücher zusammenstellte, welche Schülern die wichtigsten Ereignisse des 20. Jahrhunderts nahe bringen sollten, schien die Grippe wieder einmal nicht der Rede wert zu sein.[21]

Medizinwissenschaftler staunen über das große Schweigen, gemessen an den drastischen Auswirkungen der Grippeepidemie nicht nur auf die Sterblichkeitsrate oder auf die

Kampfbereitschaft der Streitkräfte, sondern auch auf das Alltagsleben. Sie erinnern sich, dass Bürger in dem vergeblichen Versuch sich zu schützen in der Öffentlichkeit weiße Gazemasken trugen.[22] Begräbnisse durften nicht länger dauern als fünfzehn Minuten, Särge wurden Mangelware. Bestattungsunternehmer und Totengräber konnten die enorme Nachfrage nicht mehr abdecken. In Philadelphia stapelten sich so viele Tote im Leichenschauhaus, dass die Bestatter sagten, unter »derart untragbaren« Zuständen würden sie es nicht betreten. Öffentliche Zusammenkünfte wurden in vielen Städten untersagt, und mancherorts wurde Spucken in der Öffentlichkeit streng geahndet. In Washington D.C. wurde sogar der Oberste Gerichtshof vertagt, weil man es den Juristen ersparen wollte, wie Richter Oliver Wendell Holmes es ausdrückte, »diesen überfüllten, infizierten Ort« zu betreten.[23] Und die Krankenhäuser in Washington waren dermaßen überfüllt, dass sie Leichenbestatter vor ihren Krankensälen platzierten, die die Körper beiseite räumten, sobald der Tod eingetreten war, um Platz zu schaffen für andere Patienten. »Zur einen Tür kamen die Lebenden herein, zur anderen die Toten hinaus«, notierte ein Arzt.[24] Niemand konnte seine Augen vor der Tatsache verschließen, dass das Land von einer tödlichen Seuche heimgesucht wurde.

Aber die Grippe war aus Zeitungen, Zeitschriften, Büchern und dem kollektiven Gedächtnis der Gesellschaft wie ausradiert.

Crosby nennt die Grippe von 1918 »Amerikas vergessene Pandemie« und bemerkt: »Die Spanische Grippe hat in nur einem Jahr Millionen von Menschen getötet. Keine Infektion, kein Krieg, keine Hungersnot haben jemals in so kurzer Zeit so viele Opfer gefordert. Und dennoch hatte niemand Ehrfurcht vor ihr, weder 1918 noch später, weder die Einwohner eines bestimmten Landes noch die Einwohner der Vereinigten Staaten.«[25]

Als Begründung nennt Crosby mehrere Faktoren, die gemeinsam an der kollektiven Amnesie der Weltbevölkerung schuld sein dürften. Zum einen, argumentiert er, sei die Epidemie so entsetzlich und im Denken der Menschen so sehr mit den Schrecken des Krieges verbunden gewesen, dass die meisten, kaum war das Schreckensjahr 1918 überstanden, weder darüber nachdenken noch darüber schreiben wollten. Die Grippe vermengte sich mit dem Albtraum des Ersten Weltkriegs, einer beispiellosen Tragödie, die für den Beginn des Schützengrabenkriegs stand, die Unterseeboote, die blutigen Schlachten von Somme und Verdun und das Grauen chemischer Kampfgase.

Überdies hatte die Epidemie keinen offenkundigen dramatischen Effekt. Sie tötete kein Staatsoberhaupt, mündete nicht in eine Zeit, in der der Grippetod eine neue, konstante Bedrohung war. Sie hinterließ keine Legionen verkrüppelter, verstümmelter oder grausam entstellter Opfer, die das Andenken an die Krankheit lebendig gehalten hätten.

Seine letzte Hypothese, sagte er in einem Interview im August 1998, sei die Tatsache, dass die Welt in den fünfzig Jahren, die der Grippe von 1918 vorausgingen, eine der tiefschürfendsten Umwälzungen in der Geschichte erfahren habe, die Keimtheorie. »Alle achtzehn Monate wurde ein neuer pathogener Keim identifiziert, und das blieb jahrelang so«, schrieb Crosby. Jeder Entdeckung haftete die Botschaft an, dass die Wissenschaft nun endlich Herr über die Krankheit sei. Die Menschen waren erleichtert. »Endlich hatten ansteckende Krankheiten ihren Schrecken verloren«, folgert Crosby.

Dann kam die Grippeepidemie und schien sich über den neu gefundenen Optimismus auf grausige Weise lustig zu machen. Und als sie zu Ende war, meint Crosby, wollte man sie so rasch wie möglich vergessen und verdrängte sie in die hinterste Ecke des kollektiven Gedächtnisses, wo man nichts mehr von ihr sah und hörte.

Ein paar Menschen mussten sich jedoch erinnern, auch wenn ihre Belange von der Boulevardpresse nicht im großen Stil vertreten wurden. Es waren die Wissenschaftler, die Medizinforscher, die erst ruhen würden, wenn sie verstanden, was diese Seuche ausgelöst, wie sie sich verbreitet hatte, und wie man sich vor ihr schützen konnte, falls sie wiederkam. In den folgenden Jahren würden sie sich bei zwei beängstigenden Gelegenheiten dieser Grippe entsinnen und nichts unversucht lassen, den allgemeinen Gesundheitszustand zu verbessern, denn schließlich stand zu befürchten, dass ein Grippevirus wie das von 1918 wiederkam.

Medizinwissenschaftler begannen ihre Suche nach der Ursache der Epidemie buchstäblich am Sterbebett der Opfer von 1918 und setzten ihre Bemühungen über ein Jahrzehnt lang fort, bis endlich ein Mann, der 1918 noch das College absolviert hatte, einen Schlüssel fand, der die Forschung einen großen Schritt weiterbrachte.

3
Von Seeleuten und Schweinen

Die zweiundsechzig Männer waren in einer schwierigen Lage. Sie waren Matrosen eines Trainingslagers der US-Marine auf Deer Island, im Hafen von Boston. Die Altersspanne reichte vom fünfzehnjährigen Jungen, der noch grün war hinter den Ohren, bis hin zum reifen vierunddreißigjährigen Mann. Und alle saßen sie wegen dienstlicher Vergehen hinter Gittern. Im November 1918, als die Grippeepidemie in Boston langsam abzuebben begann, unterbreiteten ein paar Marineoffiziere den Gefangenen ein Angebot: Ob sie sich eventuell für ein medizinisches Experiment zur Verfügung stellen würden, das Wissenschaftlern begreiflich machen sollte, wie die Grippe verbreitet wurde? Würden sie sich von Ärzten mit der möglichwerweise tödlichen Krankheit infizieren lassen? Wenn ja, würde man sie begnadigen.[1]

Es schien ein faustischer Pakt zu sein. Doch die Ärzte, die das Experiment durchführen wollten, Dr. M. J. Rosenau, der Laborleiter im Chelsea-Marinekrankenhaus, und Marineleutnant J. J. Keegan, rechtfertigten ihr Vorhaben mit der Begründung, dass sie mit Hilfe dieser Matrosen die seltene Chance hatten, die Grippe zu verstehen und dadurch vielleicht Millionen anderer Menschen das Leben zu retten. Heutzutage sind derlei Experimente unzulässig. Medizinwissenschaftler dürfen keine Anreize wie Begnadigungen bieten, um Gefangene dazu zu bewegen, sich für ihre Experimente zur Verfügung zu stellen. Sie dürfen zwar kleinere Beträge an Testpersonen auszahlen, aber niemandem so viel Geld oder Vergünstigungen versprechen, dass das Angebot im Sinne der Ethik einen unangemessenen Anreiz, eine unwiderstehliche Versuchung darstellen würde. Heute, mehr als achtzig Jahre nach der 1918er Grippe, nehmen Menschen aus verschiedenen Gründen an Studien teil – um kostenlos medizinisch versorgt zu werden, um ein Medikament zu bekommen, das noch nicht im Handel erhältlich ist und von dem sie sich Heilung von Krebs oder Aids erhoffen, oder um die Wissenschaft voranzutreiben. Solche Testpersonen müssen echte Freiwillige sein, das heißt, sie müssen sich aus eigenem, freiem Antrieb zur Verfügung stellen.

Aber 1918 spielten solche ethischen Argumente noch kaum eine Rolle. Man rechtfertigte ein riskantes Experiment an Menschen mit dem Argument, es sei doch durchaus vertretbar, einige wenige einer großen Gefahr auszusetzen, wenn man damit viele retten könne. Und Strafgefangene betrachtete man ohnehin als die idealen Testpersonen. Sie stellten ihre Körper der Wissenschaft zur Verfügung und machten auf diese Weise ihre Vergehen an der Gesellschaft wieder gut; falls sie das Experiment überstanden, wurde ihnen der Rest der Strafe erlassen.

Die Marinehäftlinge waren aber noch aus einem anderen Grund die idealen Testpersonen. Neununddreißig von ihnen hatten noch keine Grippe gehabt und waren daher für die Krankheit besonders empfänglich. Geeignetere Opfer für ihre Versuche hätten die Ärzte also gar nicht finden können!

War die Grippe wirklich so leicht übertragbar?, fragten sich die Mediziner. Warum steckten sich die einen an, die anderen nicht? Warum tötete die Krankheit ausgerechnet junge, gesunde Menschen? Konnten die Strapazen des Kriegs und die Truppenbewegungen die Verbreitung der Grippe erklären? Welche Art Mikroorganismus verursachte die Krankheit?

Der normale Weg, um solche Fragen zu beantworten, wäre gewesen, die Verbreitung der Krankheit an Tieren zu beobachten. Man infiziere ein paar Ratten oder Hasen, isoliere den Erreger der Krankheit, weise nach, auf welchem Weg er sich verbreitet, und erprobe Möglichkeiten, Tiere – und auch Menschen – vor der Krankheit zu schützen. Aber wie es aussah, war diese Influenza ausschließlich auf den Menschen beschränkt. Man wusste von keinem Tier, das dafür empfänglich gewesen wäre. Medizinwissenschaftler glaubten daher, dass sie keine andere Wahl hätten, als den Verlauf der Krankheit am Menschen zu studieren.

Entweder verfügten die Marineärzte über außerordentliche Überredungskünste, oder die Aussicht auf Begnadigung war für die Häftlinge schier unwiderstehlich. Wie dem auch sei, für das Experiment stellten sich zweiundsechzig Männer zur Verfügung. Die Studie konnte beginnen. Zuerst wurden die Matrosen auf eine Quarantänestation auf Gallops Island im Bostoner Hafen gebracht. Hier gaben die Marineärzte sich alle Mühe, die Männer mit Grippe zu infizieren.

Influenza ist eine Erkrankung der Atemwege – sie überträgt sich von Mensch zu Mensch, wenn beim Husten oder Niesen winzige Schleimtröpfchen in die Luft gelangen und von Gesunden eingeatmet werden, oder wenn Kranke mit ihren Händen, auch sie voller Schleimtröpfchen, Gesunde berühren. Der Auslöser der Grippe musste sich also im Schleim befinden, den man den Kranken entnahm. Die Experimente damals waren sehr direkt.

Die Marineärzte sammelten das zähflüssige Sekret aus den Nasen und Rachen todkranker Männer und sprühten es einigen Testpersonen in deren Nasen und Rachen, anderen in die Augen. Bei einem Experiment schabten sie den Schleim von der Nasenscheidewand eines Patienten und rieben ihn dann direkt an die Nasenscheidewand einer Testperson. Um herauszufinden, ob der Grippe auslösende Mikroorganismus ein Virus oder ein weit größeres Bakterium war, drückten die Marineärzte den Schleim kranker Männer durch ein feines Sieb, das die submikroskopischen Viren durchließ, Bakterien jedoch nicht. Anhand dieses Filtrats versuchten sie Gesunde mit der Grippe zu infizieren.

Nur weil diese Influenza aussehe wie eine Atemwegserkrankung, argumentierten die Marineärzte, müsse das noch lange nicht heißen, dass sie nicht auf andere Weise übertragen werden könne. Vielleicht, überlegten sie, befand sich der ansteckende Mikroorganismus im Blut. Also entnahmen sie einem Grippekranken Blut und spritzten es einem Freiwilligen unter die Haut.

In dem Versuch, die Vorgänge zu simulieren, die normalerweise ablaufen, wenn Menschen sich mit Grippe anstecken, nahmen die Ärzte zehn der Testpersonen mit ins Lazarett, um sie grippekranken Soldaten auszusetzen. Die Kranken lagen eingerollt und mit fieberheißen Gesichtern auf ihren schmalen Betten und glitten abwechselnd vom Schlaf ins Delirium. Die zehn gesunden Männer erhielten die Anweisung, sich jeweils einem Patienten zu nähern, sich über ihn zu beugen, seinen übel riechenden Atem einzuatmen und fünf Minuten lang mit ihm zu plaudern. Um sicherzugehen, dass der Gesunde der Krankheit auch vollständig ausgesetzt war, musste der Kranke kräftig ausatmen, wobei der Gesunde den Atem des Kranken inhalierte. Schließlich musste der Grippekranke dem Freiwilligen noch fünf Minuten lang ins Gesicht husten.

Jede gesunde Testperson vollzog diese Prozedur bei zehn

verschiedenen Grippepatienten, deren Krankheitsbeginn nicht länger zurückliegen durfte als drei Tage. So wollte man gewährleisten, dass das Virus, oder was immer die Grippe verursacht hatte, sich noch im Sekret aus Nase oder Lunge befand.

Aber kein einziger gesunder Mann wurde krank.

Es war kaum zu glauben. Was war das für eine neuartige Seuche, die wie ein Waldbrand durch Militärstützpunkte fegte und jungen Männern binnen Stunden oder Tagen den Garaus machte, sodass sich in den Leichenschauhäusern bald die Körper stapelten, und die auf dem üblichen Weg aber offenbar nicht übertragbar war?

Vielleicht stimmte etwas mit dem Experiment nicht. Vielleicht waren die Bostoner Matrosen aus irgendeinem Grund gegen die Grippe immun – vielleicht waren sie schon krank gewesen, hatten sich wieder erholt und Antikörper gebildet. Vielleicht gehörten sie aber auch zu den Glücklichen, die zufälligerweise nicht empfänglich dafür waren. Bei jeder Krankheit gibt es Menschen, denen sie nichts anhaben kann. Als der Schwarze Tod in Europa wütete und in manchen Gegenden die Hälfte der Bevölkerung unter die Erde brachte, wurden etliche Menschen nicht krank. Als Europa von der Cholera heimgesucht wurde, blieben einige Menschen gesund, obwohl sie dieselbe infizierte Nahrung gegessen, dasselbe von Cholerabakterien wimmelnde Wasser getrunken hatten wie andere, die krank wurden und starben. Da gab es hingebungsvolle Ärzte und Schwestern, die ihr Leben lang in Leprakolonien arbeiteten und sich niemals ansteckten. Vielleicht gehörten diese Bostoner Seeleute zu den Glücklichen, die nicht an Grippe erkranken konnten, weil sie von Geburt an dagegen gefeit waren? Doch wie ließ sich erklären, dass zufällig jeder dieser Freiwilligen gegen die Grippe immun war?

Eine weitere Gruppe von Ärzten beschloss, Testpersonen

zu infizieren, und wandte sich ebenfalls an Häftlinge. Auch diese erklärten sich zur Teilnahme bereit, wenn man ihnen als Gegenleistung die Strafe für ihre Vergehen erließe. Diesmal fanden die Tests in San Francisco statt, unter noch strengeren Bedingungen. Es sei völlig ausgeschlossen, argumentierten die Ärzte, die die medizinische Vorgeschichte ihrer Testpersonen kannten, dass diese versehentlich vor Beginn der Studie der Grippe ausgesetzt waren und Antikörper dagegen gebildet hatten.

Die Freiwilligen waren fünfzig Matrosen aus dem Marinetrainingslager auf der Insel Yerba Buena. Sie hatten bereits einen Monat auf der Insel zugebracht, auf der kein einziger Mann an der Grippe erkrankt war. Man hatte sie von der Epidemie isoliert, die in der Stadt wütete, und so waren sie nie damit in Berührung gekommen.

Die gesunden Versuchspersonen wurden in die Quarantänestation auf Angel Island gebracht, im westlichen Teil der San Francisco Bay, einige Meilen jenseits der Golden Gate Bridge. Und noch einmal bemühten die Militärärzte sich nach Kräften, die Männer mit Grippe zu infizieren, und zwar nach demselben Muster: Man injizierte den Gesunden Schleim und Blut von Kranken, brachte Gesunde und Kranke möglichst nah in Kontakt miteinander. Mit demselben Ergebnis. Zu aller Überraschung wurde keine einzige Testperson krank.

Die Wissenschaftler waren verblüfft. Wenn diese gesunden Freiwilligen sich nicht ansteckten, obwohl die Ärzte alles daransetzten, um sie krank zu machen, was war dann der Auslöser dieser Krankheit? Wie infizierten die Menschen sich dann mit der Grippe?

Die Ursache der Grippe zu finden, war von internationalem Interesse, weshalb sich Hunderte von Wissenschaftlern an der Suche beteiligten. Alle waren wild entschlossen, dem Täter auf die Spur zu kommen, und manche wagten sogar Selbstversuche. Ein deutscher Forscher ließ Grippepatienten mit Wasser gurgeln, filterte dieses Wasser und sprühte es sich und seinen Assistenten dann in den Rachen. Die Testpersonen entwickelten zwar ein paar grippeähnliche Symptome, aber die Krankheit kam nicht voll zum Ausbruch. Und man konnte nicht einmal beweisen, dass das Gurgelwasser sie hatte krank werden lassen und nicht die Umgebung, in der sie lebten und in der die Grippe wütete.

Andere versuchten mit Hilfe ähnlicher Experimente die Grippe auf gesunde Testpersonen zu übertragen. In Japan hatten drei Ärzte, T. Yamanouchi, K. Skakami und S. Iwashima, sogar Erfolg mit ihren Versuchen, die sie von Dezember 1918 bis März 1919 durchführten, um herauszufinden, ob der Grippeauslöser ein Virus oder ein Bakterium war.[2] Als Testpersonen stellten sich Ärzte und Krankenschwestern zur Verfügung.

Um zu ergründen, ob die Influenza durch ein Virus verursacht wurde, entnahmen die Forscher Grippekranken Sekret und Blut und ließen beide Körperflüssigkeiten durch einen feinen Filter laufen, um die Bakterien daraus zu entfernen. Dann träufelten sie das gefilterte Sputum der Kranken sechs Gesunden in Nase und Rachen. Auch das gefilterte Blut von Grippekranken träufelten sie sechs Gesunden in Nase und Rachen und spritzten Sputumfiltrat und Blutfiltrat jeweils vier Gesunden unter die Haut.

Die japanischen Forscher testeten auch, ob die Grippe von Bakterien übertragen wurde. Dazu träufelten sie diverse Bakterien, die sie im Sputum von Grippepatienten gefunden hatten, vierzehn Gesunden unmittelbar in Nase und Rachen.

Die Tests bestätigten, dass die Grippe durch ein Virus übertragen wurde: Personen, die noch keine Grippe gehabt hatten und denen man Blut oder Sputum zugeführt hatte, wurden krank; diejenigen, die mit den Bakterien in Berührung gekommen waren, blieben gesund. Testpersonen, die schon einmal die Grippe gehabt hatten, wurden ebenfalls nicht krank. Aber das überzeugte die Wissenschaftler noch nicht. Die Influenza tobte gerade in Japan. Ärzte und Schwestern waren ihr mit Sicherheit ausgesetzt gewesen. Also konnte man nicht mit Gewissheit sagen, ob die Testpersonen tatsächlich während der Experimente zum ersten Mal mit der Grippe in Berührung gekommen waren. Die erzielten Ergebnisse waren einfach zu gut, zu sauber. Hundert Prozent derer, die für die Grippe empfänglich und gefiltertem Material ausgesetzt waren, sogar gefiltertem Blut, das man ihnen unter die Haut gespritzt hatte, wurden krank? Keine einzige Testperson, die mit Bakterien aus dem Sputum von Grippepatienten in Berührung gekommen war, wurde krank? Das war den Wissenschaftlern nicht ganz geheuer, und so setzten sie ihre fieberhafte Suche fort.

Viele Wissenschaftler versuchten hartnäckig Tiere mit Grippe zu infizieren – unter anderem Paviane, Hasen und Meerschweinchen. Aber die Resultate waren widersprüchlich und verworren, und niemand konnte sich auf die Fahnen schreiben, die unwiderlegbare Ursache der Grippe entdeckt zu haben.

In der Zwischenzeit beschritten Wissenschaftler des U.S. Public Health Service einen anderen Weg, um dem Geheimnis der Grippe auf die Spur zu kommen. Sie sammelten alle erdenklichen Daten über die Verbreitung der Seuche, versuchten herauszufinden, woher sie gekommen war und wohin sie sich ausgebreitet hatte. Sie stützten sich dabei auf die Krankheitsfälle, die man ihnen von September bis Oktober 1918 gemeldet hatte, und zeichneten daraufhin den Weg der Krankheit auf einer Landkarte auf. Das Ergebnis war verblüffend. Es sah nämlich ganz danach aus, als sei die Krankheit an den verschiedensten Orten im ganzen Land gleichzeitig aufgetaucht, viel zu schnell, meinten die Forscher, um ihre Verbreitung mit Reisenden oder Soldaten zu erklären, die die Grippe von einem Ort zum nächsten trugen.

Der Bericht des Gesundheitsministeriums im Dezember 1918 bringt das Dilemma auf den Punkt: »Die auffälligste Tatsache ist vielleicht die rasende Geschwindigkeit, mit der sich die Epidemie verbreitet, sobald sie in einem Gebiet seuchenartige Ausmaße angenommen hat. In den vier oder fünf Wochen, nachdem sie in den ersten betroffenen Gebieten vermehrt aufgekommen war, verbreitete sie sich in Windeseile im ganzen Land. Auffällig ist auch, dass die Krankheit in einer Anzahl von Orten der mittleren, nördlichen, südlichen und westlichen Landesteile ungefähr zur selben Zeit seuchenartige Ausmaße erreichte wie entlang des nordöstlichen Küstenstreifens.«[3]

Einzelheiten über die Verbreitung der Grippe blieben weiterhin ein Rätsel. Die Krankheit brach in der ersten Woche der Epidemie in neun Armeecamps unterschiedlicher Staaten gleichzeitig aus, nämlich in Massachusetts, New York, Virginia, South Carolina und Georgia. In der zweiten Woche waren weitere dreizehn Camps betroffen, und zwar in Texas, Kansas, Louisiana, Illinois, Maryland und Washington.[4]

In derselben Woche, bemerkten Wissenschaftler, erreichten die Sterblichkeitsraten auch in Boston und Bombay ihren Höhepunkt. New York hingegen, das nur ein paar Stunden von Boston entfernt lag, erreichte den Höchststand seiner Sterblichkeitsrate erst drei Wochen später. Und Städte, die um einiges weiter von Boston entfernt lagen als New York, zum Beispiel Omaha, Memphis, Baltimore und Montreal, erlebten eine Woche vor New York die höchste Sterblichkeitsrate. Jahre später bemerkte der Wissenschaftler Richard Edwin Shope: »In mancherlei Hinsicht hatte der Epidemiologe es leichter, die Seuche von Boston beispielsweise nach Chicago zu bringen, als die verbleibenden achtunddreißig Meilen von Chicago nach Joliet. Wenn sich die pandemische Grippe, wie ihr nachgesagt wird, bei der ersten Gelegenheit von Kranken auf Gesunde überträgt, wodurch man die Geschwindigkeit ihrer Verbreitung über weite Strecken zu erklären sucht, dann müsste man logischerweise daraus folgern, dass sie kurze Strecken umso schneller überwindet. Doch genau dies scheint sie nicht zu tun.«[5]

Wäre es denkbar, hieß es in dem Bericht des Gesundheitsministeriums, dass der Erreger, der die Krankheit auslöste, in unterschiedlichen Landesteilen bereits existierte, bevor die tödliche Seuche ausbrach? War das ganze Land bereits mit Grippeviren verseucht?

Es war nicht das erste Mal, dass man dies in Betracht zog. Bei jeder Epidemie hatten sich Ärzte und Wissenschaftler gefragt, wie die Krankheit sich so schnell durchs Land bewegen konnte, warum sie manche Orte übersprang und andere befiel. Es gab keine Epidemie in der Geschichte, die sich mit jener von 1918 vergleichen ließe, aber selbst gewöhnliche Grippeepidemien warfen beunruhigende Fragen auf.

Nach einer Grippeepidemie im Jahre 1789 wunderte sich ein junger amerikanischer Arzt namens Robert Johnson, wie die Infektion sich so weit und so schnell hatte ausbreiten können.[6] Diese Epidemie kam im selben Jahr, als George Washington Präsident wurde, zwei Jahrzehnte, bevor das erste Dampfschiff den Atlantik überquerte, und drei Jahrzehnte, bevor die erste Dampflok auf Jungfernfahrt ging. Sie breitete sich so rasend schnell aus, dass eine ausschließliche Übertragung von Mensch zu Mensch schier unmöglich schien.

»Diese Influenza tauchte in London zwischen dem 12. und dem 18. Mai, in Oxford in der dritten Maiwoche und in Edinburgh am 20. Mai auf«, schrieb Johnson. Noch verwirrender sei die Verbreitung der Grippe auf See gewesen, sagte er. 1782 nahm eine große britische Flotte Kurs auf die holländische Küste, mit allen Männern bei bester Gesundheit. »Ende Mai tauchte die Krankheit zuerst auf der *Rippon* auf und zwei Tage später auf der *Princess Amelia.* Die übrigen Schiffe der Flotte wurden zu anderen Zeiten heimgesucht: Einige erst bei ihrer Rückkehr nach Portsmouth, um die zweite Juniwoche.«[7]

»Die derzeit anerkannte Meinung ist«, schrieb Johnson, »dass diese Art Katarrh (Influenza) durch Ansteckung hervorgerufen wird, was zutreffen mag; meiner Meinung nach ist es jedoch gar nicht so leicht einzusehen, wie sich die Krankheit in so kurzer Zeit so weit verbreiten kann, wie sie es gegenwärtig tut, oder wie sie zur gleichen Zeit Personen befallen kann, die viele Meilen voneinander entfernt sind und zwischen denen kein direkter oder indirekter Kontakt stattgefunden hat – falls sie ausschließlich durch eine Substanz weitergegeben wird, die dem Körper eines Kranken entströmt.«[8] Johnson kam zu dem Schluss, dass die Influenza wohl zuerst von einer Art atmosphärischer Störung ausgelöst wurde, dass sie sich dann jedoch von einer Person auf die nächste übertrug.

Solche Vorstellungen hielten sich auch nach einer Grippeepidemie im Jahre 1847. Ein Arzt schrieb: »Was ich jetzt darlegen möchte, ist die Tatsache, dass die Influenza in verschiedenen Teilen des Landes gleichzeitig auftritt, ein Umstand, der nicht mit der Vorstellung Hand in Hand zu gehen scheint, dass ihre Verbreitung ausschließlich auf der Ansteckung von Mensch zu Mensch beruht.«[9]

Um die Jahrhundertwende dachte man kurz, dass das Geheimnis der Grippe gelüftet sei. Bakterien seien die Übeltäter. Sie lösten die Grippe aus.

Der Mann, der den vermeintlich schuldigen Mikroorganismus entdeckte, war Dr. Friedrich Johann Pfeiffer, ein herausragender Wissenschaftler, der die Forschungsabteilung am Berliner Institut für ansteckende Krankheiten leitete, ein glaubwürdiger, gewissenhafter Mann. Pfeiffer tat seine Erkenntnis über die Grippe im Jahre 1892 kund, kurz nach der letzten größeren Grippewelle. Er habe ein Bakterium isoliert, sagte er, das er *Haemophilus influenzae* nennen wolle – später taufte man es um in Pfeifferschen Bazillus –, und zwar im Respirationstrakt von Personen, die während der Epidemie von 1890 die Grippe hatten. Obwohl es Pfeiffer nicht gelang, Tiere mit Grippe zu infizieren, indem er den Mikroorganismus auf sie übertrug, konnte er den Großteil der Welt davon überzeugen, dass er die Ursache der Grippe gefunden hatte.[10] Die Epidemie von 1918 würde die Wissenschaftler eines Besseren belehren.

In der ersten Welle der Grippe von 1918 suchten Ärzte in den Atemwegen von Patienten sorgfältig nach dem Pfeifferschen Bazillus. Zu ihrer großen Überraschung fanden sie ihn jedoch fast nie.

Dann kam die zweite, tödliche Grippewelle. Wie die Ärzte diesmal entdeckten, waren die meisten Grippeopfer – aber keineswegs alle – mit dem Pfeifferschen Bazillus infiziert. Aber die Beobachtungen ergaben keinen Sinn. Wenn der

Pfeiffersche Bazillus Influenza verursachte, dann hätte man ihn bei allen Grippepatienten nachweisen können.

Die Entdeckungen, fanden die meisten, waren viel zu widersprüchlich, um überzeugen zu können. Obwohl einige führende Wissenschaftler nach wie vor der Überzeugung waren, dass der Pfeiffersche Bazillus Influenza verursachte, war der Großteil in seinem Glauben an das Bakterium wankend geworden. Nachdem man zwei Jahrzehnte lang angenommen hatte, dass dieser Organismus die Grippe verursachte, schien er jetzt durchaus nicht der Auslöser zu sein. Ausgerechnet während dieser Epidemie, die tödlicher war, als man es für möglich gehalten hätte, blieb die Krankheitsursache ein Rätsel. Die vielen hundert Studien, die man während der Epidemie von 1918 durchführte, als der ominöse Grippeerreger wenigstens noch vorhanden war, brachten wenig Licht ins Dunkel. Und als die Seuche schließlich abebbte, verschwand wohl auch der Erreger, zumindest vorübergehend, von der Bildfläche. Das Geheimnis der Grippe von 1918 überstieg die Fähigkeiten von Forschung und Medizin.

»Nachdem sich der Rauch gelichtet hatte, ließ sich nur sagen, dass die Rolle des Erregers unklarer war als zuvor«, schrieb Richard E. Shope, der Mann, der viel zur Lösung des Problems beitragen sollte.[11]

Richard E. Shope war in Iowa auf dem Land aufgewachsen, wurde Arzt und war im Nachhinein betrachtet durch seine Lebensumstände geradezu prädestiniert, das Rätsel der Grippe von 1918 zu lösen.

Shope war siebzehn Jahre alt, als die Bostoner Matrosen sich als Testpersonen zur Verfügung stellten und mit Grippe infizieren ließen. Er stammte aus Des Moines, war der Sohn eines Arztes. Sein Wesen war typisch für den Mittleren Westen und seine Zeit. Seine Vorlieben waren stets einfach geblieben, und ein Freund sagte einmal von ihm, er habe »einen ausgeprägten Sinn für Humor und erzähle für sein Leben gern Geschichten, die immer bemerkenswerter und unglaubwürdiger wurden, je öfter er sie erzählte«.[12]

Als es an der Zeit war, sich ein College auszusuchen, fuhr Shope nach Ames in Iowa, um sich an der dortigen Universität im Fach Forstwirtschaft einzuschreiben. Aber als er dort ankam, war das Sekretariat dieser Fakultät geschlossen, und so wechselte er kurzerhand über zum Fach Medizin. Er begann seine Collegeausbildung im Herbst 1918.

Shope bestand 1924 seine Abschlussprüfung in Medizin, aber er hatte nicht die Absicht, sich in irgendeinem Provinznest in Iowa als praktischer Arzt niederzulassen. Er wollte in die Forschung, also machte er sich nach Princeton auf, um sich am dortigen Rockefeller Institute der Untersuchung von Tuberkulosebehandlungen zu widmen. Er liebte die hügelige Landschaft, die idyllische kleine Oase inmitten von New Jersey, nur eine kurze Zugfahrt von New York City, in seiner Atmosphäre jedoch Lichtjahre davon entfernt. Eine von Princetons großen Attraktionen war für Shope seine *gentleman's farm,* wie er sie nannte, die in der Nähe der Universität gelegen war. Er lebte dort mit seiner Frau Helen jahrzehntelang, und sie hielten sich eine Kuh und Hühner und bauten Gemüse an. Shope war einer jener ebenso nüchternen wie brillanten Wissenschaftler, die, wie einer seiner Freunde es ausdrückte, ein »breites Wissen, gesunden Menschenverstand, Integrität und Gesundheit« in sich vereinen. Diese Eigenschaften kamen ihm sehr zugute, als er sich den unklaren Ergebnissen der bisherigen Grippeforschung zuwandte.

Es begann, als Shope mit Paul Lewis, seinem Mentor, am

Rockefeller Institute zusammenarbeitete. Lewis hatte sich in der Erforschung ansteckender Krankheiten bereits hervorgetan und interessierte sich für die Schweinecholera, und da er von Shopes Erfahrung mit Schweinen und deren Krankheiten wusste, schickte er ihn zu Forschungszwecken zurück nach Iowa. Dort hatten sich Schweine mit Cholera infiziert, und die riesigen Schweinefarmen in einem Staat, in dem es mehr Schweine gab als Menschen, eigneten sich auf geradezu ideale Weise, dieser Krankheit auf den Grund zu gehen. Aber im Herbst 1928 stieß Shope auf eine völlig andere Krankheit, die die Leidenschaft seines Lebens werden sollte, nämlich die Schweineinfluenza.[13]

Im Gegensatz zur menschlichen Form der Influenza war die Schweineinfluenza vor 1918 noch nicht entdeckt worden – falls es sie überhaupt schon gab. Aber dann, im Herbst 1918, als die Grippeepidemie ausbrach, erkrankten im Mittleren Westen plötzlich Millionen von Schweinen an einer schweren Atemwegsinfektion, und Tausende starben fast über Nacht. Tatsächlich waren Grippeerkrankungen bei Tieren keine Seltenheit. Im sechzehnten Jahrhundert zum Beispiel wurde von einer Krankheit berichtet, die einer Pferdegrippe glich. Die Grippe, die die Schweine im Mittleren Westen befiel, war jedoch anders. Ganze Schweinefarmen fielen ihr zum Opfer.

Diese rätselhafte Krankheit glich einer Influenza. Die Schweine litten an Schnupfen, Fieber, sogar an tränenden Augen, ganz wie die Menschen. Und der Zeitpunkt, als die Epidemie auftauchte, überschnitt sich mit dem Ausbruch der menschlichen Influenza – was wohl mehr als purer Zufall war. Man konnte ihre Spur bis zu einer Schweineausstellung zurückverfolgen, die vom 30. September bis zum 5. Oktober 1918 in Iowa stattgefunden hatte. Man hatte dort kranke mit gesunden Tieren zusammengepfercht, sodass sich die Krankheit rasch verbreiten konnte. Als die Ausstellung vorüber war und man die frisch infizierten Schweine in ihre Farmen zurückbrachte, konnte sich die Seuche im gesamten Mittleren Westen ausbreiten.

J. S. Koen, ein Verantwortlicher der Abteilung zur Eindämmung der Schweinecholera in der US-Behörde für Nutztierhaltung, sagte ohne Umschweife, dass seiner Meinung nach die Krankheit der Schweine und die der Menschen ein und dasselbe seien, und behauptete, die Schweine hätten sich bei den Menschen angesteckt. Überdies, fuhr er fort, gebe es Berichte, dass Farmerfamilien sich bei ihren Schweinen infiziert hätten. Deshalb nannte Koen die Krankheit »Schweineinfluenza«.[14]

Doch ausgerechnet zu einem Zeitpunkt, da Wissenschaftler nach einem Tier suchten, an dem sich die menschliche Influenza hätte erforschen lassen, kam niemand auf die Idee, die erkrankten Schweine genauer zu untersuchen. Im Gegenteil, viele widersprachen Koen, behaupteten, Schweine könnten keine Grippe bekommen. Besonders die Großmastbetriebe taten ihr Bestes, um Koens Theorie zu diskreditieren. Die Unternehmer befürchteten, dass die Öffentlichkeit durch den Gedanken, dass Schweine an menschlicher Grippe erkranken können, auf Schweinefleisch verzichten würde. Aber Koen verteidigte seine Diagnose aufs Heftigste. Er war »ein temperamentvoller kleiner Mann«, erzählte Shope, und durchaus nicht gewillt, sich dem Druck der Landwirte zu beugen.[15]

»Ich habe keine Entschuldigung anzubieten für meine ›Grippe‹-Diagnose«, erklärte Koen. »Im vorigen Winter und Herbst waren wir mit einer neuen Form, wenn nicht gar mit einer neuen Krankheit konfrontiert. Ich glaube, dass ich ebenso viel in der Hand habe, um meinen Befund bei

Schweinen zu beweisen, wie die praktischen Ärzte, die eine ähnliche Diagnose bei Menschen stellen. Die Übereinstimmung zwischen der menschlichen Form der Grippe und der Schweineseuche war so auffällig, die Meldungen so zahlreich, dass auf einen Krankheitsfall in der Familie unmittelbar die Erkrankung der Schweine folge und umgekehrt, dass sich ein höchst bemerkenswertes Bild ergab, welches auf eine enge Beziehung zwischen beiden Phänomenen hindeutete. Es sah aus wie eine ›Grippe‹, war von ähnlichen Symptomen begleitet, und bis nicht sicher erwiesen ist, dass es keine ›Grippe‹ war, werde ich zu meiner Diagnose stehen.«

Nach dieser ersten Epidemie im Jahr 1918 erkrankten alljährlich zu Beginn des Winters, mit unterschiedlicher Heftigkeit, Schweine an Grippe. Die Krankheit trat jedoch bald in den Hintergrund, war für die meisten Wissenschaftler, die sich mit der Grippe bei Menschen auseinander setzten, von geringem Interesse. Shope jedoch, der auf einer Farm aufgewachsen war und über Schweinekrankheiten Bescheid wusste, war Feuer und Flamme. Er las Koens Aufzeichnungen und konnte den möglichen Zusammenhang zwischen Schweineinfluenza und der menschlichen Pandemie nicht von der Hand weisen. War es möglich, fragte er sich, dass der seit langem verloren geglaubte Erreger der 1918er Grippe in Schweinen überlebt hatte, die sich bei Menschen angesteckt hatten? Wenn dem so war, überlegten Shope und Lewis, dann hatten sie, wenn sie sich auf die neue Schweineseuche konzentrierten, eine ausgezeichnete Gelegenheit herauszufinden, was die Krankheit – beim Schwein wie beim Menschen – verursachte.

Die Experimente begannen folgendermaßen: Man suche im Mucus kranker Tiere nach Mikroorganismen. Man wähle jene aus, die in kranken, aber nicht in gesunden Tieren nachweisbar sind. Man versuche gesunde Schweine mit Influenza zu infizieren, indem man besagte Mikroorganismen auf sie überträgt.

Zuerst sah alles ganz einfach aus. Im Respirationstrakt kranker Tiere fand man ein Bakterium, das dem Pfeifferschen Bazillus glich, diesem widersprüchlichen Bakterium, von dem man einmal angenommen hatte, es verursache die Grippe beim Menschen. Am Ende hatte Pfeiffer doch Recht gehabt.

Shope war verblüfft, in Verbindung mit Schweineinfluenza ausgerechnet auf dieses Bakterium zu stoßen. »Oft konnte bei kranken Tieren in Lunge oder Bronchien außer diesem Bazillus kein Organismus nachgewiesen werden«, sagte Shope. »Plötzlich gab es da im Zusammenhang mit der Schweinegrippe einen Organismus, der demjenigen glich, den viele für die Grippe beim Menschen verantwortlich machten. Das Problem, die Ätiologie der Schweinegrippe zu bestimmen, schien in dieser Phase noch lösbar, denn während der Bazillus, den wir *Haemophilus influenzae suis* nannten, nicht leicht zu kultivieren war, konnte man ihn mit Hilfe passender Methoden stets bei experimentellen Krankheitsfällen isolieren. Überdies war er in zahlreichen Fällen der einzige Mikroorganismus, der isoliert werden konnte.«

Als Nächstes galt es nachzuprüfen, ob gesunde Schweine, die man mit diesem Bakterium infiziert hatte, krank wurden – ein Experiment, das demjenigen aufs Haar glich, das man 1918 an den Matrosen durchgeführt hatte. Wenn der Pfeiffersche Bazillus Schweinegrippe verursachte, dürfte es kein Problem sein, die Krankheit auf Schweine zu übertragen, indem man ihnen die gereinigten Bakterien zuführte. Also versuchten Lewis und Shope ein Schwein zu infizieren, indem sie die Bakterien in seinen Rüssel träufelten. Das Tier wurde krank, es schien tatsächlich an Schweineinfluenza zu leiden. Und als Lewis und Shope in seinen Atemwegen nach dem Bakterium suchten, fanden sie es. Also war bereits das allererste Experiment ein durchschlagender Erfolg. Die Forscher waren außer sich vor Freude.

»Natürlich waren wir begeistert«, erzählte Shope. »Aber unsere Freude war kurz«, fügte er hinzu, »denn als wir das Experiment bei einem zweiten Schwein wiederholten, konnten wir keine Infektion erzielen. Das Tier blieb völlig normal, und als wir es nach einer Weile schlachten ließen, fanden wir in seiner Lunge keinerlei Symptome einer Grippe. Vier weitere Schweine, in deren Rüssel man reine Bakterienkulturen geträufelt hatte, blieben ebenfalls gesund, und wir begannen zu zweifeln, dass *Haemophilus influenzae suis* tatsächlich der Verursacher von Schweineinfluenza war.« Sie wiederholten die Experimente – unzählige Male – und kein einziges Schwein wurde mehr krank.[16]

Im darauffolgenden Jahr wurden Schweine in den Farmen des Mittleren Westens erneut von Influenza befallen. Für die Wissenschaftler bedeutete diese erneute Epidemie, dass der ansteckende Mikroorganismus entdeckt werden wollte, und zwar von Forschern, die schlau genug waren oder einfach Glück hatten. Lewis und Shope versuchten noch einmal, die Ursache der Influenza herauszufinden, und suchten im Sekret kranker Schweine nach dem schuldigen Mikroorganismus. Doch wieder einmal konnten sie nichts anderes isolieren als den *Haemophilus influenzae suis.* Sie versuchten noch einmal, mit dem Pfeifferschen Bazillus die Grippe auf Schweine zu übertragen, und scheiterten.

Shope war ebenso aufgeregt wie entmutigt. Wie sich erwiesen hatte, ähnelte die Schweineinfluenza der Grippe von 1918 tatsächlich, zumindest was das Rätsel ihrer Übertragung anbelangte. »Wir standen in diesem Stadium, was die Rolle von *Haemophilus influenzae suis* anbelangte, fast vor demselben Dilemma wie die Wissenschaftler, die am Ende der Pandemie von 1918 den Pfeifferschen Bazillus für den Auslöser der Grippe bei Menschen hielten«, bemerkte er. »Wir hatten zwar einen Organismus, der regelmäßig mit der Krankheit auftauchte, der oft der einzige Organismus war, den man im Zusammenhang mit den angegriffenen Atemwegen fand, der jedoch, in Reinkultur verabreicht, die Krankheit nicht auszulösen vermochte.«

Aber Shope hatte einen Vorteil gegenüber den Ärzten, die 1918 versuchten Menschen zu infizieren. Bei den Experimenten an Strafgefangenen konnten Ärzte ihre Freiwilligen nicht einmal mit »den rohen, vermutlich ansteckenden Sekreten« aus Nasen und Rachen von Patienten infizieren. Bei den Schweinen gelang es Shope jedoch, die Krankheit mit dem Mucus kranker Tiere auf gesunde zu übertragen. In der Tat erkrankten Schweine, die gesund geblieben waren, als er sie mit dem reinen *Haemophilus influenzae* hatte infizieren wollen, an der Grippe, als er ihnen die Rüsselsekrete kranker Schweine zuführte. Etwas war also in diesem Schweinemucus, das Influenza verursachte. Und dieses Etwas waren Shope und Lewis fest entschlossen aufzuspüren.

Kurz darauf infizierte sich Paul Lewis mit Gelbfieber, während er in seinem Labor mit dem Virus experimentierte, und starb. Trotz seiner Trauer über den Verlust seines Mentors und Freundes beschloss Shope, die Grippestudien allein fortzusetzen. Er kehrte zu einer alten Idee zurück. Er ließ von der Vorstellung ab, dass die Influenza von einem Bakterium wie dem Pfeifferschen Bazillus verursacht wurde, und fragte erneut, ob nicht vielleicht doch ein Virus die Krankheit auslöste, und wenn ja, ob er es isolieren konnte.

Das Gelbfiebervirus war das erste bekannte menschliche

Virus gewesen; Walter Reed hatte es im Jahre 1899 entdeckt und Lewis hatte es mit fünf anderen Wissenschaftlern des Rockefeller Institute, die sich im Laufe ihrer Arbeit angesteckt hatten und an der Krankheit gestorben waren, intensiv erforscht. Die Entdeckung des Gelbfiebervirus gründete natürlich auf einem Beweis mittels Ausschluss. Wissenschaftler wussten damals noch nicht, dass ein Virus ein schlichtes Genbündel ist, bestehend aus DNA oder RNA und in einen Mantel aus Proteinen und Lipiden gehüllt. Sie wussten nicht, dass die Proteinhülle eines Virus es diesem ermöglicht, sich an Zellen zu heften. Sie hatten noch nicht entdeckt, dass das Virus sich mit Hilfe seiner Oberflächenlipide in die Zelle drängen kann oder dass Virusgene entweder aus DNA oder RNA bestehen. Das Elektronenmikroskop, das Viren sichtbar werden lässt, war noch nicht erfunden. Es gab jedoch bereits ein Sieb, das fein genug war, um jeden bekannten Mikroorganismus aufzufangen. Nur Viren waren winzig genug, um durch den Filter zu rutschen. Wurden auf diese Weise Viren isoliert, wussten Wissenschaftler nur, wenn sie Tiere mit der gefilterten Flüssigkeit infizieren konnten, dass die Erreger anwesend waren.

Shopes Idee war unkompliziert: Er würde nach einem Virus suchen, das Schweineinfluenza verursachte, indem er Schleim und Bronchialabsonderungen kranker Schweine durch ein Sieb filterte, das nur für Viren durchlässig war. Doch wie so oft in der Wissenschaft erwies sich eine Idee, die in der Theorie so einfach klang, in der Praxis als äußerst schwierig.

Shope hatte nicht viel Glück. Er sammelte sorgfältig Sekrete kranker Schweine, filterte das Material und träufelte das Filtrat in die Rüssel gesunder Schweine. Aber die Tiere wurden nicht krank. Schlimmstenfalls bekamen sie Fieber oder Husten, aber kein einziges zeigte die typische Symptomkombination der Influenza – Schnupfen, Muskel- und Gliederschmerzen, hohes Fieber. Und immer noch war da dieses hartnäckige Bakterium, *Haemophilus influenzae suis*, das regelmäßig in kranken Schweinen auftauchte. Wie sollte Shope diese Bakterien ignorieren, die doch immer wieder in kranken Tieren auftauchten? Wie konnte er annehmen, dass die Grippe durch ein Virus verursacht wurde, wenn sie sich mit gefiltertem Sekret kranker Schweine nicht übertragen ließ? Die Ursache von Schweinegrippe blieb ungewiss.

»Statt eines Erregers, der möglicherweise ätiologisch bedeutsam war«, so Shope, »hatten wir hier zwei von der Sorte. Ich konnte das Bakterium nicht einfach ignorieren, denn obwohl es offenbar absolut harmlos war für Schweine, wies seine beharrliche Anwesenheit in unzähligen Proben infektiösen Materials und in Versuchstieren stark darauf hin, dass es irgendeine Rolle spielen musste. Andererseits konnte das Virus nicht als Krankheitsursache gelten, zumal es für Schweine zwar unbestreitbar pathogene Eigenschaften besaß, aber die leichte Erkrankung, die es verursachte, mit Sicherheit keine Schweineinfluenza war. Während die landläufige wissenschaftliche Erkenntnis davon ausging, dass eine ansteckende Krankheit von einem einzigen Erreger ausgelöst wurde, sah es nach unseren Versuchen fast so aus, als hätten wir einen Verdächtigen zuviel.«

Shope wollte die einfache Lösung – einen einzigen Erreger, ob Virus oder Bakterium. Aber er begann sich zu fragen, ob es so etwas wie einen einzigen Grippe auslösenden Mikroorganismus überhaupt gab. Eine Situation wie diese gibt es häufig in der Medizin. Krankheiten, die man nur schwer zu fassen kriegt – Herzstörungen zum Beispiel –, sind angeblich »multifaktoriell«, was bedeutet, dass man, falls es eine einzige Ursache dafür geben sollte, sie noch nicht gefunden hat. Shope schloss sich im Fall der Schweinegrippe nur mit Vorbehalt dem »multifaktoriellen Lager« an. Was würde passieren, fragte er sich, wenn er den Schweinen eine Kombination von Erregern verabreichte, wenn er ihnen Filtrat und Bakterien gleichzeitig zuführte? Er versuchte es, und zu seiner Überraschung erkrankten die Schweine nicht nur an Influenza, sondern entwickelten zudem eine schwere Lungenentzündung. Daraus könne man den Schluss ziehen, meinte er, dass es nicht nur einen Erreger der Schweineinfluenza gebe. Virus und Bakterium mussten in Synergie agieren, um die Krankheit auszulösen.

Mittlerweile bemühten sich in England drei Wissenschaftler, Professor Wilson Smith, Sir Christopher H. Andrewes und Sir P. P. Laidlaw, das Geheimnis der menschlichen Grippe zu lüften. Sie versuchten ein Virus zu isolieren, das die Krankheit beim Menschen verursachte. Damals war gerade eine Influenzaepidemie im Gange – natürlich bei weitem nicht so tödlich wie die Grippe von 1918, aber immerhin Influenza.

Wie üblich suchten sie in Rachenspülungen Grippekranker nach dem schädlichen Virus. Dabei vermieden sie jedoch das Vorgehen der Marineärzte während der Grippe von 1918, die versucht hatten, gesunde Männer mit den Sekreten Kranker zu infizieren, sondern suchten sich geeignete Labortiere für ihre Experimente. Natürlich hatten das schon Leute vor ihnen ausprobiert. Aber Smith, Andrewes und Laidlaw ließen sich durch nichts beirren und fanden schließlich ein Tier, das für die menschliche Grippe empfänglich war – nämlich das Frettchen.[17]

Frettchen sind kleine, bissige Säugetiere, Verwandte der Wiesel, und nicht gerade die üblichen Labortiere. Ein paar britische Wissenschaftler hatten entdeckt, dass Frettchen besonders empfänglich waren für Hundestaupe. Doch anders als Hunde starben die Frettchen, wenn man sie mit Staupe infizierte. Die Entdeckung, dass Frettchen sich ideal für die Staupeforschung eigneten, war ein Nebenprodukt der Grippeforschung. Britische Wissenschaftler hatten die These aufgestellt, dass die Symptome der Hundestaupe, zumindest oberflächlich betrachtet, denen der menschlichen Grippe glichen, und beschlossen, dass sie die Grippe vielleicht besser begreifen konnten, wenn sie die Staupe erforschten. Sie fanden das Staupevirus, aber ihre anfängliche Hypothese erwies sich als falsch: das Staupevirus war, wie sich herausstellte, nicht mit dem Grippeerreger verwandt. Zumal Frettchen aber so empfänglich waren für die Staupe, kamen Smith, Andrewes und Laidlaw auf den Gedanken nachzuprüfen, ob diese Tiere auch an Grippe erkranken konnten.

Die britischen Wissenschaftler fingen ganz bescheiden an, indem sie zwei Frettchen das Filtrat menschlicher Grippepatienten zuführten. Binnen zwei Tagen wurden beide Tiere krank, bekamen Fieber und Schnupfen und sämtliche Symptome der menschlichen Influenza. Der Anfang war vielversprechend, nun galt es am Ball zu bleiben.

Also verlegten Smith, Andrewes und Laidlaw ihre Experimente in ein von der britischen Regierung betriebenes Forschungslabor in Mill Hill, England, wo sie ihre Arbeit unter strengen wissenschaftlichen Kontrollen fortsetzten. Es galt sicherzustellen, dass die Frettchen sich auf keinen Fall auf anderem Wege als durch die Filtrate von Sekreten menschlicher Patienten mit Influenza infizieren konnten. Die Tiere wurden völlig isoliert in einem abgeschiedenen Gebäude gehalten, das kein Wissenschaftler oder Besucher betreten durfte, bevor er sich und seine Kleidung nicht gründlich desinfiziert hatte. Das Desinfektionsmittel war das bekannte, scharfriechende Scheuermittel Lysol.

Um das Forschungsgebäude zu betreten, musste man

Gummistiefel und einen mit Lysol gereinigten Schutzmantel tragen. Dann watete man durch einen Graben, der bis zu sechs Zentimeter mit dieser Flüssigkeit angefüllt worden war. Bis man die Frettchen erreichte, stank man zwar schon von weitem nach Lysol, war aber wenigstens keimfrei.

Sobald die Forscher mit ihren Untersuchungen begannen, konzentrierten sie sich auf einen einzigen Influenzastamm, eine Entscheidung, die Geld sparte, weil die Forscher dadurch ihre Versuche wiederholen konnten, ohne sich über die Unterschiede zwischen den Grippeviren Gedanken machen zu müssen. Das Grippevirus, das sie benutzten, war bei Wilson Smith persönlich isoliert worden. Dieser hatte sich mit Grippe infiziert, weil ihm ein krankes Frettchen ins Gesicht geniest hatte. Den Stamm, nach Smith »WS« genannt, gibt es noch heute.

Die Experimente mit den Frettchen waren ein durchschlagender Erfolg. Die erste Frage, die es zu lösen galt, lautete: Konnten die Forscher mit bakterienfreien Filtraten kranker Menschen Grippe auf Frettchen übertragen? Das konnten sie. Als Nächstes fragten sie, ob sie ein gesundes Frettchen mit Grippe infizieren konnten, indem sie das Filtrat des kranken Tieres in die Nase des gesunden träufelten? Auch das funktionierte. Sie konnten die Grippe sogar übertragen, indem sie ein krankes Frettchen zu einem gesunden in den Käfig setzten. Was war mit *Haemophilus influenzae*, dem berühmten Pfeifferschen Bazillus? Er erwies sich als völlig bedeutungslos. Weder dieses noch irgendein anderes gewöhnliches Bakterium löste bei den Tieren Grippe aus.[18] Sogar als die Wissenschaftler den Frettchen eine Kombination aus dem Pfeifferschen Bazillus und dem Filtrat zuführten, schienen die Bakterien unerheblich zu sein. Die Tiere hatten im Wesentlichen dieselben Symptome, als hätte man ihnen allein das Filtrat gespritzt. Shopes beunruhigende Entdeckungen schienen sich also nicht zu bewahrheiten. Der Pfeiffersche Bazillus schien die Grippesymptome nicht zu verstärken.

Überdies, fanden die britischen Wissenschaftler heraus, konnten sie die Frettchen vor einer Ansteckung bewahren, wenn sie das Filtrat zuerst mit Blutserum von Menschen oder Frettchen mischten, die die Grippe bereits überstanden hatten, und es dann den gesunden Frettchen in die Nasen träufelten. Der Immunschutz, der sich nach einer Grippeinfektion aufbaut, befand sich im Blutserum und konnte das Grippevirus blockieren.[19]

Um das Bild zu vervollkommnen, fanden die britischen Wissenschaftler eine Verbindung zwischen der menschlichen Grippe und der Schweinegrippe. Die Frettchen waren für beide Krankheiten empfänglich. Smith, Andrewes und Laidlaw gelang es Frettchen mit Grippe zu infizieren, indem sie ihnen Filtrate von grippekranken Schweinen zuführten.

Shopes Interesse wurde noch größer, als er Andrewes zum ersten Mal begegnete. Kurz nachdem er seine Forschungsarbeit an den Frettchen abgeschlossen hatte, besuchte Christopher Andrewes Shope in Princeton, und die beiden Wissenschaftler verglichen ihre Beobachtungen. Dies sei, erzählte Andrewes, der Beginn einer langen, engen Freundschaft zwischen den beiden Männern gewesen.

Shope beschloss, mit Hilfe der Frettchen noch tiefer in das Geheimnis der Schweineinfluenza vorzudringen und ein paar Fragen zu klären, die ihn bewegten. Dabei fand er heraus, dass Frettchen in der Tat an Grippe erkrankten, wenn er ihnen das Schweinegrippefiltrat zuführte. Aber diese Experimente waren nicht einfach durchzuführen. Die flinken Tiere mit den spitzen Zähnen wollten nicht stillhalten, während

Shope ihnen die Flüssigkeit mit dem Grippeerreger in die Nasen träufelte. Shope beschloss daher, die Frettchen zu betäuben, bevor er ihnen den Erreger zuführte. Zu seiner Überraschung stellte er fest, dass das Grippevirus, wenn er die Experimente auf diese Weise durchführte, nicht nur Grippe, sondern zudem eine schwere Lungenentzündung auslöste, bei der die Lungen der Tiere sich mit wässrigem Blut füllten und die manche der Tiere sogar tötete. Dieser Verlauf erinnerte schwer an die Grippe von 1918.

Endlich fragte sich Shope, ob es wohl einen Unterschied gebe, wenn er *Haemophilus influenzae suis* in das Filtrat mischte. Es gab keinen. Was immer die Haemophilus-Bakterien auch bewirken mochten, Grippe verursachten sie offensichtlich nicht.

Aber war es nur wieder ein glücklicher Zufall, ein Handstreich der Natur, dass die britische Grippe und die Schweinegrippe in jenem Jahr auf Frettchen übertragen werden konnten? Wurde jede Grippeart von einem Erreger verursacht, der durch einen Filter rutschte, der sogar Bakterien auffangen konnte? Dr. Thomas Francis, ein Wissenschaftler am Rockefeller Institute, der später, in den Fünfzigern, die Feldversuche für den Polioimpfstoff durchführen sollte, fand eine Antwort.

Man schrieb das Jahr 1934, und in Puerto Rico wütete die Grippe. Francis gelang es, den Organismus, der sie verursachte, zu isolieren, indem er Shopes Methode anwandte und das Virus auf Frettchen übertrug. Er fand überdies heraus, dass Shopes Entdeckung dessen, was passierte, sobald er die betäubten Frettchen mit Schweinegrippe infizierte, auch auf die menschliche Grippe zutraf: Wenn Francis das Virus von einem Frettchen auf das andere übertrug, löste es bei den Tieren zusätzlich eine schwere Lungenentzündung aus.

In einem letzten Versuch entdeckten Francis und unabhängig von ihm die britischen Wissenschaftler Smith, Laidlaw und Andrewes, dass sich die Grippeviren kranker Frettchen auf weiße Mäuse übertragen ließen. Offenbar veränderte sich das Virus in den Frettchen so, dass auch Mäuse dafür empfänglich wurden. Und Mäuse waren nicht nur empfänglich – sie entwickelten eine überaus bösartige Grippe, begleitet von einer häufig tödlichen Lungenentzündung.

Shope stellte die nahe liegende Frage, ob das menschliche Influenzavirus und das Schweineinfluenzavirus identisch waren. Mit der Entdeckung, dass sich Mäuse und Frettchen sowohl durch Menschen- als auch durch Schweineviren mit Grippe infizieren ließen, hatten sie alle Puzzleteile, die sie brauchten, um sie zu einem Bild zusammenzufügen.

Shope löste bei Frettchen und Mäusen Grippe aus, indem er ihnen das menschliche Grippevirus zuführte. Als die Tiere sich erholt hatten, versuchte er sie mit Schweinegrippe zu infizieren. Sie waren immun. Daraufhin infizierte er Frettchen und Mäuse mit der Schweinegrippe. Nach ihrer Genesung waren sie gegen die Grippe der Menschen immun.

Anhand dieses Tests konnte er nachweisen, dass sich nach der Grippeinfektion Antikörper gebildet hatten. Diese komplexen Proteine werden von weißen Blutkörperchen ausgesandt, gleichsam die Streitkräfte gegen das Virus. Wenn einer dieser Antikörper auf ein Grippevirus stößt, hängt er sich an das Virus, blockiert es und verhindert auf diese Weise, dass es weitere Zellen befällt. Shope hatte entdeckt, dass Schweinegrippeantikörper Frettchen und Mäuse vor der menschlichen Grippe schützen und umgekehrt.

Shope entdeckte auch, dass die Viren von Menschen und Schweinen nicht identisch waren. Er machte Laborversuche, in denen er die Schweineviren mit einem Antikörper enthaltenden Blutserum von Schweinen mischte, die sich von der Schweinegrippe erholt hatten. Die Antikörper in diesem Serum schalteten das Virus vollkommen aus, sodass die Frettchen und Mäuse, die er damit impfte, nicht krank wurden. Die Antikörper im Serum von Schweinen wirkten jedoch nur zum Teil, um das menschliche Grippevirus auszuschalten.

Shope wiederholte seine Versuche, aber diesmal begann er mit einem Blutserum von Menschen, die eine Grippe überstanden hatten. Wie er herausfand, blockierten die Antikörper in diesem Serum das menschliche Grippevirus vollkommen, das Schweinegrippevirus jedoch nur teilweise. So unterschieden sich die Grippestämme, die ein Jahrzehnt nach der Epidemie von 1918 im Umlauf waren, zumindest teilweise von der Schweinegrippe.

Eine brennende Frage blieb jedoch noch offen. Was war nun mit der Grippe von 1918? War es nur purer Zufall, dass die erste Schweinegrippeepidemie ausgerechnet zu einer Zeit ausbrach, als unter den Menschen gerade die bösartigste Grippe in der Geschichte herrschte? War es denkbar, dass sich 1918 Schweine bei Menschen angesteckt hatten und dass die Grippeviren in den Tieren überlebten?

Das Virus, das die Grippe von 1918 ausgelöst hatte, war natürlich mit der Seuche verschwunden. Niemand hatte es aufbewahrt – zum einen hatte man damals noch keine Ahnung, wie man ein Virus aufbewahrt, zum anderen wusste man noch nicht einmal, dass ein Virus die Seuche von 1918 ausgelöst hatte. Aber selbstverständlich hinterlassen Krankheiten Spuren, und zwar in den Antikörpern, die der Körper bildet, um das Virus zu blockieren, falls man sich erneut damit infizieren sollte.

Shope und die britischen Wissenschaftler Smith, Andrewes

und Laidlaw hatten eine Idee. Sie würden einen Blick auf die Antikörper werfen, die im Serum von Menschen verblieben waren, die die Grippe von 1918 überlebt hatten. Passten diese Antikörper auch zum Schweinegrippevirus? Waren die Grippe von 1918 und die Schweineinfluenza identisch?

Sie überredeten Freiwillige aller Altersgruppen zur Blutspende. Dann brachten die Wissenschaftler das kostbare hellgelbe Blutserum in ihre Laboratorien und fragten sich, welche Art Antikörper es enthalten mochte. Vor allem aber interessierte sie, ob die Grippe-Antikörper in Personen, die 1918 bereits auf der Welt waren, sich von denen unterschieden, die man im Blutserum von Menschen fand, die erst nach der schrecklichen Seuche geboren wurden.

Die Ergebnisse waren unmissverständlich. In London wie in den USA gab es Personen, die die Grippe von 1918 überlebt hatten und in deren Serum sich Antikörper befanden, die Shopes Schweinegrippevirus vollkommen außer Gefecht setzten. Das Serum von Personen, die nach 1918 geboren waren, enthielt keine solchen Antikörper.

Sogar Shope war überrascht. »Die Ergebnisse waren ziemlich unerwartet«, sagte er. »Die Untersuchungen wiesen darauf hin, dass fast alle Erwachsenen sich mit einem Virus des Schweinegrippetyps infiziert hatten.« Die wahrscheinlichste Erklärung, so Shope weiter, sei die, dass er die Fußspuren der Grippe von 1918 gefunden hatte; es seien die Antikörper, die sich im Blut Überlebender gebildet hätten, und sie würden zeigen, dass das menschliche Grippevirus und das Schweinegrippevirus tatsächlich identisch seien. Das Grippevirus von 1918 schien also doch überlebt zu haben, und zwar in den Körpern von Schweinen.

Nicht alle waren mit Shopes Theorie einverstanden. Francis, Andrewes und andere hatten eine andere Erklärung auf Lager. Es sei doch möglich, meinten sie, dass die Antikörper, die die Schweinegrippe in Schach hielten, gar nicht von einer früheren Infektion mit diesem Virustyp herrührten, sondern vielmehr die verallgemeinerte Reaktion auf wiederholte Infektionen mit unterschiedlichen Grippevirustypen seien. Die Forscher stellten die These auf, dass die Menschen im Laufe ihres Lebens immer wieder Grippeerregern ausgesetzt seien und infolgedessen eine Art universellen Antikörper bildeten, der die unterschiedlichsten Grippeerreger blockieren und außer Gefecht setzen konnte, auch denjenigen, der für die Schweinegrippe verantwortlich war.

Shope hielt dagegen, dass ihm diese Alternative merkwürdig aus der Luft gegriffen vorkomme, denn es sei schon ein ausgesprochener Zufall, dass dieser so genannte universelle Grippeantikörper ausgerechnet zu einem Virus der Antigenzusammensetzung des Schweinegrippevirus passen solle. Außerdem ließen sich in 35 von 112 Testpersonen Antikörper nachweisen, die zwar das Schweinegrippevirus, aber keine menschlichen Grippeviren außer Kraft setzten. Wie sei das möglich? »Hier müsste man zusätzlich annehmen, dass der ›spezifische‹ menschliche Antikörper verschwunden ist, während der ›unspezifische‹ Schweinevirusantikörper weiterbesteht: eine These, die mir doch ziemlich an den Haaren herbeigezogen zu sein scheint und offenbar nur einen Zweck erfüllt, nämlich eine einfache, direkte Erklärung tunlichst zu umgehen«, sagte er.[20]

Je länger die Grippe von 1918 zurück lag, desto überzeugter wurde Shope von seiner Theorie, zumal er seine Antikörper-Studien fortsetzte. Nur Menschen, die 1918 schon auf der Welt waren und in Regionen wohnten, wo sie mit der Grippe in Berührung gekommen waren, wiesen Antikörper auf, die das Schweinegrippevirus außer Gefecht setzen konnten. Thomas Francis zum Beispiel entdeckte 1952, dass Menschen, die nach 1924 auf die Welt gekommen waren, keine

Antikörper gegen Schweineinfluenzaviren aufwiesen, dass diese dafür besonders häufig in Personen zu finden waren, die zwischen 1915 und 1918 geboren waren. Eine andere Studie befasste sich mit Bewohnern Alaskas, wo die Grippe von 1918 einige Dörfer fast ausgerottet, andere dagegen verschont hatte. Bewohner von Dörfern, die von der Grippe 1918 heimgesucht worden waren, trugen Antikörper in sich, die das Schweinegrippevirus blockierten; Bewohner von Dörfern, die der Grippe entgangen waren, trugen keine in sich.[21]

Das Geheimnis der Grippe von 1918 begann sich zu lichten. Es bestand irgendein Zusammenhang mit der Schweinegrippe – wahrscheinlich hatten grippekranke Menschen die Krankheit auf Schweine übertragen, meinten Wissenschaftler, und das Virus hatte in Schweinen überlebt. Eines Tages könnte es erneut ausbrechen. Blieb nur noch zu klären, wann das tödliche Virus, falls überhaupt, wieder Menschen infizierte. Und woran ließ sich erkennen, dass es wieder so weit war?

Andere drängende Fragen hinsichtlich Virulenz und Verbreitung der Grippe blieben weiterhin im Dunkeln. Niemand wusste, warum sie so tödlich gewesen war. Vielleicht würden Wissenschaftler in der Natur einen Hinweis finden. Die Grippe von 1918 hatte zwei Anläufe genommen: einer milden Erkrankung im Frühling war im Herbst die mörderische Seuche gefolgt. Und wie es aussah, waren die beiden Grippestämme eng miteinander verwandt. Wer sich im Frühling eine Grippe zugezogen hatte, blieb im Herbst verschont.

Diese Beobachtung hatte man bereits in den Reihen der Streitkräfte gemacht. In der Ausgabe von 1919 des *Annual Report of the Surgeon General of the U.S. Navy* hieß es: »Viele Mitglieder der Marine, die im Frühling oder Sommer 1918 in europäischen Gewässern an Grippe erkrankt waren, blieben von der späteren Epidemie verschont, eine Beobachtung, die sowohl für Europa als auch für die Vereinigten Staaten galt.« Dieselbe Feststellung machten Angehörige der Britischen Flotte: »Daraus lässt sich ableiten, dass eine leichtere Grippeerkrankung im Frühjahr in der Regel gegen den gefährlicheren Krankheitstypus, der später vorherrschte, immun machte.«[22]

Oberst Victor C. Vaughan fiel auf, dass Männer, die bereits im Frühling 1918 an der Grippe erkrankt waren, von der zweiten Krankheitswelle im Herbst verschont blieben. Er wies darauf hin, dass das 2. Infanterieregiment von der ersten Grippewelle im Juni 1918 erfasst worden war, während die Männer auf Hawaii waren. Anfang August wurden sie nach Camp Dodge beordert. Im September und im Oktober fegte die zweite Grippewelle durch das Camp; ein Drittel der Männer wurde krank, 6,8 Prozent der Kranken starben. Aber kein einziger Mann, der im Juni auf Hawaii gewesen war, fiel der Grippe in Camp Dodge zum Opfer.

Vaughan erwähnte auch die Erfahrung in Camp Shelby, wo im April 1918 eine 26000 Mann starke Division von der ersten Welle erfasst wurde, in der 2000 Männer erkrankten. »Es war die einzige Division, die von April bis Herbst 1918 im Land blieb, ohne auch nur einmal versetzt zu werden«, bemerkte Vaughan. »Im Sommer waren 20000 neue Rekruten ins Camp gekommen. Als im Oktober 1918 die bösartige Grippe ausbrach, beschränkte sie sich nahezu ausschließlich auf die neuen Rekruten und befiel fast keinen der Männer, die die Epidemie im April erlebt hatten. Nicht nur die 2000 Soldaten, die im April krank gewesen, sondern auch jene 24000, die gesund geblieben waren, entgingen im Herbst der Seuche. Aus dieser Beobachtung möchte man den Schluss ziehen, dass die harmlose Aprilgrippe einen wirksamen

Schutz gegen die weit gefährlichere Variante im Oktober aufbaute.«

Man nahm an, dass das Grippevirus zwischen der ersten und der zweiten Welle des Jahres 1918 mutiert war. Einige Forscher mutmaßten, dass es in Tieren überlebte.

Shope hatte einen anderen, höchst umstrittenen Gedanken. Er stellte die Theorie auf, dass eventuell der Schweinelungenwurm als Zwischenwirt für das Virus fungierte, dass es sich dort zwischen den Pandemien versteckte, und dass 1918 bei der tödlichen zweiten Grippewelle entweder dasselbe Virus im Spiel war, das für die erste Welle verantwortlich gewesen war, oder ein sehr naher Verwandter. Im Wesentlichen sei das Virus, so Shope, im Herbst 1918 so gut wie unverändert wieder aufgetaucht. Deshalb seien Menschen, die bereits in der ersten Welle erkrankt waren, in der zweiten immun gewesen. Aber der Unterschied zwischen der ersten und der zweiten Grippewelle, betonte er, sei nicht das Virus selbst gewesen, sondern ein Anhängsel, die alte Geißel der Grippeforscher, der Pfeiffersche Bazillus. Shope war der Überzeugung, dass Menschen in der zweiten Grippewelle der Krankheit erlegen waren, weil sie sich nicht nur mit dem Virus, sondern auch mit dem Bakterium infiziert hatten, das die Wirkung des Virus verschlimmerte.

Die meisten von Shopes Theorien gelten heute als veraltet. *Haemophilus influenzae* verursacht bekanntlich bei Kindern eine bakterielle Meningitis, und es gibt einen Impfstoff, der sie dagegen schützt. Shopes Vermächtnis war gewissermaßen jedoch ein zweischneidiges Schwert. Einerseits öffnete er mit seiner Arbeit der Grippeforschung neue Türen. Er fand das Schweineinfluenzavirus, stellte die Verbindung her zwischen ihm und der Grippe von 1918, indem er die Hypothese vertrat, dass das Virus der 1918er Grippe in Schweinen überlebt hatte.

Andererseits sollte seine ausgezeichnete Forschungsleistung – natürlich ohne sein Zutun – einen der größten Versicherungsskandale der amerikanischen Geschichte auslösen. 1976 fasste nämlich die Regierung der Vereinigten Staaten aufgrund von Shopes Erkenntnissen über die Schweinegrippe den Entschluss, alle Amerikaner gegen Schweinegrippe zu immunisieren. Präsident Gerald Ford traf auf Anraten herausragender amerikanischer Wissenschaftler diese Entscheidung. Ein junger Soldat war an der Schweinegrippe gestorben, woraufhin der Verdacht entstand, eine ähnlich tödliche Seuche wie die des Jahres 1918 könne im Anmarsch sein.

Schon bald stellte sich heraus, dass es keine Schweinegrippeepidemie gab, was niemand hatte vorhersehen können. Vielmehr waren Tausende von Menschen der festen Überzeugung, dass der Impfstoff gegen Schweinegrippe gesundheitliche Probleme verursachte, angefangen bei Lähmungserscheinungen und Erschöpfungszuständen bis hin zu chronischen Leiden, woraufhin Hunderttausende die Regierung verklagten. Als die Impfkampagne endlich abgeblasen wurde, hinterließ sie als Vermächtnis ein allgemeines Misstrauen gegen Grippeimpfstoffe und Wissenschaftler. Letzteren warf man vor, unnötigerweise die Pferde scheu gemacht zu haben. Es sollte allen Wissenschaftlern eine Lehre sein, sagt Crosby, die die Gefährlichkeit der Grippe von 1918 überschätzt hatten. Nach der Schweineinfluenzakatastrophe wurde aus der Grippe von 1918 »etwas, das man als Virologe tunlichst vermied«, fügte er hinzu.

Ein weiteres Geheimnis der 1918er Seuche hält sich als ebenso hartnäckige wie beunruhigende Fußnote der Medizingeschichte. Warum waren jene Testpersonen 1918 gegen die

Grippe immun? Vielleicht waren viele von ihnen im Frühling bereits an der harmloseren Grippevariante erkrankt und deshalb gegen die zweite Welle geschützt. Vielleicht hatten die todkranken Patienten, die die Gesunden hätten anstecken sollen, das infektiöse Stadium bereits überschritten. Schon wenige Tage, nachdem die Grippeviren in den Körper eingedrungen sind, haben Antikörper, mobilisiert vom körpereigenen Immunsystem, sie beinahe alle vernichtet. Die Krankheitssymptome schreiten jedoch auch in Abwesenheit des eigentlichen Virus fort, ausgelöst durch die Versuche der Immunabwehr, den Körper zu schützen, indem die Lungen mit weißen Blutkörperchen und Flüssigkeit überflutet werden.

Es gebe jedoch noch einen anderen Grund, weshalb diese frühen Experimente, die Grippe von einer Person auf die andere zu übertragen, gescheitert sein könnten, schreibt Dr. Edwin Kilbourne, ein herausragender Grippeforscher, der mittlerweile an der Medizinischen Fakultät der New York State University beschäftigt ist. Vielleicht, so Kilbourne, seien diese gesunden Männer, ohne es zu bemerken, an der Grippe erkrankt. Seine Studien hätten nämlich ergeben, dass mindestens sieben Prozent der Menschen, die sich mit der Grippe infizierten, keine Symptome entwickelten. Das Virus lebe in der Lunge und vermehre sich dort. Die Körper der angesteckten Personen wehrten sich mit der Produktion von Antikörpern gegen den Angriff der Viren, entwickelten aber aus noch ungeklärter Ursache keinerlei Symptome.

Nach der Grippeepidemie von 1918 mussten Wissenschaftler erkennen, dass es ihnen trotz unerwarteter Triumphe, trotz der Entdeckung der Spuren, die die Grippe von 1918 mit der Schweinegrippe hinterlassen hatte, und trotz unermüdlicher Bemühungen immer noch an grundlegenden Informationen fehlte, um die Menschheit gegebenenfalls schützen zu können. Denn gerade das, was zum besseren Verständnis jenes entsetzlichen Virus unbedingt notwendig war, schien unmöglich zu bekommen zu sein, nämlich das Virus selbst.

4
Ein schwedischer Abenteurer

Wenn Johan V. Hultin auf sein glückliches Leben zurückblickt, auf seinen beruflichen Erfolg als Pathologe, auf die elegante, luftige Wohnung auf Nob Hill in San Francisco, in der er zusammen mit seiner Frau lebt, wenn er seine Sammlung präkolumbianischer Kunst betrachtet und dabei an seine Reisen in buchstäblich jedes Land der Welt denkt, erinnert er sich noch genau an den Augenblick, als das Schicksal ihn auf die richtige Fährte brachte. Es war im Januar 1950 und schien ein Tag wie jeder andere zu werden. Hultin, damals ein fünfundzwanzigjähriger Gaststudent, begab sich wie immer zur University of Iowa, um dort seinen Forschungen nachzugehen. Noch am selben Nachmittag war Hultin auf dem besten Weg, der Leif Erikson der 1918er Grippe zu werden.

Hultin interessierte sich natürlich für das Thema Grippe, hätte sich jedoch niemals träumen lassen, dass die Epidemie von 1918 sein Leben bestimmen würde. Er war von seinem Geburtsland Schweden, wo er an der Universität von Uppsala Medizin studiert hatte, nach Iowa gekommen, um Abenteuer zu erleben und etwas von der Welt zu sehen; schwedische Medizinstudenten erhielten die Möglichkeit, das Studium einige Semester lang zu unterbrechen und sich eigenen Projekten zuzuwenden. Hultin hatte vor, die Immunreaktion gegen die gewöhnliche Influenza zu erforschen. Hätte man ihn gefragt, was er über die Grippe von 1918 wisse, hätte er zweifellos den damaligen Kenntnisstand wiedergegeben: Dieses entsetzliche Virus sei längst spurlos verschwunden, und Mikrobiologen hätten keine Chance mehr herauszufinden, warum es so tödlich gewesen war.

Seit Richard Shope einen Zusammenhang zwischen der Schweinegrippe und dem Grippevirus von 1918 gefunden hatte, hatten Wissenschaftler zwar Fortschritte in der Erforschung von Grippeviren erzielt, das Rätsel jedoch, was das eine Virus zum Killer, das andere zum Blindgänger machte, war noch immer nicht gelöst.

1936 hatte man entdeckt, dass man Grippeviren in angebrüteten Hühnereiern züchten konnte, woraufhin das Grippevirus zum beliebten Forschungsgegenstand geworden war. Es war ganz einfach – man brauchte weder Frettchen noch Mäuse, nichts als einen Brutschrank und ein wenig Geduld. Man spritzte das Virus ins Fruchtwasser, das den Hühnerembryo umgab. Der Embryo filtert das Fruchtwasser mitsamt dem Virus durch seine Lunge. Das Virus vermehrt sich in den Lungenzellen des Embryos und wird beim Ausatmen wieder in das Fruchtwasser ausgeschieden. Wenn in einem Ei Viren gezüchtet werden, trübt sich das normalerweise klare Fruchtwasser bereits nach zwei Tagen ein.

Als Nächstes fanden Wissenschaftler heraus, dass es unterschiedliche Arten von Erregern gab und dass sich diese sogar in größere Subgruppen unterteilen ließen. Die meisten menschlichen Grippeviren sind vom sogenannten A-Typ, und diese A-Viren mutieren rasch, deshalb kann jemand, der von einem Grippeanfall genesen ist, im Jahr darauf wieder an Grippe erkranken, weil sich das Virus mittlerweile so verändert hat, dass es den Abwehrstoffen des Immunsystems ausweichen kann. Ein anderer Grippetyp, der B-Erreger, konnte ebenfalls Menschen befallen, schien sich aber nicht so schnell zu verändern. Warum dem so war, wusste niemand.

1941 fanden Wissenschaftler heraus, dass Grippeviren ein besonderes Protein besitzen, und nannten es Hämagglutinin, weil es die Fähigkeit besitzt, rote Blutkörperchen (die den Sauerstoffträger Hämoglobin enthalten) zu agglutinieren, das heißt, zur Verklumpung zu bringen. Mischt man ein Grippeviren enthaltendes Blutserum mit roten Blutkörperchen, heften die Viren sich an die roten Blutkörperchen und verbinden sie zu einem Gitter, das sich als mattenartiger roter Belag am Boden des Reagenzglases absetzt, ein sicheres Zeichen für das Vorhandensein des Virus.

1944 wurden in Amerika die ersten Menschen gegen Grippe geimpft, indem man ihnen Viren spritzte, die man in Hühnereiern angezüchtet und dann unschädlich gemacht hatte, damit sie keine Infektion auslösen konnten. Von nun an waren Wissenschaftler, sobald sie wussten, dass eine neue Grippewelle im Anmarsch war, imstande, ihr mit einem Impfstoff Einhalt zu gebieten. 1947 schuf die neu gegründete Weltgesundheitsorganisation ein weltweites Überwachungssystem, das frühzeitig vor Grippeepidemien warnen sollte.

Für Hultin waren diese Entwicklungen zwar interessant, aber eher zweitrangig. Er war in erster Linie nach Iowa gekommen, um Abenteuer zu erleben. Warum gerade Iowa? Sein Mikrobiologieprofessor in Schweden, erzählte Hultin, habe ihm ein Medizinstudium in Iowa City vorgeschlagen, und er sei sofort Feuer und Flamme gewesen, weil diese Stadt »mitten im Herzen Amerikas« lag und sich viele schwedische Einwanderer dort niedergelassen hatten. Die medizinische Fakultät der Stadt genoss einen guten Ruf, und ihre Abteilung für Mikrobiologie war herausragend. Außerdem war die Universität durch Richard Shope bekannt geworden.

An jenem schicksalhaften Tag des Jahres 1950, in dem kleinen Zimmer in Iowa City, das Hultin mit seiner Frau gemietet hatte, sprang dieser wie immer schon sehr früh aus den Federn. Nach dem Frühstück begab er sich sofort ins Universitätslabor, um an seinem Grippeprojekt zu arbeiten. Dieses Labor war ein großer Raum, in dem graduierte Studenten an ihren Tischen saßen und sich auf den Postgraduiertenabschluss vorbereiteten. Hin und wieder kamen bekannte Mikrobiologen in die Stadt und wurden durch das Labor geführt, damit sie Gelegenheit hatten, den emsigen Studenten bei der Arbeit zuzusehen. Als Hultin an diesem Morgen von seinem Platz aufsah, bemerkte er Roger Porter, den Leiter der mikrobiologischen Abteilung, der William Hale hereinführte, einen bekannten Virologen am Brookhaven National Laboratory. Porter ging von einem Pult zum anderen und erklärte Hale, woran der betreffende Student gerade arbeitete. Wenn Porter zu einem Studenten kam, dessen Arbeit ganz besonders interessant war, blieb er dort etwas länger stehen und erklärte dem Gast den Forschungsgegenstand ausführlicher.

Als die Männer an Hultins Labortisch kamen, sagte Porter nur: »Das hier ist Johan Hultin. Er kommt aus Schweden und arbeitet am Grippevirus.« Und ging weiter.

Ein paar Minuten später führte Porter Hale jedoch erneut an Hultins Tisch und sagte: »Bill, du musst dir unbedingt mal ansehen, was dieser Bursche hier gebastelt hat.« Er wies auf eine Behelfskonstruktion, bestehend aus Bunsenbrenner und Wecker; Hultin hatte sie gebaut, um sich ein ärgerliches Problem vom Hals zu schaffen: Jeder Student hantierte mit einem Bunsenbrenner und hatte eine mechanische Weckeruhr auf drei Beinchen vor sich stehen. Letztere klingelte, sobald es an der Zeit war, den Bunsenbrenner abzudrehen. Und so klingelten natürlich in einer Tour sämtliche Wecker. Die Studenten mussten nicht nur das unentwegte Weckerschrillen aushalten; sie bemerkten oft nicht, dass es ihr Wecker war, der klingelte, und verpatzten ihre Versuche.

Hultin hatte etliche Versuche in den Sand gesetzt, bevor ihm die glorreiche Idee gekommen war, wie er das Problem lösen konnte. Er benutzte ein Stück Messingdraht, um den Zeiger der Uhr, der den Alarm auslöste, mit dem Gasventil zu verbinden, das die Gaszufuhr durch einen Gummischlauch zum Bunsenbrenner kontrollierte. In Zukunft würde sich, sobald der Wecker schrillte, automatisch der Gashahn schließen und gleichzeitig auch die Flamme des Bunsenbrenners erlöschen.

»Es funktioniert tatsächlich«, sagte Hultin. Sein erster Test des Geräts war ein durchschlagender Erfolg. »Ich stellte den Wecker auf fünf Minuten, drehte den Bunsenbrenner auf und ging dann weg. Nach fünf Minuten schrillte wie vorgesehen der Wecker und das Gasventil schloss sich. Es war ganz einfach.«

Porter dachte, Hale würde Hultins Gerät amüsieren. »Er forderte mich auf, es ihm vorzuführen«, erzählte Hultin. »Er versicherte Hale, dass es nicht lange dauern würde, und bat mich dann, die Uhr auf zehn Sekunden zu stellen. Nach zehn Sekunden schrillte der Wecker, und die Flamme erlosch. Hale stand einfach nur da. Er sagte: ›Großer Gott. Seit achtzig Jahren verhunzen Leute auf der ganzen Welt ihre Versuche. Und keiner ist je auf diese simple Lösung gekommen.‹«

Die Männer gingen weiter, wobei Hale immer wieder verblüfft den Kopf schüttelte. Zwei Stunden später kam eine Sekretärin zu Hultin und sagte ihm, dass Porter ihn einlade, mit ihm, Hale und einigen Fakultätsmitgliedern zu Mittag zu essen. Das Lunch sollte im Speisesaal der Fakultät stattfinden, eine Art der Zusammenkunft, wie man sie in Universitäten häufig arrangiert, um vielversprechenden und fortgeschrittenen Studenten die Gelegenheit zu geben, führende Wissenschaftler anderer Universitäten kennen zu lernen. Gäste dieser Art konnten sich als wertvolle Kontakte für die Zukunft erweisen. Zugleich haben Fakultätsmitglieder dadurch die Möglichkeit, neue Ideen und Informationen mit anderen führenden Köpfen ihres Fachgebiets auszutauschen. An diesem Tag war Hultins Tutor anwesend, dazu Porter, vier weitere Mitglieder der Fakultät und drei graduierte Studenten. Und natürlich Hultin, den man als Anerkennung für seine Erfindung eingeladen hatte.

Bei Tisch habe man über alles Mögliche gesprochen, so Hultin, zwar habe man sich ausschließlich über wissenschaftliche Belange unterhalten, sei jedoch von einem Thema zum nächsten gesprungen. Plötzlich habe Hale die Grippeepidemie von 1918 erwähnt. Seine Bemerkung sollte Hultins Leben verändern.

»Die Wissenschaft hat alles darangesetzt, dieser Seuche auf die Spur zu kommen, jedoch vergebens. Das Einzige, was noch zu tun bliebe, wäre, sich in den hohen Norden zu begeben und im ewigen Eis nach gut erhaltenen Leichen zu graben, die das Grippevirus noch in sich tragen könnten.«

Hale war der Meinung, dass man in den Leichen von Grippeopfern, die vom Tag ihres Todes an tiefgefroren geblieben waren, das intakte Virus, das sie getötet hatte, finden und wiederbeleben könne. Falls man diese Leichen im Permafrostboden begraben habe, so Hale, sei durchaus denkbar, dass das Virus noch in ihrer Lunge sei. Wenn es einem Wissenschaftler gelänge, eine Gewebeprobe zu entnehmen, in ein Labor zu bringen und das Virus zu reaktivieren, hätte man die Möglichkeit, es zu studieren und herauszufinden, warum es so tödlich war. Vielleicht könnte man daraufhin sogar einen Impfstoff dagegen entwickeln.

Hales Bemerkung ging unter. »Sie hat nicht lange gedauert, nur zehn bis fünfzehn Sekunden«, erinnert sich Hultin.

»Dann wechselte er das Thema.« Nur Hultin saß da wie vom Donner gerührt. Er war genau der Richtige, um ein Unternehmen von der Art zu starten, wie Hale es vorgeschlagen hatte. Zufällig wusste Hultin, wo es Dauerfrost gab, kannte den Weg zu winzigen Siedlungen in Regionen, wo der Boden das ganze Jahr über gefroren war, wusste überdies, wie man Gewebeproben entnahm und konservierte und wie man im Labor Viren züchtete, denn schließlich arbeitete er mit einem Professor, der in Sachen Grippe eine Kapazität war und ihm helfen konnte, die Geheimnisse des Virus zu entschlüsseln.

»Ich wusste sofort, dass das mein ideales Forschungsprojekt war«, erinnerte sich Hultin.

Es war eine merkwürdige Odyssee, die Hultin in die glückliche Lage gebracht hatte, als Einziger Hales Vision in die Tat umsetzen zu können. Seine Vergangenheit, all die leidenschaftlichen Interessen, denen er in seiner Heimat Schweden nachgegangen war, hatten ihn dafür prädestiniert.

Er war in Stockholm auf die Welt gekommen und als Kind wohlhabender Eltern am Rand der Hauptstadt aufgewachsen. Sein Vater war im Importhandel tätig. Hultin hatte zwei Schwestern, aber eine von ihnen starb bereits im zarten Alter von sechs Monaten; sie hatte sich am Finger eine Wunde zugezogen, durch die tödliche Bakterien in ihren Blutkreislauf gelangt waren. Die zweite Schwester kam im Alter von zweiunddreißig Jahren bei einem Unfall ums Leben.

Trotz seines reichen Elternhauses beschreibt sich Hultin in seinen frühen Kinderjahren als benachteiligt. Seine Eltern hatten einen ausgeprägten Standesdünkel und verboten Hultin den Umgang mit den meisten Kindern im Dorf. Hultin erinnert sich, wie sehr er an diesen Einschränkungen litt und wild entschlossen war, dagegen aufzubegehren.

Als er zehn Jahre alt war, ließen seine Eltern sich scheiden, und seine Mutter heiratete ein zweites Mal, diesmal Carl Naeslund, einen herausragenden Medizinprofessor am Karolinska-Institut in Stockholm, an dem die Nobelpreisträger ausgewählt wurden. Hultins Stiefvater war viele Jahre lang Vorsitzender des Komitees, das den Nobelpreis für Medizin verlieh.

»Er war sehr nett zu mir, wir haben uns gut verstanden«, sagte Hultin. Die Zeit, die er mit Naeslund und dessen Sohn verbrachte, beschreibt er als sehr glücklich. Bis zum heutigen Tag steht in Hultins Büro ein Foto von Naeslund.

Hultin war tief beeindruckt von Naeslunds wissenschaftlichen Fähigkeiten – man hatte sogar ein Bakterium nach ihm benannt, *Actinomyces naeslundi*. Doch auch andere Vorlieben seines Stiefvaters weckten sein Interesse. Naeslund verwendete einen Großteil seiner Freizeit auf den Bau eines außergewöhnlichen Hauses. Es wirkte sehr mediterran, hatte einen Innengarten mit Palmen und Feigenbäumen und einem Brunnen.

Naeslund baute sich auch ein Sommerhaus, eine Blockhütte auf einer Ostseeinsel. Und sein eifriger Stiefsohn tat es ihm gleich, lernte den Umgang mit Holz und sog ganz nebenbei noch die Liebe zur Mikrobiologie in sich ein.

Naeslund verstand Hultins Auflehnung gegen die starre Klassengesellschaft in Schweden und seinen brennenden Wunsch, mit ganz normalen Menschen zusammen zu sein, herauszufinden, welche Art von Leben einer führte, der nicht vermögend war. Als Hultin sechzehn war, verschaffte Naeslund ihm einen Ferienjob als Dreher in einer Fabrik für Autoklaven – Sterilisierungsapparate für Krankenhäuser. Hultin war überglücklich – diese Arbeit unterschied ihn erstens von seinen Schulkameraden und brachte ihm außerdem die Missbilligung seiner Mutter ein, woran ihm besonders gelegen war. Außerdem war sie eine Herausforderung, und darauf war Hultin schon damals ganz versessen.

In diesem Sommer kam Hultin jeden Abend mit ölverschmierter Kleidung heim, was er als Auszeichnung empfand. »Ich wollte mich nicht umziehen. Alle Welt sollte sehen, dass ich arbeitete«, erzählte Hultin. Die Nachbarn nahmen Anstoß an seinem Anblick. Er erinnert sich ganz besonders an die Witwe des schwedischen Botschafters in Großbritannien, die entsetzt seine Mutter anrief, weil sie befürchtete, Hultin wäre unter die Arbeiter gegangen.

Als Hultin neunzehn war, machte er sein Abitur, erhielt einen Studienplatz in Medizin an der Universität von Uppsala und arbeitete in den Ferien am Hafen. Er mochte diese Arbeit, die körperliche Anstrengung, die exotische Fracht, den Umstand, sich wieder einmal so gar nicht in seine Gesellschaftsschicht einzufügen, und tat sein Bestes bei den anderen Arbeitern als ihresgleichen zu gelten. Er verriet nicht, woher er kam, war stolz auf seine Kraft und sein Durchhaltevermögen. »Ich konnte genauso hart zupacken wie sie«, erinnerte sich Hultin.

Aber die übrigen Hafenarbeiter erkannten sofort, dass Hultin keiner von ihnen war. Das höre man an seiner Aussprache, sagten sie. »Das Schwedisch, das ich sprach, ist vergleichbar mit dem Englisch, das in Oxford oder Cambridge gesprochen wird«, erklärte er. Und die anderen Arbeiter verachteten ihn deswegen, beschuldigten ihn, er würde die Arbeit jemandem wegnehmen, der sie wirklich brauche, nur weil er sich unters gemeine Volk mischen wolle.

Eines Tages, erzählte Hultin, hätten vier Hafenarbeiter ihn in die Mitte genommen und eine schwere Kiste über ihre Köpfe gestemmt. Auf ein Signal hin seien die vier Männer gleichzeitig beiseite getreten und hätten Hultin mit der schweren Kiste über dem Kopf einfach stehen lassen. Er sei entsetzt »weggesprungen, woraufhin das Ding auf den Boden gekracht und aufgebrochen sei«. Wie, fragte er sich, sollte er unter diesen Bedingungen weiterarbeiten? Da kam von unerwarteter Seite Hilfe.

»Der Vorarbeiter rief mich zu sich und sagte: ›Wie ich höre, hast du Schwierigkeiten‹ – ›Stimmt‹, antwortete ich. Und er: ›Du kannst bestimmt gut rechnen.‹ Dann zeigte er mir seine Buchführung und bat mich, ihm zu helfen: ›Wenn du das für mich tust, halte ich dir die Burschen vom Hals.‹« Hultin war natürlich einverstanden, und obwohl die anderen Arbeiter ihn auch weiterhin nicht mochten, hörten sie doch auf ihn zu peinigen, weil er unter dem persönlichen Schutz des Vorarbeiters stand. Später fand Hultin heraus, was hinter der Geschichte steckte. »Der Vorarbeiter war Alkoholiker, kam täglich mit einer Tasche voller Bier in die Arbeit. Er wäre nicht imstande gewesen, die Bücher zu führen, und lief deshalb Gefahr, seinen Job zu verlieren«, erzählte Hultin. Aus diesem Grund hatte er sich mit Hultin zusammengetan.

1946, nach Ende des Zweiten Weltkriegs, begab Hultin sich auf eine Reise quer durch das vom Krieg gezeichnete Europa. 1948 erreichte er Nordafrika.

Diese Reise, erinnerte sich Hultin, »war ein tolles Abenteuer«, aber sie hatte auch schreckliche Momente. Das schlimmste Erlebnis hatte Hultin, nachdem er in Kairo angekommen war, zwei Tage, nachdem israelische Flugzeuge dort Bomben abgeworfen hatten. Die Stadt versank im Chaos, Gesetzlosigkeit machte sich breit. Das ägyptische Militär hatte sämtliche Transportmittel beschlagnahmt, auch Eisenbahnen und Busse, und es gab keine freie Unterkunft. Hultin klapperte sämtliche Hotels und Pensionen ab, suchte verzweifelt nach einer Bleibe. Endlich fand er ein Zimmer. Wie sich herausstellte, hatte er es nur bekommen, weil der Mann, der darin gewohnt hatte, aus dem Haus gegangen und nicht mehr zurückgekommen war. »Man hatte ihn umgebracht, einer von durchschnittlich hundert Ermordeten pro Tag, wie man mich wissen ließ«, erzählte Hultin. »Es konnte jedem an den Kragen gehen, dem man ansah, dass er Ausländer war. Der Hotelbesitzer schärfte mir daher immer wieder ein, unter gar keinen Umständen aus dem Haus zu gehen, auf gar keinen Fall.«

Nachdem Hultin sich eine Woche lang in seinem Hotelzimmer verkrochen hatte, bestand er schließlich darauf, auf den nahe gelegenen Markt zu gehen. Der Hotelbesitzer gab ihm zur Sicherheit einen kleinen Koran mit, den Hultin seitdem immer bei sich trägt. Doch auf dem Markt redete ihn ein Ägypter an, schalt ihn einen britischen Spitzel. »Ich widersprach ihm in gebrochenem Englisch: ›Nein, nein. Ich bin ein schwedischer Medizinstudent.‹« Der kalte Schweiß sei ihm ausgebrochen. Sein Herz habe wie wild gepocht, und er habe an diesen Koffer in seinem Hotelzimmer denken müssen, Eigentum seines Vorgängers, der ausgegangen und nicht mehr zurückgekommen war.

»In meiner Angst fing ich an deutsch zu reden«, erinnerte sich Hultin. »Das war meine erste Fremdsprache, und ich sprach sie fließend.« Auf deutsch habe er erneut gesagt: »Nein, ich bin Schwede.« Daraufhin meinte einer der Umstehenden, dass Hultin wahrscheinlich ein deutscher Soldat und aus einem Gefangenenlager ausgebrochen sei.

»Ich widersprach erneut: ›Nein, nein. Ich bin ein schwedischer Medizinstudent.‹ Dann hatte ich plötzlich die heilsame Eingebung, sie besser in dem Glauben zu belassen, dass ich ein deutscher Soldat sei.« Schließlich kam der Hotelbesitzer und rettete Hultin aus seiner misslichen Lage. Hultin verließ fluchtartig die Stadt und kehrte im Maschinenraum eines schwedischen Frachters nach Schweden zurück.

Wieder zu Hause angekommen, begann Hultin sein Medizinstudium. Nach dem Grundstudium heiratete er seine Jugendliebe Gunvor. Die beiden waren seit ihrem sechzehnten Lebensjahr ein Paar gewesen. Sie stammte wie Hultin aus einem großbürgerlichen Elternhaus – sie war Norwegerin, lebte jedoch in Schweden, weil ihr Vater dort eine Firma besaß. Gunvor studierte Strahlenbiologie und hatte an der Universität von Stockholm gelernt, wie man Radioisotope aufspürt.

Kurz nach der Hochzeit schlug Hultin ihr vor, ihn für sechs Monate nach Iowa zu begleiten, um die Vereinigten Staaten kennen zu lernen. Gunvor war sofort Feuer und Flamme. Sie erhielt sogar eine Stelle an der Universität, wo man hoch erfreut war, in ihr eine Expertin für Radioisotope begrüßen zu können.

Die Hultins machten sich bereits im Frühling 1949 auf den Weg, weil sie sich Amerika ansehen wollten, bevor im Herbst die Vorlesungen begannen. Sie reisten per Schiff und erreichten nach zehn Tagen auf See Ellis Island. In Manhattan trafen sie einen ehemaligen Klassenkameraden, der sie ein paar Tage in seinem Haus beherbergte und ihnen die Stadt zeigte. Die Hultins waren sehr unvoreingenommene Gäste. Als ihr Freund ihnen ein Schild zeigte, auf dem »Geldwäscherei« stand, »da fragte ich ihn gar nicht, was das zu bedeuten habe«, erinnert sich Hultin – »ich wusste es ja. Die Amerikaner haben solche Angst vor Keimen, dass sie sogar ihre Münzen in die Reinigung geben.«

Von New York aus flogen Hultin und seine Frau nach Tucson, Arizona, wo Gunvor Verwandte hatte. Sie blieben eine Woche, bestaunten die majestätische Schönheit der Wüste mit den hoch aufragenden Kakteen, dem strahlend blauen Himmel und den prächtigen Sonnenuntergängen. Dann war es höchste Zeit, auch die übrigen Staaten zu bereisen. Sie borgten sich von Gunvors Verwandten einen Wagen

– es war ein kleiner Studebaker, Baujahr 1947 –, ein wenig Geld, wobei sie fest entschlossen waren, so wenig wie möglich auszugeben, lieber zu zelten als in teuren Hotelzimmern zu übernachten. »Wir wollten alle Staaten sehen«, sagte Hultin. Es blieb ihnen nicht viel Zeit, bevor im September die Vorlesungen begannen, zumal sie ja glaubten, ihr Aufenthalt in den Staaten würde nur sechs Monate dauern. »Ich hatte unsere Rückfahrkarten nach Schweden doch schon in der Tasche«, erklärte Hultin.

Und so fuhren sie los und statteten jedem der achtundvierzig Staaten und fast allen Provinzen Kanadas einen kurzen Besuch ab. Dann fuhren sie gen Norden, bis nach Alaska, damals noch unerforschte Wildnis, mit wenigen Straßen und wenigen Menschen.

Hultin und seine Frau fuhren tagelang, ohne einer Menschenseele zu begegnen. Teilweise bestand die Straße nur aus Schlamm und aus riesigen Schlaglöchern. »Wir hielten an einer Truckerstation, und die Trucker sahen sich verwundert unser Auto an. Sie hatten noch nie einen Wagen mit derart kleinen Reifen gesehen«, erzählte Hultin. Das Land war noch ganz unberührt. »Man kann sich gar nicht vorstellen, wie viele Fische es dort gab. In den Flüssen wimmelte es nur so von Forellen, und schaute man in einen Fluss, entdeckte man auf einen Blick zehn, fünfzehn oder sogar zwanzig Saiblinge. Sobald ich die Angel auswarf, hing schon einer dran«, erinnerte sich Hultin staunend. »Man konnte sich gut vorstellen, wie es in diesem Land einmal aussah, als nur Indianer hier lebten.«

Abend für Abend, manchmal auch mittags, stapfte Hultin mit seiner Angel los. Gunvor machte einstweilen Feuer in ihrem Gaskocher, weil sie wusste, dass Hultin in den fünfzehn Minuten, die sie brauchte, um den Kocher in Gang zu bringen, bereits mit frischen Fischen zurückkommen würde.

Das einzige Problem waren die gewaltigen Stechmücken, die sich mit nervtötendem Gesurre und unfehlbarer Treffsicherheit auf menschliches Fleisch stürzten, bösartige Blutsauger, die den Hultins nachts in ihrem Zelt arg zusetzten. Sie hatten keine andere Wahl als zu campieren – Hotelzimmer waren so dünn gesät in den wenigen kleinen Siedlungen und Städten entlang des Highway, dass sie bis drei Uhr nachmittags alle besetzt und obendrein unerschwinglich teuer waren. Zudem blieb es bis zehn Uhr nachts hell, und weder Hultin noch seine Frau wollten schon um drei Uhr nachmittags die Fahrt beenden.

Endlich erreichten sie Fairbanks, eine Grenzstadt, die sämtliche Erwartungen Hultins bei weitem übertraf. »Ich hatte schon immer von Goldgräberstädten im Wilden Westen geträumt«, sagte Hultin. »Und Fairbanks sah genauso aus, wie ich mir so eine Stadt immer vorgestellt hatte. Mit Saloons und Sandstraßen.« Und vielen Hotels. Sie hofften, dass sie dort eine Unterkunft finden würden.

Das Problem waren allderdings die hohen Übernachtungskosten in Fairbanks. Die beiden gingen von einem Hotel zum nächsten, fragten nach den Zimmerpreisen und wandten sich enttäuscht ab; sie hatten sich schon auf eine weitere mückengeplagte Nacht im Zelt eingestellt, als ihnen ein Hotelangestellter den Hinweis gab, sich doch an die University of Alaska in Fairbanks zu wenden, ein paar Meilen außerhalb der Stadt. Die Vorlesungen seien vorbei und die Studenten alle nach Hause gefahren, vielleicht, so der Angestellte, könnten die Hultins eines der Zimmer im Studentenwohnheim mieten.

Er hatte Recht. Die Hultins bekamen ein kleines Zimmer mit zwei Betten in einem primitiven Holzhaus für verheiratete Studenten. Es kostete fünfzig Cent pro Nacht.

Obwohl die Universität den Sommer über geschlossen

war, blieben einige ihrer Mitglieder auf dem Campus und arbeiteten an ihren Forschungsprojekten. Die Hultins lernten schon bald einen von ihnen kennen, einen Norweger, der sich sofort mit Gunvor anfreundete und die Hultins mit dem deutschen Paläontologen Otto Geist bekannt machte. Geists Assistent war im Urlaub, und er brauchte jemanden, der ihn zu seinen Ausgrabungen begleitete. Er schlug den Hultins vor, ihm bei der Arbeit zu helfen und dafür umsonst zu wohnen. Die beiden überlegten nicht lange. Schließlich hatte man nicht alle Tage die Gelegenheit, mit einem Paläontologen die Wildnis Alaskas zu erkunden!

Ihr Glück wurde ihnen aber erst so richtig bewusst, als sie mehr über Geist erfuhren. Nachdem er eine neue Bisonart charakterisiert hatte, den sogenannten Superbison, der einst die Tundra Alaskas bewohnt hatte, war er eine Berühmtheit auf seinem Gebiet. Er hatte auch ein paar eigenartige Schrullen, zum Beispiel säumten mächtige Bisonschädel die fünfundvierzig Meter lange Auffahrt zu seinem Haus.

»Sie hatten Museumswert«, erzählte Hultin und schüttelte noch im Nachhinein schmunzelnd den Kopf über Geists eigenwillige Gartengestaltung. »Als wir nach vielen Wochen abreisten, schenkte er uns einen Schädel. Den habe ich bis heute aufgehoben.«

Aber in jenem Sommer war Geist nicht auf einen Bison aus. Er suchte nach Knochen urzeitlicher Pferde. Dazu kämmte er zu Fuß, per Hundeschlitten oder im Flugzeug, mit dem er an den unmöglichsten Stellen landete, die Küste von Alaskas Sewardhalbinsel ab. Er war so bekannt und beliebt, dass die Einwohner entlegener Inuitdörfer, sobald sie Flugzeuglärm hörten, den Strand von Treibholz befreiten, damit Geist landen konnte. Er war ein geselliger Mensch, der alleine unterwegs war, und hatte, wie es schien, Freunde in jedem Dorf.

Hultin und seine Frau verbrachten mehrere Wochen mit Geist, sogen gierig seine Geschichten auf, erfuhren einiges über Paläontologie und entdeckten die abweisende Schönheit der Wildnis Alaskas. Sie gruben Mammutstoßzähne aus, von denen einer über fünf Meter lang war. Hultin fand den riesigen Kieferknochen eines Mammuts, den er schweren Herzens der Universität überließ, obwohl er ihn am liebsten ins Auto gepackt und mit nach Hause genommen hätte.

Als der Sommer vorüber war und die Hultins nach Iowa zurückgekehrt waren, trat Gunvor ihre Stelle in der radiologischen Abteilung an. Hultin begann seine mikrobiologischen Studien, ging täglich ins Labor und baute seinen Bunsenbrenner um, sodass der Wecker automatisch das Gas abdrehte. Hale kam zu Besuch, Hultin wurde zum Lunch eingeladen. Und dann machte Hale seine schicksalhafte Bemerkung über die Grippe von 1918.

Kaum waren die Worte gefallen, begann Hultin davon zu träumen, die Vorstellungen des Virologen in die Tat umzusetzen – nach Grippeopfern zu suchen, die im Dauerfrost begraben lagen, und in ihrem Gewebe das Virus von 1918 zu entdecken. Er wusste, wie man in Alaska Dauerfrostregionen fand – die Regierung besaß Landkarten, auf denen die betreffenden Stellen eingezeichnet waren. Er wollte Inuitdörfer ausfindig machen, die drei wichtige Kriterien erfüllten: Sie sollten im Bereich des Permafrosts liegen, über die Opfer der Grippe von 1918 Buch geführt haben, und ihre Bewohner sollten ihm ihr Einverständnis geben, dass er die Gräber der Grippetoten öffnen durfte. Geist sollte ihm als Vermittler behilflich sein. Er wusste, wie man die Dörfer erreichen konnte und wer eventuell historische Dokumente über die Grippeopfer besaß. Geist konnte Hultin zudem mit Eingeborenen bekannt machen, deren Vorfahren der Grippe von 1918 erlegen waren.

Hultin beschloss, sich mit dem Projekt an seinen Tutor zu wenden. Albert McKee war Virologe, hatte an der mikrobiologischen Abteilung der Universität eine Assistentenstelle inne und war bei jenem Lunch mit Hale dabei gewesen. Ohne seinen gesamten Plan offenzulegen, fragte Hultin McKee ohne Umschweife, ob er sich an die Worte Hales erinnere. McKee bejahte und fügte hinzu, dass er Hales Idee bemerkenswert finde. Hultin fragte McKee beiläufig, wie es denn wäre, wenn er das Projekt in Angriff nähme? McKee, der neuen Ideen stets aufgeschlossen gegenüberstand, reagierte positiv.

Ein paar Tage später ging Hultin erneut zu McKee, und diesmal legte er seine Karten auf den Tisch. »Ich sagte ihm, dass ich jemanden kannte, der mit sämtlichen Bewohnern der Sewardhalbinsel befreundet sei«, sagte Hultin. McKee war Feuer und Flamme und ermutigte Hultin, sich schleunigst auf den Weg zu machen und das Projekt in die Tat umzusetzen.

Als Erstes schrieb Hultin einen Brief an Geist, in dem er ihm Hales Idee erklärte, im Dauerfrost nach gefrorenen Leichen von Grippeopfern zu graben. Er fragte Geist, wie man es anstellen könne, Opfer der Epidemie von 1918 zu finden. Er vermute, so Hultin, dass die Missionare Dokumente besäßen, brauche aber Geists Unterstützung, um sie anzusprechen.

Geist schrieb sofort zurück, bot ihm seine Hilfe an und versprach, ihm Namen und Adressen zu besorgen. Hultin solle sich auf ihn berufen, wenn er den Missionaren schrieb.

Die Vorbereitungen nahmen den ganzen Winter in Anspruch. Hultin schrieb abends, zu Hause. Nach und nach trafen die Antwortbriefe bei ihm ein. Einige Missionare schrieben, sie hätten leider keine Dokumente. In manchen Dörfern habe die Seuche 1918 bis zu neunzig Prozent der Bevölkerung ausgelöscht; auch die Missionare seien nicht verschont geblieben. Den Überlebenden blieb wenig Zeit, alle Verstorbenen aufzuschreiben. Schließlich mussten sie zuerst die Toten begraben und sich um die verwaisten Kinder kümmern. Sterberegister blieben dabei auf der Strecke.

Während Hultin den Missionaren schrieb und auf ihre Antworten wartete, suchte er nach Informationen über Dauerfrost in Alaska. Diesmal verließ er sich auf den Schwager seines Dekans, Roger Porter, der Kongressmitglied war und Hultin militärische Unterlagen beschaffte, in denen jahrelang die monatlichen Temperaturwerte des Bodens und der Luft festgehalten worden waren. »Anhand dieser Informationen konnte ich die Dauerfrostlinie auf einer Karte einzeichnen«, erinnerte sich Hultin.

Als er sämtliche Daten beisammen hatte, konnte Hultin endlich konkrete Reisepläne schmieden. »Ich wusste, in welcher Entfernung zur Dauerfrostlinie es Missionen gab, in denen man Buch geführt hatte. Dann fand ich heraus, dass nur drei Orte in Frage kamen. Nur sie hatten ihre Toten registriert und im Bereich des Permafrosts begraben«, erklärte Hultin.

Inzwischen war ein Jahr vergangen, und allmählich galt es, nach Möglichkeiten zu suchen, wie man eine Expedition nach Alaska finanzieren konnte. Im März wandte Hultin sich an das Gesundheitsministerium um einen Forschungszuschuss. »Ein Monat verging, in dem ich gar nichts hörte«, erinnerte sich Hultin. Dann verging noch ein Monat und noch einer. Schließlich schrieb Roger Porter einen Brief an das Ministerium und fragte nach dem Grund für die Verzögerung. Man sagte ihm, dass viele Wissenschaftler um finanzielle Unterstützung gebeten hätten und dass man Hultins Antrag in Bälde prüfen würde.

Also rief Porter seinen Schwager, den Kongressabgeordneten, an und bat ihn, den wahren Grund für die Verzögerung in Erfahrung zu bringen. So stellte sich heraus, dass die Armee mit Hilfe des Gesundheitsministeriums Hultins Idee aufgegriffen habe und nun ihre eigene Expedition plane. Das Unternehmen der Armee mit dem Decknamen *Project George* unterschied sich nur in einem Punkt von Hultins geplanter Expedition, nämlich dass es, wie Hultin später erfuhr, $ 300 000 kosten würde. Doch die Entdeckung, dass man sich seiner Idee bemächtigt hatte, ließ Hultin ziemlich kalt. Er fasste lediglich den Entschluss, die Armee mit ihren eigenen Waffen zu schlagen.

»Roger Porter bat die wissenschaftliche Stiftung der medizinischen Fakultät um zehntausend Dollar für die Expedition nach Alaska«, erzählte Hultin. »Er bekam das Geld sofort, und nach wenigen Tagen waren wir bereits auf dem Weg. Wir wussten, dass das Militär die Mittel besaß, rasch an die entsprechenden Orte zu gelangen, und wollten vor ihnen da sein.« Das Team bestand aus Hultin, McKee und Jack Layton, einem Pathologen der University of Alaska in Fairbanks. Die drei hofften, einem Opfer der Grippe von 1918 eine Gewebeprobe zu entnehmen und darin das lebende Virus zu finden.

Die Wissenschaftler aus Iowa flogen über San Francisco und Seattle nach Fairbanks. Sie hatten Thermosbehälter im Gepäck, die mit Trockeneis gefüllt waren. Darin wollten sie ihre Proben aufbewahren, damit sie auf der Heimreise nicht etwa auftauten.

Es war Anfang Juni, als sie ankamen, und sie wollten sich für fünfzig Cents pro Nacht ein Zimmer im Studentenwohnheim der University of Alaska mieten. Hultin sollte als Kundschafter zu den drei Orten gehen, wo man Grippeopfer im Dauerfrostboden begraben hatte. Er sollte den anderen telegraphieren, sobald er gut erhaltene Leichen gefunden hatte. Ein Buschpilot würde ihn zu den entlegenen Dörfern fliegen.

Doch als die Männer in Fairbanks eintrafen, wurde der Himmel dunkelgrau, und es fing an zu regnen. Ihre Stimmung sank. Bei solch einem Wetter konnte der Pilot unmöglich einen geeigneten Landeplatz finden. Sie konnten nur warten, bis der Regen nachließ, und hoffen, dass dem bald so war.

Es regnete weiter, prasselte in einem fort auf Fairbanks und auf weite Teile Alaskas herunter. Tag für Tag schlugen die vier Männer in der Stadt die Zeit tot. Jeden Morgen erwachten sie zum Trommeln des Regens. Die Sandstraßen bestanden inzwischen aus Schlamm, die Tundra war zum Sumpf geworden. Und es regnete weiter.

Eines Morgens stießen die Männer auf ein neues Problem. Sie hatten sich vorgenommen, die gefrorenen Gewebeproben mit Hilfe des Trockeneises nach Hause zu bringen. Doch während sie auf ein Ende des Regens warteten, begann das Trockeneis zu verdampfen.

»Je länger wir warteten, desto leichter wurden die Thermosbehälter«, sagte Hultin. »In kürzester Zeit – vielleicht eine oder zwei Wochen – war kein Trockeneis mehr übrig. Und versuchen Sie mal in Alaska Trockeneis aufzutreiben. Ein Ding der Unmöglichkeit.«

Sie suchten nach einem Händler, vergeblich. Sie überlegten sich andere Möglichkeiten, wie sie die gefrorenen Proben nach Hause transportieren konnten, fanden aber keine.

»Wir saßen ganz schön in der Klemme«, sagte Hultin. Erst nach langem Grübeln kam ihm eine Idee. »Ich war ganz schön niedergeschlagen. Da fiel mir plötzlich ein, dass der weiße Schaum, der aus Kohlendioxid-Feuerlöschern kommt, Trockeneis in Staubform ist.« Beinahe hätte er vor Glück gejubelt. Er hatte die ideale Lösung gefunden. Seine Freunde klatschten, und die Männer eilten zum nächsten Feuerwehrhaus und fragten, wo es Feuerlöscher zu kaufen gäbe. Man schickte sie in einen Laden, wo sie so viele Feuerlöscher kaufen konnten, wie sie wollten, so viele, wie sie über die Tundra schleppen konnten. Also kauften sie ein halbes Dutzend. Alle waren klein, bis auf einen, der war riesig, wog ungefähr dreißig Pfund. Das Problem war gelöst. Zwei Wochen, nachdem das trübe Wetter sich in Fairbanks festgesetzt hatte, schien wieder die Sonne, und Hultin machte sich auf die Suche, »eines der größten Abenteuer« seines Lebens, wie er im Nachhinein beteuert hat.

Hultin landete in der Hafenstadt Nome, die 1918 als erste Stadt in Alaska von der Grippe heimgesucht worden war. Dort gab es Dauerfrost, eine große evangelische Mission mit ausgezeichneten Dokumenten über die Toten und einen Friedhof, auf dem man im Herbst 1918 die Opfer der Grippe begraben hatte. Zumindest auf dem Papier schien alles zu stimmen.

Doch als Hultin den Friedhof sah, war er bitter enttäuscht. »Was ich darüber gelesen hatte, stimmte nicht mit dem überein, was ich vorfand«, erinnerte er sich. Ein Fluss verlief quer durch Nome, und in den vierunddreißig Jahren seit der Grippe von 1918 hatte er seinen Lauf verändert und war dem Massengrab sehr nahe gekommen. Eine Seite des Friedhofs grenzte mittlerweile direkt an den Fluss, wodurch sich die Chance, dass der Boden immer noch gefroren war, natürlich enorm verringerte. »Ich habe in der Nähe des Friedhofs ein Loch gegraben. Es war kein Dauerfrostboden«, sagte Hultin. Ihm blieb nichts anderes übrig, als weiterzuziehen.

Später sollte Hultin erfahren, dass die Expedition der Armee nur zehn Tage später an demselben Friedhof in Nome eintraf. Sie landeten in Transportflugzeugen der Air Force, hatten Dieselgeneratoren an Bord, die Kühltruhen betrieben, und schlugen ihr Lager auf. Dann begannen sie zu graben. Doch auch sie mussten bald einsehen, dass von den Opfern der Grippe von 1918 nur noch die Skelette übrig waren. Mit dem Verschwinden des Dauerfrosts waren die Leichen verwest, es war kein verwendbares Gewebe mehr vorhanden – und damit auch kein Virus.

Der letzte Überlebende dieser Armee-Expedition ist Maurice Hilleman, ein herausragender Virologe, der später das Merck Institute in West Point, Pennsylvania, leiten sollte. Hilleman arbeitete damals für die Armee, am Walter Reed Institute in Washington, wo seine Aufgabe, wie er sagte, darin bestand, die Grippe von 1918 zu erforschen, damit eine ähnliche Epidemie künftig verhütet werden konnte. Seine Erinnerungen an den Fund in Nome decken sich mit Hultins Schilderungen. »Die Leichen waren in einem derart fortgeschrittenen Stadium der Verwesung, dass man kein lebendes Virus finden konnte.« Im Nachhinein müsse man sagen, so Hilleman, dass das keine Überraschung gewesen sei. »Dauerfrost bedeutet nichts anderes als ununterbrochener Frost. Doch ausgerechnet in jenem Jahr hatten die ungewöhnlich milden Temperaturen den Boden bis zu einem halben Meter Tiefe auftauen lassen. Im Jahr darauf taute der Boden womöglich bis zu einer Tiefe von zwei, drei Metern auf. In all den Jahren musste man mit mindestens einer Wärmeperiode rechnen. Und warum hätte man die Leichen so tief vergraben sollen, dass sie ununterbrochen im Dauerfrostboden lagen? Das war das Problem.«

Die Armee-Expedition wurde auf Nome beschränkt, weil sie auf die Flugzeuge mit den Dieselgeneratoren angewiesen war, mit denen man die Kühltruhen betrieb. Hultin hatte solche Beschränkungen nicht, weil er die Gewebeproben in seinen Thermoskannen zu transportieren gedachte. Während also das Armeeteam in Nome grub, hatte Hultin sich bereits zu seinem nächsten Ziel aufgemacht – einer Ortschaft namens Wales auf dem westlichsten Punkt des Kontinents, gegenüber von Sibiriens Beringstraße.

Als das Flugzeug in Nome startete, war der Himmel bedeckt, und als das Wetter immer bedrohlicher aussah, orientierte der Pilot sich an der Küste, flog nur hundert Meter über dem Boden. Als dichter Nebel aufzog, musste er noch tiefer fliegen. Ungefähr vierzig Minuten, nachdem er Nome verlassen hatte, suchte der Pilot nach einem bestimmten Orientierungspunkt, einer Hütte auf einem Felsvorsprung.

»Wir kreisten ein ums andere Mal, aber er entdeckte sie nicht und wagte sich immer näher an die Klippe heran«, erinnerte sich Hultin. »Ja, Sie haben's erraten. Wir sind direkt reingeflogen, und im allerletzten Moment konnte der Pilot unser Leben retten. Wir haben die kleine Hütte um etwa fünf Meter verschoben. Das verunsicherte den Piloten, und er flog im dichten Nebel in Bodennähe nach Nome zurück.«

Der Pilot versuchte es anderntags noch einmal – der Nebel hatte sich gelichtet, und Hultin genoss den herrlichen Ausblick. Diesmal begann der Motor kurz vor Nome zu stottern und fiel schließlich aus.

»Eine Stille setzte ein, die ich gelinde gesagt etwas beunruhigend fand«, sagte Hultin, »aber der Pilot versicherte mir, dass sich lediglich ein Draht gelockert hätte und dass er landen wolle, um den Schaden zu beheben. Offensichtlich war ihm das schon einmal passiert, sodass er wusste, was zu tun war. In diesem Augenblick hätte ich überaus beunruhigt sein müssen, doch da ich schon so viele tollkühne Geschichten über Buschpiloten gehört hatte, war mein Vertrauen in die Fähigkeiten dieser Männer grenzenlos. Ich machte mir also keine Sorgen und fragte vorsichtig, ob er denn schon einen passenden Landeplatz gefunden habe. Aber es gab einfach keinen – nichts als dunkle, feindliche Felsen, soweit das Auge reichte. ›Da vorne muss irgendwo ein zugefrorener See sein‹, sagte der Pilot. Und tatsächlich, sogar ich konnte den kleinen weißen Fleck erkennen, ungefähr sechshundert Meter unter uns. Als wir aufsetzten, sprang der Motor an. ›Toll. Der Draht ist wieder zurückgerutscht.‹ Das war sein einziger Kommentar, doch als er seinen Kurs korrigierte und durchstartete, begann der Motor erneut zu stottern und fiel ein zweites Mal aus. Was soll ich sagen, die nächsten zwanzig Minuten oder so, bis wir endlich auf dem Strand von Wales landeten, kamen mir wie eine Ewigkeit vor.«

Die Grippe von 1918 hatte in Wales nahezu die Hälfte der Bewohner getötet. Sie hatte das Dorf heimgesucht, kurz nachdem die ersten Krankheitsfälle in Nome aufgetaucht waren. Die Leute erzählten sich die unterschiedlichsten Geschichten über die Art und Weise, wie die Krankheit von Nome nach Wales gelangt war. In einer Version war ein kleiner Junge gestorben, während er im Nachbardorf Freunde besucht hatte. Sein Vater holte seine Leiche auf dem Hundeschlitten zurück nach Wales, das war im November 1918. Der Junge hatte die Grippe gehabt. Sein Tod, hieß es, bezeichnete den Einzug des Virus in Wales.

Einer anderen Version zufolge brachte ein Kurier Briefe aus der Hafenstadt Nome per Hundeschlitten nach Wales. Auf dem Weg wurde er krank und starb. Als seine Hunde Hunger bekamen, begannen sie wild zu bellen. Jäger hörten das Gebell, fanden den Postkurier und brachten seine Leiche nach Wales, womit die Krankheit in das winzige Dorf gelangte.

Hultin glaubte nicht so recht an diese Geschichten. Eine Leiche, die seit Tagen tot war, konnte kaum eine Tröpfcheninfektion verbreiten. 1998 endlich hörte er die Geschichte, die er für die wahre hält. Er war in einem Dorf in Alaska, Brevig, und hielt einen Vortrag über die Grippe, als eine Frau im Publikum zu ihm kam und ihm erzählte, dass sie in Wales aufgewachsen war und dass jener legendäre Kurier ihr Urgroßvater gewesen sei. Er habe auf seinem Hundeschlitten Post aus Nome transportiert, sagte sie, und sei unterwegs an der Grippe erkrankt. Er habe sich mit letzter Kraft nach Wales geschleppt und sei tags darauf gestorben. Eine Woche später waren 178 der 396 Bewohner von Wales tot, allesamt Opfer der Grippe.

Als Hultin im Sommer 1951 in Wales ankam, wusste man nur, dass die Grippe dem Dorf übel zugesetzt hatte. Er sah ein großes Kreuz, welches die Grube kennzeichnete, in die man die Leichen der 178 Dorfbewohner gelegt hatte. Man hatte sie mindestens zwei Meter tief begraben, im Dauerfrostboden. Aber das Grab, damals noch im Landesinneren, befand sich mittlerweile auf einem Felsvorsprung über dem Strand. Letzterer hatte sich mit den Jahren verschoben. Als er sah, wie die Sonne warm auf den Felsen schien, musste Hultin einsehen, dass es dort keinen Dauerfrost mehr geben konnte. Nur um sicherzugehen, dass er sich nicht täuschte, grub er in den Boden. Der war weich. Das war, sagte er, »die zweite Enttäuschung«.

Nun machte er sich zu seinem dritten Ort auf, nach Brevig. Es war seine letzte Chance, im Dauerfrost Opfer der Grippe von 1918 zu finden.

Aber der Start in Wales war nicht einfach, weil der starke Wind, der von der Beringstraße her wehte, es dem Buschpiloten unmöglich machte, von dem weichen, abschüssigen Sandstrand abzuheben. Hultin und der Pilot, zum Bleiben gezwungen, wurden von Tag zu Tag ungeduldiger. Hultin, stets zu Abenteuern aufgelegt, vertrieb sich die Zeit bei den Inuit, unterhielt sich interessiert mit ihnen und erfuhr dabei, dass die Leute 1918 noch in Lehmbauten gelebt hatten, deren Mauern sie mit Walrippen abstützten.

Ein paar Tage, nachdem das schlechte Wetter eingesetzt hatte, beschloss der Pilot, den Versuch zu unternehmen, das Dorf zu verlassen. Er ging an den Strand und steckte sich eine umständliche Startbahn ab, weil er die Stellen vermeiden musste, an denen der Untergrund allzu schlammig war. Dann stiegen sie ins Flugzeug. Der Pilot wandte sich an Hultin und erklärte ihm, was passieren würde. »Wir müssen zusehen, dass wir so schnell wie möglich abheben und in Windrichtung fliegen. Wir brauchen genügend Schwung, damit wir beim Wenden nicht zuviel Geschwindigkeit verlieren; nur so kriegen wir Aufwind und steigen. Schlimmstenfalls geht die Sache schief, aber dann landen wir eben auf dem Wasser. Die Eskimos werden uns schon wieder rausholen.«

Der Pilot startete, hatte schon bald keine Bahn mehr, stellte die Maschine in den Wind und riss sie hoch. Das Flugzeug flog so niedrig, dass sein Fahrwerk ein paar Mal die Schaumkronen der Wellen berührte. »Ich spürte es, bumm, bumm, bumm«, sagte Hultin. Aber der Start gelang, und sie nahmen Kurs auf Brevig.

Der Strand in Brevig war aufgeweicht, sodass das Flugzeug nicht landen konnte. Die beiden Männer flogen daher weiter, zum größeren Ort Teller, sechs Meilen entfernt, dessen Strand festeren Sand aufwies. Inuit empfingen sie dort und brachten Hultin in einem Boot aus Walrosshaut über den Meeresarm zur Ortschaft. Das Boot war ungefähr fünf Meter lang und zwei Meter breit, hatte einen Außenbordmotor und fasste sieben Menschen. »Ich ging nach Brevig und stellte mich dort dem Missionar vor, einem gewissen Otis Lee«, fuhr Hultin fort. »Er wusste nicht, dass ich kommen würde – ich hatte ihm nicht Bescheid geben können –, ich kreuzte einfach bei ihm auf. Er war ein sehr freundlicher Mensch und lud mich ein, bei ihm und seiner Frau in der alten Mission zu bleiben.« Es war ein Holzgebäude, gebaut auf Dauerfrostboden, der mit der Zeit aufgetaut war und sich allmählich gesenkt hatte, weshalb die Böden des Hauses allesamt schief waren.

Hultin konnte es nicht erwarten, den Friedhof in Brevig aufzusuchen, und als er ihn sah – ungefähr zehn Meter lang und zu beiden Seiten von je einem großen Holzkreuz gekennzeichnet, das eine drei, das andere knapp zwei Meter hoch – da wusste er, dass er vielleicht einen Ort gefunden hatte, wo der Boden seit 1918 nicht aufgetaut war. Möglicherweise fand er hier in Brevig, wonach er suchte.

Zweiundsiebzig der achtzig Einwohner Brevigs waren im November 1918 an der Grippe gestorben; das waren so viele, dass es zum Problem wurde, sie zu begraben. Zwei Monate gingen vorbei, in denen die gefrorenen Grippeopfer unbegraben blieben. Auch wenn es noch genügend kräftige Männer gegeben hätte, um ein Massengrab auszuheben, wäre es keine leichte Aufgabe gewesen. Dauerfrostboden ist kaum zu durchdringen. Die zuständigen Behörden beauftragten Goldgräber aus Nome – sie hatten die nötige Ausrüstung –, ein Loch in den gefrorenen Boden zu graben; dem Gesetz nach mussten die Leichen in mindestens zwei Metern Tiefe begraben werden.

Die Bergleute kamen im Januar 1919 nach Brevig, ausgerüstet mit einer Dampfmaschine, die heißen Wasserdampf in einen Gummischlauch pumpte, der an Rohre angeschlossen war. Sie klopften die Rohre in den Boden, tauten diesen dadurch auf und hoben eine Grube aus. Man legte die zweiundsiebzig Toten in die Grube, schüttete diese wieder zu und stellte die Kreuze auf.

Das zweistöckige Holzhaus des Missionars mit den sechs Räumen wurde zu einem Waisenhaus für die Kinder aus Brevig und aus den umliegenden Dörfern. Bald beherbergte es an die hundert Kinder, deren Eltern allesamt der Grippe erlegen waren.

Für Hultin jedoch schien das Dorf Brevig 1951 genau der Ort zu sein, nach dem er gesucht hatte. Voller Hoffnung bat er Otis Lee um Hilfe.

»Ich sagte Otis, dass ich das Grab öffnen wolle und das Einverständnis der Leute brauche«, sagte Hultin. »Er rief also die Dorfältesten zusammen und erzählte ihnen, warum ich gekommen und wie enorm wichtig meine Aufgabe sei. Es waren drei Überlebende von 1918 im Dorfrat, drei von acht Personen, die nicht an der Grippe gestorben waren. Ich bat sie mit Hilfe eines Dolmetschers, das Geschehen im November 1918 zu schildern, wie sie es in Erinnerung hatten. Das taten sie, und ich sagte: ›Heutzutage kann man verhindern, dass so etwas noch einmal passiert. Aber ich brauche eure Hilfe. Wenn ihr mir die Erlaubnis gebt, das Grab zu öffnen, will ich versuchen ein paar Proben zu nehmen. Sobald wir das Virus haben, können wir den Impfstoff herstellen. Und sollte die Krankheit dann zurückkommen, wärt ihr immun dagegen und müsstet nicht sterben.‹«

Die Dorfbewohner gaben Hultin ihr Einverständnis. Am darauffolgenden Tag machte er sich mit Spitzhacke und Schaufel ans Werk.

»Ich begann in der Mitte der Grube. Nach etwa einem Meter kam ich in den Bereich des Permafrosts.«

Im gefrorenen Boden zu graben war sehr schwierig. Hultin war allein, und der Boden war hart und zäh. Er bearbeitete ihn mit seiner Spitzhacke, erreichte aber nichts. Die Inuit sahen zu, boten ihm aber keine Hilfe an. Hultin dachte nach und erkannte, dass die einzige Möglichkeit, in die Erde einzudringen, darin bestand, sie so zu erwärmen, dass sie schmolz.

Und dazu brauchte er ein Feuer. Er schleppte Treibholz vom Strand her, schichtete die Zweige und Äste zur Feuerstelle auf und zündete sie an. Die Hitze des Feuers weichte den Boden auf, und Hultin konnte ein paar Zentimeter aufgetauten Erdreichs abschaben. Er machte erneut Feuer und kratzte weitere fünf Zentimeter ab.

Dann dachte er sich eine Methode aus, wie er systematisch vorgehen konnte. Er errichtete zuerst auf einer Seite des Lochs ein Feuer, trug ein paar Zentimeter des geschmolzenen Bodens ab, während ein zweites Feuer die andere Seite aufweichte. Er grub abwechselnd auf der einen, dann wieder auf der anderen Seite, sodass das Loch langsam, Zentimeter um Zentimeter, tiefer wurde, bis es deutlich mehr war als nur eine Mulde. Dann ergab sich eine neue Schwierigkeit.

»Als ich eine gewisse Tiefe erreicht hatte, musste ich eine Luftzufuhr und einen Abzug schaffen«, erklärte Hultin. Um das Feuer in Gang zu halten, musste er dafür sorgen, dass es genügend Sauerstoff bekam und dass der Rauch aus der Grube abzog. Aber damit waren längst nicht alle Schwierigkeiten behoben. Das Feuer brannte nicht gut, weil die Wände des Lochs, je tiefer er grub, in der Hitze zu schmelzen begannen, in die Flammen tropften und sie auslöschten. Außerdem wurde es immer schwieriger, den Flammen genügend Sauerstoff zuzuführen.

Hultin ließ sich jedoch weder durch den Umstand beirren, dass das Feuer immer wieder erlosch, noch dass die Arbeit enorm viel Schlamm und Schlick mit sich brachte. Der Qualm stach ihm in die Augen, reizte seine Lungen. Aber er ließ nicht locker, schuftete sechzehn bis achtzehn Stunden am Tag, nutzte den nordischen Sommer, in dem es rund um die Uhr hell blieb. Nach vier Tagen war sein Loch ungefähr einen Meter achtzig lang, neunzig Zentimeter breit und einen Meter achtzig tief. Plötzlich stieß er auf eine Leiche.

Das Erste, was er sah, war der Kopf mit dem schwarzen Haar, das zu Zöpfen geflochten und mit hellroten Schleifen geschmückt war. »Ein kleines Mädchen, sechs bis zehn Jahre alt«, sagte Hultin. Es trug das taubenblaue Kleid, in dem es gestorben war. »Ich grub noch ein bisschen weiter, weil ich wissen wollte, wie ihr Körper erhalten war.« Es war an der Zeit, erkannte Hultin, seine Kollegen in Fairbanks zu verständigen. Er brauchte ihre Hilfe.

Ungefähr zwei Tage später kamen sie an. Sie landeten ebenfalls in Teller und hatten die kleinen und den großen Feuerlöscher mitgebracht. Hultin holte sie dort ab, und weil er der Jüngste war, erbot er sich, den großen Feuerlöscher über die Tundra nach Brevig zu schleppen. Das war kein einfaches Unterfangen. Da es vor kurzem geregnet hatte, war der Boden vollgesogen wie ein Schwamm und ziemlich matschig. Die Tundra war von Buschwerk überzogen, das ein Fortkommen zu Fuß selbst unter besten Bedingungen erschwert hätte. Mit dem sperrigen Feuerlöscher auf dem Rücken kam Hultin umso schwerer voran. Er baute sich ein hölzernes Tragegestell – eine Art Rucksack –, um den Feuerlöscher besser schleppen zu können, und kämpfte sich langsam vorwärts, wobei er bei jedem Schritt ungefähr fünfzehn Zentimeter im sumpfigen Boden versank. »Ich ging und sank ein, ging und sank ein, Meile für Meile, mit diesem schweren Feuerlöscher auf den Schultern. Das war vielleicht eine Plackerei!«

Zum Glück fuhr ihnen Otis Lee, der Missionar, mit seinem Traktor entgegen, an dem er ein flaches Aluminiumboot befestigt hatte. Er traf die Gruppe auf halber Strecke, ließ die Männer samt ihren Feuerlöschern das Boot besteigen und zog sie die restlichen drei Meilen zum Dorf.

Die vier Männer bezogen im Schulhaus Quartier, das nur aus einem Raum bestand, wo sie auf Luftmatratzen auf dem

Boden schliefen. Am nächsten Morgen standen sie auf, gingen zum Friedhof und begannen zu graben. Das Wetter war ideal, sonnig und warm und heizte den Boden so gut auf, dass die Forscher keine Feuerstellen zu errichten brauchten. Mit Hilfe ihrer Spitzhacken gruben sie ein etwa siebeneinhalb Meter langes und über zwei Meter tiefes Loch. In der Nähe des toten kleinen Mädchens fanden sie noch vier weitere Leichen. Dann hörten sie auf. »Wir hatten gefunden, wonach wir suchten«, sagte Hultin.

Die Wissenschaftler standen kurz davor, dem Gewebe der gefrorenen Leichen Proben zu entnehmen, in dem möglicherweise das gefährlichste Virus aller Zeiten überlebt hatte. Sie liefen Gefahr, der Welt eine neue Epidemie zu bescheren, zumal sie nicht wussten, ob das Virus noch intakt war; aber das Ziel ihrer Expedition war der Versuch, es zu reaktivieren.

Damals gab es weder nationale noch internationale Einrichtungen, die dafür gesorgt hätten, dass durch das Tun dieser Männer niemand zu Schaden kam. Es gab keinerlei Gesetze, die die Einwohner Brevigs und den Rest der Welt vor der möglichen Katastrophe hätten schützen können. Die Forscher waren ganz auf sich allein gestellt. Und ihre einzige Sorge galt der Wissenschaft. Anstatt sich Gedanken zu machen, ob sie sich an den Leichen infizieren konnten, hatten sie Angst, mit ihren eigenen Viren und Bakterien das Gewebe der Toten zu infizieren. Aber Hultin hielt das Risiko für unerheblich, zumal das Team sehr vorsichtig war, als es dem tiefgefrorenen Lungengewebe kleine Proben entnahm und diese in die sterilen Behälter legte. »Im Labor wäre das Risiko bedeutend größer gewesen«, fügte er hinzu.

Während des Grabens trugen die vier Männer Handschuhe und einen Operationsmundschutz, der Nase und

Mund bedeckte. Und bevor sie die Gewebeproben entnahmen, sterilisierten sie ihre Instrumente. Die Inuit erhielten die Anweisung sich fernzuhalten, während die Forscher den Leichen Gewebe entnahmen. Mehr Schutzmaßnahmen hielt man damals nicht für nötig. Den Männern ging es in erster Linie um die praktische Umsetzung von Hales Idee. Ihre erste Sorge galt ausschließlich den Gewebeproben, die sie ins Labor nach Iowa schaffen wollten, um sie dort zu untersuchen.

»1951 war ich ein junger Akademiker«, erklärte Hultin. »Ich hatte noch keine Erfahrung im Umgang mit Erregern. Ich fühlte mich sicher, weil ein Virologe bei uns war, zu dem ich Vertrauen hatte. McKee hatte sich zwanzig Jahre lang mit dem Grippevirus und anderen Organismen beschäftigt. Er war ein erfahrener Virologe und hatte keine Angst. Wir trafen die Vorkehrungen, die dem damaligen Standard entsprachen, aber Angst vor Ansteckung hatten wir alle keine. Ich kann mich nicht daran erinnern, dass wir auch nur einmal gezögert hätten, bevor wir die Leichen öffneten.«

Auch wenn die Schutzmaßnahmen, die die Wissenschaftler 1951 trafen, uns heute primitiv anmuten, »haben die Männer nach damaligem Dafürhalten ihr Bestes gegeben«. Im Rückblick kann Hultin sich allerdings eines kleinen Schauders nicht erwehren. »Wir hätten uns überlegen sollen, wie wir es verhindern konnten, dieses Virus auf die Welt loszulassen.«

Die Männer brauchten ungefähr zweieinhalb Tage, um die vier Toten auszugraben. Bevor sie die Gewebeproben entnehmen konnten, mussten sie mit Hilfe von Rippenschneidern den Brustkorb öffnen. Sie entfernten Rippen und Brustbein und legten die Lungenflügel frei. Falls das Virus noch irgendwo im Körper überlebt hatte, dann in der Lunge. »Wir schnitten aus jeder Lunge einen etwa fünf Kubikzentimeter großen Würfel«, erklärte Hultin. »Mehr war nicht möglich, weil wir nur eine begrenzte Anzahl von Gefäßen zur Verfügung hatten«, sterilisierte Behälter mit Drehverschluss und einem Fassungsvermögen von etwa 200 g. Nachdem sie die Proben entnommen hatten, legten die Männer jede einzelne in einen der Thermosbehälter und füllten Trockeneis aus dem Feuerlöscher darauf, damit das Gewebe gefroren blieb.

Nachdem sie ihre Arbeit beendet hatten, schütteten sie das Grab wieder zu und telegraphierten dem Buschpiloten, er solle sie in Teller abholen und nach Nome fliegen. Dort würden sie ein Flugzeug nach Anchorage besteigen und von dort aus den langen Heimflug antreten. Am nächsten Tag holte Lee seinen Traktor und sein flaches Aluminiumboot heraus und zog die Männer zur Startbahn.

Hultin war in Hochstimmung. Der Flug nach Anchorage steigerte noch seine Erregung. »Ich erinnere mich noch ganz genau an den Flug von Nome nach Anchorage. Wir flogen ganz nah am Mount McKinley vorbei. Es war Sonnenuntergang, und die Wolkenschichten unter uns bildeten ein Meer, über dem die Sonne stand. Der Gipfel des Mount McKinley ragte aus den Wolken und strahlte wie im Alpenglühen. Ein überwältigender Anblick.«

Die drei Wissenschaftler flogen in einem kleinen Flugzeug, einer DC 3, zurück nach Iowa. »Wir hatten die Behälter mit in den Passagierraum genommen – keiner wusste, was sie enthielten. Sie sahen aus wie Bestandteile einer Campingausrüstung«, erzählte Hultin. »Das war vor fünfzig Jahren, und Sie können sich bestimmt vorstellen, wie oft eine DC 3 damals zwischenlanden und Treibstoff aufnehmen musste. Bei jeder Landung gingen wir mit unserem Feuerlöscher etwas abseits und füllten mehr Trockeneis in unsere Behälter. Die Feuerlöscher veranstalteten dabei einen Heidenlärm.« Die Männer betätigten die Feuerlöscher möglichst weit vom

Flugzeug entfernt. »Wir wollten Fragen tunlichst aus dem Weg gehen.«

In Iowa war es Hultins Aufgabe, das Virus aus dem gefrorenen Lungengewebe zu isolieren. Er bediente sich dabei der Standardmethoden der Virologie, die noch immer von Wissenschaftlern angewandt werden, wenn sie lebende Grippeviren züchten. Zuerst löste er das Gewebe auf, indem er es in eine Salzlösung tauchte und in einer Zentrifuge schleuderte, um das Virus von Debris zu trennen. Dann setzte er der Flüssigkeit ein Antibiotikum zu, um alle vorhandenen Bakterien abzutöten – Viren sind unempfindlich gegen Antibiotika –, und war schließlich bereit, an die mühsame Arbeit zu gehen, die Flüssigkeit in angebrütete Hühnereier zu verimpfen. Zu diesem Zweck schnitt Hultin behutsam ein kleines Fenster in die Eierschale, sodass die zarte Haut darunter sichtbar wurde. In diese Öffnung spritzte er sodann die Flüssigkeit, die, wie er hoffte, das Virus von 1918 enthielt, indem er mit der Nadel durch die Membran direkt ins Eiweiß stach. Gemeinsam mit der Labortechnikerin Sally Whitney infizierte Hultin Hunderte von Eiern. »Wir haben eineinhalb Monate damit zugebracht, Eier zu infizieren, bis wir sämtliche Proben aufgebraucht hatten«, erzählte der Pathologe.

Danach habe er aufgeregt darauf gewartet, dass sich neue Viren bildeten. »Ich erinnere mich noch an all die schlaflosen Nächte. Ich konnte es nicht erwarten, bis es endlich wieder Tag wurde und ich ins Labor rennen und mir die Eier ansehen konnte«, sagte er.

Morgen für Morgen trieb ihn die Ungeduld schon in aller Frühe ins Labor, aber stets erwartete ihn dasselbe enttäuschende Ergebnis. Die Antibiotika hielten Bakterien fern. Die amniotische Flüssigkeit jedoch blieb klar. Kein Virus.

Enttäuscht hoffte Hultin, dass wenigstens seine anderen Versuche, das Grippevirus von 1918 wiederzubeleben, gelingen würden.

Er bereitete aus dem Lungengewebe Suspensionen und träufelte sie in die Nasenlöcher von Meerschweinchen, weißen Mäusen und – nach Shopes Vorbild – von Frettchen. Die Frettchen ließen nicht leicht mit sich arbeiten. Ein Labortechniker, der dicke Lederhandschuhe trug, musste die ungebärdigen Tiere halten, während Hultin ihnen Äther vor die Schnauzen hielt, bis sie einschliefen und er ihnen die Suspension zuführen konnte. »Die Tierchen wehrten sich wie wild, und sie waren ganz schön kräftig. Aber die Experimente mit ihnen waren sehr wichtig, denn Frettchen sind äußerst empfänglich für das Grippevirus«, erklärte Hultin.

Doch sämtliche Versuche des jungen Wissenschaftlers scheiterten. »Ich hatte sämtliche Proben aufgebraucht und nichts erreicht«, sagte er. »Es half alles nichts. Das Virus war tot.«

Hultin hatte gewisse Vorsichtsmaßnahmen getroffen, nur für den Fall, dass das Grippevirus doch noch lebte. Er und Whitney trugen Mundschutz und sterile Kittel; sie arbeiteten unter Entlüftungshauben, die wie Dunstabzüge in der Küche anmuteten. Es waren dieselben Vorkehrungen, die McKee für seine Arbeit mit den gefährlichen Tularämieerregern getroffen hatte, sagte Hultin. Sie entsprachen damals dem neuesten Stand der Technik.

Heute gelten solche Bedingungen als primitiv. Wenn Wissenschaftler mit tödlichen Viren wie zum Beispiel dem Ebola-Virus arbeiten, dann in einem speziellen, eigens dafür ausgestatteten Labor. Bevor sie es betreten, legen sie ihre gesamte Kleidung ab und alles, was sonst noch mit ihrer Haut in Berührung kommt, selbst Ringe und Kontaktlinsen. Sie schlüpfen in sterile Staubschutzanzüge, treten in einen

Raum, in dem Unterdruck herrscht – die Luft kann also nicht entweichen, nur von außen einströmen – und baden in ultraviolettem Licht, das Viren abtötet.

Danach streifen sie Latexhandschuhe über, befestigen die oberen Ränder an den Ärmeln, die Strümpfe an den Hosenbeinen, um die Anzüge dicht zu verschließen. Zuletzt schlüpfen sie in Raumanzüge mit Druckausgleich und schließen diese an Luftschläuche an. Ein solch ausgeklügeltes System gibt es weltweit nur in ganz wenigen Labors. Wenn man bedenkt, dass die Forscher einen derartigen Aufwand für nötig erachten, um das Ebola-Virus zu studieren, das zwar erschreckend tödlich ist, sich jedoch nur über das Blut oder eine andere Körperflüssigkeit eines Patienten überträgt, mutet es ein wenig seltsam an, dass jemand das Grippevirus von 1918 ohne spezielle Schutzmaßnahmen unter einer Dunstabzugshaube in einem offenen Labor studierte.

Doch derartige Sicherheitsvorkehrungen waren 1951 noch nicht erfunden worden, und Hultin kam gar nicht auf den Gedanken, dass er das Virus freisetzen könnte, während er seine Arbeit tat. Stattdessen wandte er wie ein Besessener jeden virologischen Kunstgriff an, um das Virus aus den Gewebeproben der Toten aus Alaska zu isolieren.

Hultin schrieb seine Ergebnisse niemals nieder, veröffentlichte keinen einzigen wissenschaftlichen Aufsatz über seinen gescheiterten Versuch, das Grippevirus von 1918 zu reaktivieren. »Ich dachte, dass ich ohnehin alles im Kopf hätte und es später immer noch aufschreiben könne«, sagte er. Sein sechsmonatiger Aufenthalt war auf zwei Jahre verlängert worden, nun stand er kurz vor der Magisterprüfung. »Es war mein Abschlussprojekt, und ich war gescheitert«, erzählte Hultin. »Ein positives Ergebnis wäre eine Sensation gewesen, aber leider war es negativ.«

Hultin nahm an, dass dies für ihn in Iowa das Aus bedeutete. Er würde seinen Magister machen und in seine Heimat zurückkehren. Er hatte keine große Lust auf Schweden, wo man »als Akademiker nur Aufstiegsmöglichkeiten hat, wenn zufällig ein anderer stirbt oder pensioniert wird«. Ihm graute vor den starren Hierarchien und dem Steuersystem, das ihn wie eine Strafe anmutete, vor diesem Leben »in engen Schranken«, die einen davon abhielten, neue Gebiete zu erschließen. Er hatte sich in Amerika verliebt, weil es ihm wie das krasse Gegenteil von Schweden erschien. Und so war er ein bisschen wehmütig, als seine zwei Jahre in Iowa sich dem Ende zuneigten. Es war ein großartiges Abenteuer gewesen, er wäre gern noch länger geblieben, aber seine Zeit war um.

Zu Hultins großem Erstaunen fragte ihn Roger Porter, der Leiter der mikrobiologischen Abteilung, ob er sein Medizinstudium nicht an der örtlichen Fakultät fortsetzen wolle. Hultin hatte so fest damit gerechnet, nach Schweden abreisen zu müssen, dass er sich bereits die Fahrkarten besorgt hatte. »Ich brauchte zwei Sekunden, um mich von meiner Überraschung zu erholen, eine dritte, um meine Entscheidung zu treffen, und eine letzte, um ja zu sagen«, erzählte er. »Dann rief ich meine Frau an. Ich wusste, dass sie einverstanden sein würde.«

»Die Gelegenheit, in Iowa Medizin zu studieren, war einmalig – ich konnte mein Glück kaum fassen«, erzählte Hultin. Es habe sogar ein ungeschriebenes Gesetz gegeben, das ausländischen Medizinstudenten den Zutritt zur Universität verwehrte, zumindest seien dahingehende Gerüchte im Umlauf gewesen. »Sie hatten dreißig Jahre zuvor einmal einen ausländischen Studenten aufgenommen und prompt Scherereien mit ihm gehabt. Ich konnte nie herausfinden, was er angestellt hatte«, erinnerte sich Hultin. Wie dem auch sei, mit all den GIs, die nach dem Krieg die Universitäten überschwemmten, hatte die Universität keinerlei Veranlassung, ihre Studienplätze an ausländische Studenten zu vergeben. Hultin konnte kaum glauben, dass man seinetwegen eine Ausnahme gemacht hatte.

Wahrscheinlich, so der Wissenschaftler, lag es daran, dass er der Universität zu einem Zeitpunkt zu positiven Schlagzeilen verholfen hatte, als sie sie gerade dringend nötig hatte. Als er aus Alaska zurückgekommen war, war die Universität in einen Skandal verwickelt gewesen. Eine junge Frau, die Tochter eines bekannten Ehemaligen, war unter mysteriösen Umständen ums Leben gekommen, und man hatte ihren Freund des Mordes beschuldigt. Die Universität hatte sich nach Kräften bemüht, den Zwischenfall zu vertuschen, aber irgendwie hatte die Öffentlichkeit davon Wind bekommen. Man hatte die Beschuldigungen gegen den jungen Mann jedoch schon bald fallen gelassen.

Die Universität brauchte dringend gute Presse«, erinnerte sich Hultin, »und meine Expedition nach Alaska war der Strohhalm, nach dem sie griff. Wahrscheinlich wurde deshalb soviel Aufhebens davon gemacht.« Das Pressebüro der Universität fragte Hultin sogar, ob er denn Interesse hätte, quer durch Iowa zu reisen und Diavorträge über sein Unternehmen zu halten.

Als im Herbst die Vorlesungen begannen, fiel Hultin der enorme Unterschied zur Universität von Uppsala auf, wo die Medizinerausbildung »eine lockere Angelegenheit war, frei von Versagensangst«, erinnerte er sich.

In Uppsala bestimmte der Dekan gleich am ersten Tag den Ton, als er die Medizinstudenten begrüßte: »Also, dann wollen wir uns mal ein paar Jahre lang amüsieren. Keine Sorge, ihr werdet alle den Abschluss schaffen.« Das Medizinstudium sollte sechs Jahre dauern. Aber der Dekan sagte zu den neuen Studenten: »Ich weiß, dass einige von euch sieben oder acht Jahre brauchen werden, aber das ist nicht so wichtig. Ich kenne einige Leute, die zehn Jahre gebraucht haben. Einer hat sogar fünfzehn Jahre gebraucht – sie sind alle irgendwie eingeschlafen. Ich kenne das. Mir ging's genauso.«

In Iowa waren die Studenten mit vollkommenem Ernst bei der Sache und äußerst ehrgeizig. Für sie war die Ausbildung ein Ticket zum Erfolg, die Eintrittskarte in einen Verdienstadel, in den nur die Besten Einlass finden. Die meisten Medizinstudenten hatten im Zweiten Weltkrieg gedient, waren reife, ernsthafte, sehr konkurrenzorientierte Männer und mit vollem Eifer bei der Sache.

Die Universität machte keinen Hehl daraus, dass nur die Besten es schaffen würden. Von anderen Studenten erfuhr Hultin, der als Student im zweiten Jahr begann, dass der Dekan vor den Erstsemestern zum Einstieg eine Ansprache hielt. Aber im Gegensatz zu der Begrüßungsrede, die er in Schweden gehört hatte, war sie alles andere als ermutigend. Der Dekan sagte vielmehr: »Prägt euch die Gesichter eurer Banknachbarn ein. Denn es kann gut sein, dass ihr sie in vier Jahren nicht mehr hier sehen werdet.«

Jeden Freitag um vier Uhr nachmittags hingen an der Tür des Dekans die Prüfungsergebnisse der einzelnen Kursteilnehmer aus, für alle Welt einsehbar, wobei die Studenten in der Reihenfolge ihrer Testergebnisse aufgelistet waren. Also begab man sich jeden Freitag mit zitternden Knien zum Büro des Dekans, um seinen Namen auf der Liste zu suchen. Hultin arbeitete so hart er konnte, büffelte wie wild. Dennoch gehörte er nur selten zu den besten zwanzig Prozent seiner Klasse. Noch schlimmer war das Wissen, dass man jederzeit, sogar ganz am Ende der Ausbildung, von der Fakultät gewiesen werden konnte, wenn die Leistungen den Anforderungen nicht genügten. Drei Studenten in Hultins Klasse hatten am Ende des vierten und letzten Jahres des Medizinstudiums in der letzten Prüfung versagt. Einer durfte die Prüfung wiederholen, schaffte sie und erhielt sein Medizindiplom. Die anderen wurden abgewiesen, ohne Diplom.

»So viele blieben auf der Strecke«, erinnerte sich Hultin mit Bedauern. »Ich arbeitete wirklich hart, aber ich gehörte nie zu den Besten – nicht einmal annähernd. Einmal war ich Nummer 16 in einem Kurs, der aus 104 Studenten bestand, und ich dachte mir: ›Das ist doch nicht zu glauben! Fünfzehn, die besser waren als ich. Wie kann man bloß so viel wissen?‹«

Er schaffte seinen Abschluss und ließ sich schließlich in Kalifornien nieder, wo er in San Francisco und Los Gatos als Pathologe praktizierte. Dreißig Jahre lang. Er führte ein angenehmes Leben. Zu Hause, in seinem tadellosen Büro, in dem jeder Quadratzentimeter mit Schriften und Büchern ausgefüllt ist, hängt eine große Weltkarte an der Wand, die voller Fähnchen steckt. Jedes dieser Fähnchen steht für eine Reise, und so beweist die Karte, dass er schon in jedem Winkel der Erde war. In seiner Freizeit baute er ein Vierteljahrhundert lang an einem Ferienhaus in der Sierra Nevada. Es ist die Replik eines norwegischen Blockhauses aus dem vierzehnten Jahrhundert. Er verbringt jetzt viel Zeit dort und bewahrt auch den Schädel des Riesenbisons dort auf, den Otto Geist ihm 1949 zum Geschenk machte.

Hin und wieder erinnert sich Hultin an jene denkwürdige Reise nach Alaska, durch die sein Interesse an der Grippe entfacht worden war, das ihn sein Leben lang nicht mehr losließ.

»Ich habe sämtliche Publikationen über die Grippe gesammelt«, erzählte Hultin.

Eine bemerkenswerte Entdeckung jagte die andere. Man fand heraus, wie das Grippevirus in die Zellen eindringt. Wie alle Viren können auch Influenzaerreger nicht alleine leben, sondern brauchen Wirtszellen, um sich zu vermehren. Sie bedienen sich der fremden Zellmoleküle und bauen sich daraus eine Maschine, die nichts anderes tut, als Zehntausende von Viren zu produzieren. Das Grippevirus benötigt zwei Proteine, um in eine Zelle einzudringen und sie wieder zu verlassen: zum einen das Hämagglutinin, das rote Blutkörperchen agglutiniert und mit dessen Hilfe das Virus sich in die Zelle drängt, zum anderen die Neuraminidase, die die Zelle sprengt, sodass die neu entstandenen Viren freikommen und weitere Zellen infizieren. Die Hämagglutinin- und Neuraminidase-Proteine ragen aus der Oberfläche des Virus heraus und sind die Zielscheiben für die Immunabwehr des Körpers, der versucht die Virusinvasion zu stoppen.

Die zwei viralen Proteine, das Hämagglutinin und die Neuraminidase, bestimmen einen Grippestamm, weshalb Wissenschaftler die unterschiedlichen Stämme nach ihren jeweiligen Hämagglutinin- und Neuraminidase-Proteinen benennen. Ein Stamm, der beispielsweise 1946 auf der ganzen Welt verbreitet war, hieß H1N1. 1956 löste der Stamm H2N2 – beide Proteine hatten seit 1946 eine genetische Veränderung erfahren – eine Epidemie aus. Die Epidemie 1968 wurde von einem Virus ausgelöst, dessen Hämagglutinin sich seit 1956 verändert hatte, dessen Neuraminidase jedoch unverändert geblieben war. Man nannte den Stamm daher H3N2.

Im Kampf zwischen angreifenden Viren und verteidigendem Immunsystem stellen weiße Blutkörperchen Antikörper her, die sich an die Hämagglutinin- und Neuraminidase-Proteine eines Grippevirus heften, um es auf diese Weise zu blockieren und zu entschärfen. Aber es kann Tage dauern, bis sich genügend Antikörper gebildet haben, um eine Grippeinfektion zu stoppen, außer Viren vom selben Stamm haben den Körper schon einmal infiziert. In diesem Fall kann das Immunsystem schnell seine Kräfte mobilisieren und das Virus blockieren, bevor es Schaden anrichtet. Erfährt das Grippevirus dramatische Veränderungen in seinen Hämagglutinin- oder Neuraminidase-Genen, ist der Körper ihm schutzlos ausgeliefert. Aus diesem Grund kommt es immer wieder zu Pandemien.

Aber der Körper besitzt noch einen Schutz vor der Grippe, wie Wissenschaftler 1957 herausfanden, eine Art natürliches Antibiotikum, das Viren vernichtet. Es ist ein Protein namens Interferon, das von weißen Blutkörperchen ausgeschieden wird, den Viren die Kontrolle über die Zellen abringt und diese dazu bringt, eine Vielfalt von Proteinen zu produzieren, die die Viren unschädlich machen. Das wichtigste dieser Proteine ist die Phosphokinase-RNA, kurz PKR, die RNA-Viren – auch das Influenzavirus – an der Vermehrung hindert.

Hultin war über all diese Entdeckungen auf dem Laufenden, wobei er besonders auf Grippepandemien achtete und immer wieder feststellte, wie sehr der Mensch gerade dem Influenzavirus schutzlos ausgeliefert war.

Da war die Pandemie 1946, für die man zum ersten Mal einen Grippeimpfstoff zur Verfügung hatte. Aber dieser Impfstoff war auf den Grippestamm des Vorjahres abgestimmt gewesen – die Wissenschaftler hatten nicht damit gerechnet, dass sich in den Genen des Virus in so kurzer Zeit so viel verändern würde, dass ihr Impfstoff keine Wirkung mehr haben würde, wenn man ihn den Leuten verabreichte. Dann die 1957er Pandemie, die »asiatische« Grippe, die in China ihren Anfang nahm und von dort aus über die Erde fegte. Wieder blieb der Impfstoff ohne Wirkung. 1968 wütete die Hongkong-Grippe; auch sie begann in Asien. Diesmal hatten sich die Impfstoffhersteller gewappnet, aber nur wenige Amerikaner fanden es der Mühe wert, sich impfen zu lassen. Obwohl keine dieser Epidemien auch nur annähernd so tödlich war wie die Grippe von 1918, machte Hultin sich Sorgen. Wenn Impfstoffhersteller wüssten, wie dieses spezielle Virus aufgebaut war, könnten sie einen wirksamen Impfstoff dagegen produzieren und der Öffentlichkeit klarmachen, wie wichtig es war, sich zu schützen. Auf diese Weise würde das Virus von 1918, falls beziehungsweise sobald es erneut käme, was Hultin durchaus für wahrscheinlich hielt, weit weniger Schaden anrichten.

Als die 1957er Pandemie ausbrach, dachte Hultin an Alaska. Als die 1968er Pandemie auftauchte, setzte er sich mit Wissenschaftlern in Berkeley, Kalifornien, in Verbindung, und machte ihnen den Vorschlag, noch einmal in den Norden zu fahren und nach Grippeopfern zu suchen. Der Plan fiel ins Wasser, und so wartete er, bis es sich aufgrund neuer wissenschaftlicher Erkenntnisse lohnen würde, wieder nach Brevig zu reisen und das Virus zu suchen, das die Grippe von 1918 ausgelöst hatte. »Ich wusste, dass es früher oder später so weit sein würde.«

5
Schweinegrippe

Am Mittwoch, dem 4. Februar 1976, fühlte der achtzehnjährige Gefreite David Lewis sich fiebrig und angeschlagen. Seine Nase lief, der Kopf tat ihm weh, und er hatte Schüttelfrost. Als er sich krankmeldete, schickte man ihn wieder zu Bett. Den ganzen Tag über waren seine Sinne vom Fieber benebelt, verfiel er immer wieder in einen unruhigen Schlaf. Trotzdem überwand er sich am Abend, das Bett zu verlassen. Er war ein neuer Rekrut in Fort Dix im Zentrum New Jerseys. Seine Einheit brach zu einem Fünf-Meilen-Marsch auf, und er war fest entschlossen, sich nicht davor zu drücken. Doch unterwegs fühlte Lewis sich zunehmend schlechter. Das Atmen fiel ihm schwer, er bekam nicht genügend Luft in die Lungen. Schließlich brach er zusammen und wurde eilig ins Lazarett gebracht, wo er wenige Stunden später verstarb. Die Diagnose: Grippe mit schwerer Lungenentzündung.[1]

Die erste Reaktion in Fort Dix war Entsetzen und Ungläubigkeit. Lewis war noch ein Teenager gewesen, kerngesund, ohne die geringste Spur einer chronischen Erkrankung, in ausgezeichneter körperlicher Verfassung. Aber nur wenige Tage später stand den Militärärzten in Fort Dix und den Spezialisten der Gesundheitsbehörde eine weitere Überraschung ins Haus, und sie mussten sich die Frage stellen, ob

Lewis einer Verkettung tragischer Umstände zum Opfer gefallen war oder ob mehr hinter seinem Tod steckte. War es denkbar, dass das Unfassbare nun doch eingetreten war? Konnte Lewis' Tod ein erster Hinweis darauf sein, dass die Grippe von 1918 zurückgekehrt war?

Die Krankheit hatte sich vor einem Monat rasch unter den Soldaten verbreitet. Einige Männer lagen mit Schüttelfrost und Fieber im Bett, aber die meisten ignorierten ihren Schnupfen und ihr Unwohlsein ganz einfach.

Oberst Joseph Bartley, der für die medizinische Vorsorge in Fort Dix verantwortlich war, blieb zuversichtlich. Er war sicher, dass die Männer sich lediglich ein Adenovirus zugezogen hatten, ein harmloses Virus, das den gewöhnlichen Schnupfen und eventuell leichte grippeähnliche Symptome auslöst. Als Dr. Martin Goldfield, der stellvertretende Leiter der Gesundheitsbehörde in New Jersey, ihm widersprach und auf Influenza tippte, war Bartley so sicher, dass es sich nur um ein Adenovirus handelte, dass er mit Goldfield eine Wette einging.[2] Um seine Theorie zu beweisen, schickte er am 29. Januar ein paar Rachenabstriche kranker Soldaten zur Untersuchung in ein medizinisches Labor. Mit einer Wette unter Kollegen und einem toten Soldaten begann also das, was man entweder als Generalprobe für den Ernstfall, der dann doch nicht eintrat, betrachten darf, oder als eine der größten Katastrophen des Gesundheitswesens in der Geschichte der Medizin. Es war eine Episode, deren Ausgang uns eine Lehre sein sollte. Denn noch heute, mehr als zwei Jahrzehnte später, weiß man nicht genau, ob die Wissenschaftler damals hätten anders entscheiden können, und ob sie sich, wenn sie heute noch einmal vor der Wahl stünden, radikal anders entscheiden würden. Das Ganze ist nicht leicht zu durchschauen. Zweifellos aber handelte es sich dabei um ein nationales Experiment mit albtraumhaften Zügen.

Die Affäre zeigte, wie sich lückenhaftes Wissen und echte Ängste in der politischen Arena zu Gewissheiten aufblasen, die mehr auf Hörensagen als auf Tatsachen beruhen. Hier zeigte sich wieder einmal das unnachahmliche Talent der Presse, Phänomene, die zufällig zur selben Zeit auftreten, kausal aufeinander zu beziehen und mit ihren Behauptungen Panik zu schüren. Von ihrem Anfang in New Jersey bis zu ihrem kläglichen Ende in den Gerichtssälen der Nation war die Affäre ein anschaulicher Beweis dafür, wie heftig der Geist der Grippe von 1918 in den Köpfen der Leute noch immer sein Unwesen trieb.

Als Bartley mit Goldfield die Wette einging, war er der festen Überzeugung, dass die Krankheit in Fort Dix von einem Adenovirus ausgelöst worden war. In Fort Meade, Maryland, hatten Soldaten über dieselben Symptome geklagt wie die Männer im nicht allzu weit entfernten Fort Dix – Schüttelfrost, Fieber, Schnupfen. Als Amtsärzte Proben der Patienten in Fort Meade zur Untersuchung ins Labor schickten, kam heraus, dass sie von einem Adenovirus befallen waren. Und zumal dieser Virustyp in jedem Winter sein Unwesen trieb, war es nicht sonderlich überraschend, dass auch die Männer in Fort Dix davon befallen waren.

Der Winter von 1975–76 war schneidend kalt, und das eisige Wetter hielt selbst hartgesottene Männer in den warmen Stuben. Grauer, verkrusteter Schnee türmte sich auf den Parkplätzen und säumte die Straßen. Überall – im Bus, in der U-Bahn, im Klassenzimmer und im Büro – husteten und niesten die Menschen. Fort Dix war der ideale Ort für ein Adenovirus. Am Neujahrstag kamen ein paar tausend neue Rekruten an, gemeinsam mit ihren Ausbildern, die aus dem Weihnachtsurlaub zurückkehrten. In diesem großen Schmelztiegel kamen Männer aus sämtlichen Teilen des Landes zusammen, und so war es kein Wunder, dass hier eine Erkrankung der Atemwege schnell um sich griff. Allerdings schien der verantwortliche Erreger nicht besonders gefährlich zu sein, ein weiteres Argument zu Gunsten eines Adenovirus.

Daher die Wette.

Sie wurde schnell entschieden. Bartley schickte einige Rachenabstriche kranker Männer aus Fort Dix zur Analyse an das Labor der Gesundheitsbehörde in New Jersey. Wenige Tage später kam das Ergebnis. Elf der neunzehn Proben enthielten ein Grippevirus, das in diesem Jahr vorherrschte und unter dem Namen A/Victoria bekannt war, nach der australischen Stadt Victoria, wo es im Jahr zuvor zum ersten Mal aufgetaucht war. Bartley hatte die Wette verloren.

Die virologischen Tests waren etwas verwirrend. Das Problem waren die Proben, die ein anderes als das A/Victoria-Virus enthielten. Obwohl sieben davon auf ein Grippevirus verwiesen, konnten die Experten in New Jersey den Virusstamm nicht bestimmen. Das ist an sich noch kein Grund zur Sorge, machte jedoch weitere Nachforschungen erforderlich. Deshalb sandte Goldfield, der Epidemiologe im Labor in New Jersey, die Proben an die CDC, die Seuchenkontrollbehörde in Atlanta, deren Spezialisten weit bessere Methoden hatten, um ein Virus zu bestimmen, und auch in schwierigen Fällen Rat wussten.

In der Zwischenzeit erkrankten weitere Soldaten in Fort Dix. Als Lewis starb, sandten seine Ärzte sofort einen Rachenabstrich zur Analyse ins Labor nach New Jersey.

Obwohl die Virologen in dieser Probe ein Grippevirus isolierten, konnten sie es nicht näher bestimmen. Die Viren eines anderen Soldaten aus Fort Dix, der ungefähr zur selben Zeit krank geworden war wie Lewis, konnten sie ebenso wenig identifizieren. Goldfield sandte die beiden Proben daher ebenfalls an die Seuchenkontrollbehörde. Als die dortigen Virologen die beiden zusätzlichen Proben aus New Jersey erhielten, hatten sie ihre Analyse der sieben früheren Proben bereits abgeschlossen. Fünf davon enthielten, wie sich herausstellte, das A/Victoria-Virus. Aber in zweien fanden sie einen Erreger, der sich ihren Tests widersetzte, sodass weitere Analysen erforderlich waren. Die beiden späteren Proben, eine davon die von Lewis, enthielten ebenfalls dieses geheimnisvolle Virus. Demnach hatten sich vier Männer mit einem Grippevirus infiziert, das sich nicht ohne weiteres identifizieren ließ.

Das Labor in der Seuchenkontrollbehörde brauchte eine Woche, um das Virus zu identifizieren. Es war ein Schweinegrippevirus, eng verwandt, wenn nicht gar identisch mit dem Virus, das man dank der Detektivarbeit von Wissenschaftlern wie Richard Shope in den Dreißigern für den Auslöser der Pandemie von 1918 hielt. Der Beweis war ein immunologischer Test, der mittlerweile Standard war: Antikörper, die Schweinegrippeviren befielen und unschädlich machten, setzten auch dieses neue Virus außer Gefecht. Der Versuch ging folgendermaßen: Man züchte das Virus in einem angebrüteten Hühnerei, nehme die von Viren wimmelnde trübe Flüssigkeit und mische sie mit Blut. Verklumpen die roten Blutkörperchen, ist ein Virus vorhanden. Dann mische man das Virus mit Antikörpern gegen spezifische Grippestämme und wiederhole den Versuch mit den roten Blutkörperchen. Stößt man auf den passenden Grippestamm, werden die Viren durch die Antikörper außer Gefecht gesetzt, und die roten Blutkörperchen verklumpen nicht mehr.

Ein Antikörpernachweis war kein ausreichender Beweis dafür, dass das Virus in Fort Dix und das Virus von 1918 identisch waren. Schließlich hatte man das 1918er Virus nie isoliert, und der einzige Hinweis darauf, dass es sich dabei um ein Schweinegrippevirus handelte, war das merkwürdige Vorhandensein von Antikörpern gegen Schweinegrippe in Personen, die jene Grippe überlebt hatten. Personen, die nach 1918 geboren waren, hatten diesen Antikörper nicht im Blut. Wissenschaftler wussten, dass Viren, die vom selben Antikörper angegriffen werden, entweder identisch oder nah verwandt sind. Und Antikörper gegen Schweinegrippeviren hängen sich nicht an gewöhnliche Grippeviren.

Natürlich hatten sich Schweine auch nach 1918 des Öfteren mit Grippe infiziert, aber das Virus hatte sich stets auf Schweine beschränkt. Nur in seltenen Fällen übertrug ein an Grippe erkranktes Schwein das Virus auf einen Menschen und löste eine leichte Grippe bei ihm aus. Aber damit war die Verbreitung beendet. Die Grippe übertrug sich nicht von der infizierten Person auf andere Menschen. Die bekannten Arten der Schweineinfluenza schienen unter den Menschen keine Epidemie auslösen zu können. Und tödlich waren sie auch nicht.

Das Phänomen in Fort Dix warf einige Fragen auf. Hier gab es weit und breit keine Schweine, die die Soldaten hätten infizieren können, und das bedeutete, dass die Schweinegrippe sich von Mensch zu Mensch übertragen haben musste. Und einer der vier infizierten Männer war gestorben.

Am Donnerstag, dem 12. Februar, acht Tage nach dem Tod von David Lewis, warf Dr. Walter Dowdle an der Seuchenkontrollbehörde, der die Leitung des Labors innehatte, einen Blick auf die Laborberichte der Virologen und las, dass in Fort Dix ein Mann an der Schweinegrippe gestorben war und einige Männer sich bei ihm angesteckt hatten. Er wusste, dass dies ein kritischer Moment war.

Die Umstände erinnerten zu sehr an die Grippe von 1918, um nicht zu beunruhigen – ein junger Mann, gesund und kräftig, wurde krank und erlag nur wenige Tage später seinem mysteriösen Leiden. Die Männer in Fort Dix waren noch dazu im idealen Alter, um sich mit einer Grippe zu infizieren, die Ähnlichkeiten mit der schrecklichen Seuche von 1918 aufwies. Nur Menschen, die weit über fünfzig waren, hätten die Grippe von 1918 überstehen und Antikörper bilden können, die sie vor dem Virus schützten. Das bedeutete, dass junge Menschen, also ein Großteil der Bevölkerung, in großer Gefahr schwebten, falls das Virus erneut ausbrechen würde.

Dowdle wusste, dass die Beamten der Bundesgesundheitsbehörde vor einem Dilemma standen. Sie konnten die Möglichkeit, dass die Krankheit in Fort Dix mit der Grippe von 1918 identisch war, doch nicht einfach ignorieren! Sollte dem wirklich so sein, hatten sie keine Zeit zu verlieren. Inzwischen wussten Wissenschaftler, wie man Grippeviren isoliert und bestimmt und wie man Impfstoffe erhält. Es würde zwar Monate dauern, bis ein neuer Grippeimpfstoff hergestellt war, aber vielleicht war der Zwischenfall in Fort Dix eine von Gott gesandte Warnung, die früh genug kam, um eine ähnliche Katastrophe wie die von 1918 zu verhüten. Falls sich tatsächlich ein Grippevirus in der Bevölkerung ausbreiten und zahlreiche Menschenleben fordern sollte, würde es im darauffolgenden Herbst wiederkehren, wenn neue Grippestämme, die im Jahr davor entstanden waren, aktiv wurden. Das bedeutete, dass Pharmabetriebe, wenn sie sämtliche Kapazitäten ausschöpften, imstande sein müssten, ausreichend Impfstoff zu produzieren, um alle Amerikaner vor der neuen Schweinegrippe zu schützen.

Vorher galt es allerdings ein paar Probleme zu lösen, vor allem ein organisatorisches: Niemand hatte jemals versucht, die gesamte Bevölkerung eines Landes gegen Grippe zu impfen, und es war kaum vorstellbar, dass man so viel Impfstoff herstellen konnte. Das andere Problem war wissenschaftlicher Natur: Bislang waren die Daten noch viel zu dürftig, als dass ein solcher Aufwand zu begründen wäre.

Einfache Lösungen gab es nicht.

Aber weil diese neue Entwicklung so wichtig war, rief Dowdle den Leiter der Seuchenkontrollbehörde, Dr. David Sencer, außerhalb der üblichen Sprechstunden zu Hause an, um ihn die erschreckende Neuigkeit wissen zu lassen. Natürlich konnte es sich auch um falschen Alarm handeln, das Labor mochte einen Fehler begangen haben, weshalb Sencer die Virologen anwies, ihre Tests am nächsten Tag zu wiederholen.

Am 13. Februar testete man also die Proben ein zweites Mal, aber es würde Tage dauern, bis man ein Ergebnis bekäme. Angesichts der möglichen Tragweite des Befunds beschloss Sencer, nicht so lange zu warten. Er berief für den nächsten Tag eine Krisensitzung ein.

Natürlich war die Entdeckung im höchsten Maße beunruhigend. Was Sencers Sorge noch verstärkte, war sein Wissen, dass führende Virologen wie Dr. Edwin D. Kilbourne, damals Vorsitzender der mikrobiologischen Abteilung an der Mount Sinai School of Medicine in New York, der Ansicht waren, dass Grippeepidemien in ungefähr elfjährigen Intervallen ausbrachen. Das Virus, so Kilbourne, mutiere in periodischer Regelmäßigkeit und lasse sich daher nur schwer bekämpfen. Die letzte Pandemie habe 1968 stattgefunden, was bedeute, dass 1976 die Zeit beinahe reif sei für einen neuen Grippestamm. Zufällig erschien an dem Tag, als die Virologen der Seuchenkontrollbehörde das Virus in Fort Dix als Schweinegrippe identifizierten, in der *New York Times* ein Artikel von Kilbourne, in dem er das periodische Auftreten von Influenza-Pandemien beschrieb und vor einer neuen Pandemie warnte, die mit großer Wahrscheinlichkeit demnächst zu erwarten sei.

»Im Nachhinein muss ich sagen, dass meine Beweggründe falsch waren«, sagte Kilbourne über seinen Artikel. Er beobachtete mit wachsender Sorge, dass sich Grippeviren ungefähr alle zehn Jahre merklich veränderten und somit periodisch wiederkehrende Pandemien auslösten. Der Grund dafür sei, erklärte er, dass das Virus eine begrenzte Anzahl von Proteinen zur Verfügung hat, um sie an der Oberfläche zu präsentieren. Und diese Proteine scheint es zyklisch zu variieren, um der Gefahr entgegenzuwirken, dass Menschen gegen einen Stamm immun werden, weil sie ihm schon einmal ausgesetzt waren.

Die Erfahrung schien ihm Recht zu geben. Das Virus der asiatischen Grippe von 1957 ähnelte angeblich einem Stamm, der sich 1889 über die ganze Welt verbreitet hatte. Das Virus der Hongkong-Grippe von 1968 glich dem Stamm, der 1898 eine Pandemie ausgelöst hatte. Es würde ihn daher nicht überraschen, so Kilbourne, wenn 1979 eine Grippe auftauchen würde, die jener von 1918 ähnlich war.

Obwohl Kilbourne einige Vorbehalte hatte, anhand der wenigen Daten von einer gewaltigen Veränderung des Grippevirus zu sprechen, beschloss er weiterzumachen. In seinem Artikel brachte Kilbourne in knappen Worten seinen Standpunkt zum Ausdruck, schrieb, dass seit den vierziger Jahren des zwanzigsten Jahrhunderts am Ende eines jeden Jahrzehnts eine Grippeepidemie ausgebrochen sei – in Intervallen von exakt elf Jahren – 1946, 1957, 1968. »Eine einfache Rechnung sagt uns, dass 1968 plus elf 1979 ergibt, und so beschwöre ich diejenigen, die um die Volksgesundheit bemüht sind, unverzüglich Vorkehrungen gegen eine bevorstehende Katastrophe zu treffen.«

Kilbourne fügte hinzu, dass Impfstoffe es bislang nicht geschafft hätten, Menschen vor Grippeepidemien zu schützen, aber das hieße noch lange nicht, dass Impfstoffe grundsätzlich keinen Schutz bieten *könnten.* »Vernünftige und wirksame Impfstoffe gegen die Grippe sind schon seit dreißig Jahren verfügbar«, schrieb er, »aber nicht einmal die Pandemien in jüngster Vergangenheit wurden durch menschliches Eingreifen bedeutend beeinflusst. Sobald die nächste pandemische Grippe auftaucht, müssen wir unsere gut gemeinten, aber unkoordinierten Bemühungen der Vergangenheit dringend verbessern, die lediglich aus widersprüchlichen Anweisungen an die Bevölkerung, einer ungenügenden Herstellung und unzulänglichen Verteilung von Impfstoff bestanden haben.«

Während Kilbourne über eine bevorstehende Pandemie und mögliche Rückkehr des Grippevirus von 1918 nachgrübelte, trafen sich Virologen und Funktionäre des Gesundheitswesens, um sich wegen des Virus in Fort Dix zu beraten. An besagtem Freitag, dem 13., als Sencer beschloss, seine Krisensitzung abzuhalten, rief Goldfield Kilbourne an, informierte ihn über das Virus in Fort Dix und versprach, ihm vier Proben des Schweinegrippevirus nach New York zu schicken. Goldfield kannte Kilbourne – die beiden hatten zusammen studiert – und bat ihn daher ohne Umschweife, das neue Virus in seinem Labor zu züchten, schnell wachsende Stämme hervorzubringen, die sich nötigenfalls zur Gewinnung eines Serums gegen die Schweinegrippe eigneten. Das Schweinegrippevirus, das man von den Soldaten in Fort Dix isoliert hatte, gedieh schlecht im Labor, es musste in einen schnell wachsenden Stamm umgewandelt werden, wenn daraus ein Impfstoff werden sollte.

Kilbourne war weltweit der beste Mann für diese Aufgabe. Er hatte von jedem neuen Grippestamm, der in den letzten zehn Jahren aufgetaucht war, Varianten hergestellt. Und falls das Schweinegrippevirus, das man in Fort Dix gefunden hatte, tatsächlich ein Vorbote der wiederkehrenden Grippe von 1918 sein sollte, durfte man keine Zeit verlieren.

»Ich war äußerst interessiert«, sagte Kilbourne. Er erkannte, dass sein Artikel, der damals so übertrieben schien, plötzlich wie eine düstere Prophezeiung anmutete. »Ich dachte mir, ›Vielleicht hattest du damals doch Recht‹«, erinnerte sich Kilbourne. Er wartete ungeduldig auf das Virus, das am Montagmorgen bei ihm eintreffen sollte.

Am Samstag, dem 14. Februar, begann um 11 Uhr vormittags Sencers Krisensitzung. Im Gebäude der Seuchenkontrollbehörde in Atlanta hatten sich die Verantwortlichen des amerikanischen Gesundheitswesens zu einer geheimen Sitzung eingefunden. Sie wollten sich über das Fort-Dix-Virus informieren und dann entscheiden, was zu tun war.[3]

Es war eine illustre Schar einflussreicher Männer in verantwortungsvollen Positionen, die nötigenfalls die Macht hatten, unverzüglich Maßnahmen zu ergreifen. Anwesend waren Dr. John Seal vom Institut für Allergien und ansteckende Krankheiten der National Institutes of Health, das sich mit der Eindämmung von Epidemien befasste; Dr. Harry Meyer, der Vorsitzende der biologischen Abteilung der Food and Drug Administration, der amerikanischen Verbraucherschutzbehörde, in deren Aufgabenbereich Qualitätskontrollen und die Freigabe neuer Arzneimittel fallen; Goldfield von der Gesundheitsbehörde in New Jersey; und schließlich Oberst Philip Russel und Oberst Franklin Top vom Walter Reed Institute, einem militärischen Forschungszentrum, das für die Gesundheit von Millionen Armeeangehöriger verantwortlich war.

Die Männer waren sehr ernst und zu Beginn ein wenig

nervös. Jeder versuchte das Gespräch auf die Wissenschaft zu konzentrieren. Sencer ergriff das Wort, forderte Dowdle auf, die Schweinegrippe zu erläutern und die Labortests zu beschreiben, die zeigten, dass die Männer in Fort Dix, von denen einer gestorben sei, sich mit einem Schweinegrippevirus infiziert hatten. Dann diskutierte man über die Verlässlichkeit dieser Tests. Konnten die Ergebnisse falsch sein, waren die Forscher einer Verunreinigung aufgesessen? Goldfield versprach, neue Proben des mutmaßlichen Schweinegrippevirus an die Seuchenkontrollbehörde zu schicken und sie noch einmal testen zu lassen, diesmal jedoch in einem keimfreien Labor, in dem man noch nie zuvor Grippeviren untersucht hatte.

Aber wie sollte man die Ausbreitung der Schweinegrippeepidemie – falls es überhaupt eine war – feststellen? Die Armee versicherte, ihre Ärzte würden den Soldaten in Fort Dix, die an Schweinegrippe erkrankt und wieder genesen waren, weitere Proben entnehmen. Das Gesundheitsministerium in New Jersey schlug vor, Personen zu untersuchen, die in der Nähe von Fort Dix lebten. Womöglich hatte sich das Schweinegrippevirus bereits auf die Zivilbevölkerung übertragen. Seal meinte, dass das Institut für Allergien und ansteckende Krankheiten eine landesweite Studie ansetzen solle, um herauszufinden, wie weit sich die Schweinegrippe bereits verbreitet hatte.

Natürlich brannte den Anwesenden vor allem eine Frage auf der Seele: Genügten vier Fälle von Schweinegrippe, um von den ersten Anzeichen einer neuen Pandemie zu sprechen? Jedoch allein die Möglichkeit, so Dr. Arthur M. Silverstein von der medizinischen Fakultät der Johns-Hopkins-Universität, der 1976 zum beratenden Gesundheitsausschuss des Senats gehörte, habe die Männer nervös gemacht; jeder habe klare Stellungnahmen vermieden und die Folgen einer

Pandemie heruntergespielt, als könne bereits die Erwähnung der Grippe von 1918 deren Rückkehr heraufbeschwören. Und dennoch, fügte er hinzu, »spukte dieser Albtraum in unseren Köpfen herum«. Viele Entscheidungen, die an diesem Tag fielen, zeigten, dass man auf das Schlimmste gefasst war, nämlich auf die Rückkehr der Grippe von 1918.

Die Gruppe beschloss, Antikörper gegen Schweinegrippe produzieren und testen zu lassen, damit man im Ernstfall gewappnet wäre. Antikörper herzustellen ist nicht schwer. Man braucht das Virus nur Tieren zu injizieren, zum Beispiel Meerschweinchen oder Frettchen oder auch Hühnern, ein paar Wochen zu warten, bis die Tiere – die an einer menschlichen Grippe weder erkranken noch sterben – große Proteine herstellen, die den Erreger bekämpfen. Die Antikörper erscheinen im strohfarbenen Blutserum, in dem die roten Blutkörperchen schwimmen.

Während der Krisensitzung in Atlanta kam man überein, dass man schleunigst einen Impfstoff vorbereiten wolle. Also wurde, für alle Fälle, die Herstellung großer Mengen des vor kurzem isolierten Schweinegrippevirus angeordnet. Die Seuchenkontrollbehörde würde spezielle Virusstämme herstellen, die sich in angebrüteten Eiern schnell vermehrten, eine Notwendigkeit, wenn man genügend Viren für ein Impfprogramm produzieren wollte, das die gesamte Nation erfasste. Goldfield verkündete, er sei dieser Entscheidung zuvorgekommen und habe bereits Virusproben an Kilbourne gesandt. Meyer von der Food and Drug Administration versprach, dass seine Behörde die besonderen Grippestämme, sobald sie fertig seien, an Pharmakonzerne schicken würde, sodass man dort die Produktion eines Impfstoffs gegen Schweinegrippe in die Wege leiten konnte.

Zudem werde man untersuchen, ob sich das Virus weiter ausbreite, und falls ja, mit welcher Geschwindigkeit es sich bewegte. Dazu müsse man das Blut von sämtlichen Personen testen, die an einer grippeähnlichen Krankheit litten. Einige Wochen später würde man denselben Personen noch einmal Blut entnehmen – in dieser Zeit produziere der Körper in ausreichender Menge Antikörper. Man würde das Blut der Patienten auf Antikörper testen, also den Nachweis erbringen, dass bestimmte Proteine das Schweinegrippevirus blockierten und auf diese Weise ein Verklumpen der roten Blutkörperchen verhinderten. Falls die Personen nicht schon früher an dieser Grippe erkrankt waren, dürfte ihr Blut – außer sie waren 1918 bereits auf der Welt – keine Schweinegrippe-Antikörper aufweisen. Wenn sich die Patienten an einer Schweinegrippe infiziert hatten, würde das Blut, das man ihnen einige Wochen nach ihrer Krankheit entnahm, von Antikörpern gegen diesen Grippestamm nur so wimmeln.

Die Sitzungsteilnehmer wussten außerdem, dass sie auf die wesentlichste Frage keine Antwort hatten: War das Schweinegrippevirus, das man in den Soldaten aus Fort Dix gefunden hatte, der Vorbote einer neuen Pandemie von 1918 oder völlig belanglos, ein schwacher Erreger, der sich nur selten von einem Menschen auf den anderen übertrug und falls er es doch einmal tat, nicht viel Schaden anrichtete? Es war in der Umgebung von Fort Dix noch zu keiner tödlichen Epidemie gekommen, und so herrschte große Unsicherheit. Man machte sich Gedanken, wie man die Öffentlichkeit informieren sollte. Niemand wollte eine Panik heraufbeschwören, aber wenn man die Information allzu lange zurückhielt, stand zu befürchten, dass man von Presse und Öffentlichkeit zerfleischt wurde.

Am Montag, dem 16. Februar, betrat Kilbourne sein Labor und hielt Ausschau nach Goldfields Päckchen, das die Viren enthalten sollte. Es war nirgends zu finden. Kilbourne war ernsthaft in Sorge, befürchtete schon, dass die Ampullen mit den möglicherweise tödlichen Viren weiß Gott wo verloren gegangen und zerbrochen waren. Doch wie sich bald herausstellte, gab es eine ganz harmlose Erklärung für das Ausbleiben des Päckchens. Dieser Montag, der 16. Februar, war George Washingtons Geburtstag, ein Nationalfeiertag. Kilbourne würde einfach noch einen Tag warten müssen, bis er die vier Glasampullen mit den schwarzen Schraubverschlüssen, die das Fort-Dix-Virus enthielten, öffnen konnte.

Am 17. Februar berichtete das virologische Labor der Seuchenkontrollbehörde, dass die neuen Tests abgeschlossen waren, und bestätigte, dass die Männer in Fort Dix sich mit Schweinegrippe infiziert hatten. Am selben Tag begann Kilbourne das Virus in angebrütete Eier zu injizieren und Virusstämme zu züchten, die sich für einen Impfstoff eigneten. Kilbourne war sich der Gefahr bewusst, die der Umgang mit einem möglicherweise tödlichen Grippevirus mit sich brachte. Er beschloss daher, nur mit seiner Labortechnikerin Barbara Pokorny zu arbeiten, und zwar in einem abgeschlossenen Raum.[4] Die hochtechnisierten Schutzvorrichtungen, die man heutzutage beim Umgang mit tödlichen Viren benutzt, waren 1976 noch nicht verfügbar. Kilbourne erzählte niemandem außer Pokorny, mit welcher Art Viren sie es zu tun hatten. Pokorny sagte Monate später dem Wissenschaftsjournalisten Harold Schmeck, dass sie ihr Schweigegelübde nicht brechen würde. »Ich ließ niemanden ins Labor«, sagte sie. »Die müssen mich für verrückt gehalten haben.«

In der Zwischenzeit beschlossen Regierungsbeamte, dass es an der Zeit wäre, die Öffentlichkeit über die Schweinegrippe in Fort Dix aufzuklären. Sie hätten zwar lieber noch gewartet, bis sie mit Sicherheit sagen konnten, was für ein Grippevirus grassierte, befürchteten jedoch, dass die Presse zuvor von der Krankheit Wind bekam.

Auf jeden Fall musste die Öffentlichkeit mit größtmöglichem Feingefühl von der Bedrohung in Kenntnis gesetzt werden. Niemand wollte eine Panik auslösen, zumal immer noch nicht klar war, wie gefährlich diese Schweinegrippe war und ob sie sich im ganzen Land verbreiten würde. Also berief Sencer von der Seuchenkontrollbehörde für den 19. Februar eine Pressekonferenz ein. Es kamen zwar fast ausschließlich Reporter aus dem nahe gelegenen Atlanta, aber mittels einer Konferenzschaltung konnte die Presse des ganzen Landes daran teilnehmen. Sencer hatte ursprünglich vorgehabt, die Diskussion so zurückhaltend wie möglich zu gestalten und Parallelen mit 1918 tunlichst zu vermeiden. Doch nach der offiziellen Verlautbarung, als die Journalisten Gelegenheit hatten, Fragen zu stellen, zogen ein paar misstrauische Reporter den heiklen Vergleich.

In der *New York Times* schrieb Harold Schmeck einen Kommentar, dessen Überschrift lautete: »Mögliche Rückkehr des Grippevirus«. Der Artikel begann mit einem Verweis auf 1918: »Heute wurde die Möglichkeit in Betracht gezogen, dass das Virus, das die schlimmste Grippe seit Menschengedenken auslöste, nämlich die Pandemie von 1918/19, wiederkommen könnte.« *NBC news* sagte im Großen und Ganzen dasselbe und zeigte Bilder von 1918, die Leute in den Straßen mit Gazemasken zeigen, die sie vor einer Ansteckung mit der tödlichen Krankheit schützen sollten.[5]

Am Tag nach der Pressekonferenz – an diesem Tag war auch Schmecks Artikel in der *New York Times* erschienen – fand ein weiteres Treffen von Regierungswissenschaftlern statt. Zu den Teilnehmern zählten auch Kilbourne und Albert Sabin. Man hatte wenig Neues zu berichten – ein paar

Soldaten hatten sich mit einem Schweinegrippevirus infiziert, einer davon war gestorben, es gab keinerlei Hinweise auf eine neue Pandemie. Dennoch, erzählte Silverstein, »war die Stimmung aus unerklärlichen Gründen von ›Was wäre wenn ...‹ zu ›Da haben wir's‹ umgeschlagen. Plötzlich schienen sich alle einig zu sein, dass die Grippefälle in New Jersey tatsächlich die Vorboten einer ernsteren, ansteckenderen Krankheit waren: Während sich das genaue Ausmaß des Risikos unmöglich bestimmen ließ, deutete alles, was man über die Grippe wusste, darauf hin, dass tatsächlich eine gewisse Gefahr der Ausbreitung bestand und dass Vorsicht geboten war.«[6]

Die Teilnehmer der Versammlung bemühten sich gemeinsam um eine Lösung der organisatorischen Probleme: Wie konnte man die Herstellung und die Testphase eines Impfstoffs gegen Schweinegrippe beschleunigen, wie eine landesweite Kampagne in die Wege leiten, die darauf abzielte, jeden einzelnen Amerikaner gegen Schweinegrippe zu immunisieren?

In der Zwischenzeit behielten Ärzte die Situation in Fort Dix weiterhin im Auge. Dort wurden immer noch Soldaten krank, aber fast alle hatten sich mit dem A/Victoria-Virus angesteckt. Dennoch gab es ein paar beunruhigende Anzeichen dafür, dass auch die Schweinegrippe aktiv war. Virologen wiesen das Virus in einem Mann nach, der im Februar erkrankt war, und acht Männer, die inzwischen wieder gesund waren, hatten Antikörper gegen Schweinegrippe im Blut. Als man das Blut sämtlicher Soldaten in Fort Dix nach Antikörpern gegen das Schweinegrippevirus untersuchte, wurde man bei 500 fündig, und dies bedeutete, dass auch sie sich mit dem Virus infiziert hatten. Zivilisten dagegen, die in der Nähe des Forts wohnten, hatten sich offensichtlich nur A/Victoria zugezogen. Dasselbe galt für Personen in anderen Regionen

New Jerseys. Und als man weitere Armeestützpunkte unter die Lupe nahm, konnte man keine Schweinegrippe mehr finden. Auch die National Institutes of Health und Beamte der Gesundheitsbehörden stellten keine Fälle von Schweinegrippe unter den Zivilisten fest. Als die Seuchenkontrollbehörde die Weltgesundheitsorganisation bat, in anderen Ländern nach Fällen von Schweinegrippe zu suchen, hieß es, man könne im Ausland das Virus nirgends nachweisen.

Goldfield sprach ein Jahr später offen über das Dilemma. »Wir befanden uns in einer ziemlich heiklen Lage. Ein völlig neuer Virusstamm war wie aus dem Nichts aufgetaucht und anscheinend in der ersten Februarwoche wieder verschwunden. Offenbar hatte er dem Wettkampf mit A/Victoria nicht standhalten können. Dabei hatte es noch keinen Fall gegeben, wo ein völlig neuer A-Stamm aufgetaucht war, sich von einem Menschen auf den anderen übertrug und am Ende nicht pandemisch wurde. Die Wahrscheinlichkeit, dass der neue Stamm in Fort Dix seinen Ursprung hatte und zufällig rechtzeitig von uns entdeckt werden konnte, ist so gering, dass man sie eigentlich nicht in Betracht ziehen kann.«[7]

Kilbourne sagte, auch er sei ratlos gewesen, als man keine Anzeichen dafür fand, dass das Schweinegrippevirus sich verbreitet hatte. »Nach Fort Dix tat sich längere Zeit gar nichts; trotz der Treibhaussituation in den Armeeunterkünften griff das Virus nicht auf die Zivilbevölkerung über.«

Dafür gab es eine plausible Erklärung. »Das Grippevirus scheint ohnehin im Frühling und im Sommer regelmäßig zu verschwinden. Wir wissen jetzt, dass es nicht wirklich verschwindet«, fügte Kilbourne hinzu und erklärte, dass Grippeinfektionen im Sommer zwar weniger häufig seien, aber trotzdem vorkämen. »Manche Personen holen sich waschechte Grippeinfektionen, mit Fieber, Muskel- und Gliederschmerzen. Andere entwickeln nur ein paar der Symptome –

Schnupfen, erhöhte Temperatur –, die sie mit dem vagen Begriff ›Sommergrippe‹ abtun. Andere sind infiziert und können das Virus weitergeben, spüren selbst aber keinerlei Beschwerden.« Kilbourne fügte hinzu, dass sogar bei Pandemien mindestens sieben Prozent der infizierten Personen ohne Symptome bleiben. Ein Grund, warum die Grippe im Sommer nicht so weit verbreitet ist, ist der Umstand, dass das Virus in feuchter Umgebung schneller stirbt. Um sich auszubreiten und zu gedeihen, benötigt es die trockene Winterluft, weshalb Grippeepidemien mit der Ankunft des Frühlings scheinbar verschwinden.

Obwohl das Schweinegrippevirus sich offenbar nicht ausbreitete, hatte Kilbourne das Gefühl, dass man nicht damit spaßen sollte. Allmählich wurde es wärmer, der Frühling kam. »Ich hatte Angst, dass das Virus sich irgendwo einnisten würde, um dann im Herbst erneut zuzuschlagen«, sagte er. Mit einem Impfprogramm, fügte er hinzu, »hatten wir zum ersten Mal in der Geschichte die Chance, einer Pandemie vorzubeugen«.

»Natürlich hätten wir lieber noch gewartet, bis wir mehr Beweismittel gehabt hätten«, sagte Kilbourne damals in einem Interview. »Aber in dieser prekären Lage glaubten wir uns diesen Luxus nicht erlauben zu können.«[8]

Ein Jahr später, in einer offiziellen Analyse der Schweineinfluenza-Katastrophe, schrieben Richard Neustadt und Harvey Fineberg, zwei medizinische Experten: »Ein Toter, dreizehn Kranke und an die fünfhundert Rekruten, die sich mit dem Virus infiziert, ihm aber widerstanden hatten – und das alles in einem einzigen Armeelager –, waren im März, dem letzten Grippemonat in der Nördlichen Hemisphäre, weltweit die einzigen Fälle von Schweinegrippe, die sich erwiesenermaßen von Mensch zu Mensch übertragen hatten.«[9]

Aber es gab keine Zeit zu verlieren, wenn Impfstoffhersteller sich auf eine Immunisierungskampagne gegen Schweinegrippe vorbereiten sollten. Normalerweise beschloss im Januar ein vom Gesundheitsminister ausgewähltes Team, welche Grippeimpfstoffe für das kommende Jahr hergestellt werden sollten. Im Januar 1976 hatte das Komitee Impfstoffe gegen die A/Victoria-Grippe vorgeschlagen, um die 40 Millionen Amerikaner zu schützen, die über fünfundsechzig oder chronisch krank waren. Ende Februar hatten die vier Pharmaunternehmen, die Grippeimpfstoffe herstellen, bereits an die 20 Millionen Dosen Impfstoff gegen die A/Victoria-Grippe produziert.[10] Diese Strategie galt es nun natürlich zu überdenken.

Kilbourne hatte sich in der Zwischenzeit nur auf die Züchtung eines schnell wachsenden Grippestamms konzentriert, der sich für die Impfstoffherstellung eignete. Er und sein Assistent brauchten zwei Wochen, um ihn zu entwickeln. Sie nannten ihn X-53, und obwohl sie erst ein paar Teelöffel Viren produziert hatten, begannen sie umgehend mit der Verteilung. Am Wochenende des 27. Februar sandten die National Institutes of Health, die Seuchenkontrollbehörde und ein pharmazeutischer Konzern Kuriere in Kilbournes Labor, um Virenproben abzuholen. Eine Woche später arbeiteten vier Impfstoffhersteller mit Kilbournes Virus und versuchten einen Impfstoff gegen die Schweinegrippe zu erhalten.

Das Impfstoffkomitee sollte erst noch tagen. Man wusste, dass das nächste Treffen der Teilnehmer am 10. März von herausragender Bedeutung sein würde. Am Vortag traf Sencer sich mit seinem Team, um sich darauf vorzubereiten. Dowdle, der auch dazugehörte, erinnerte sich an das Dilemma:

»Uns allen war klar, dass wir nicht mit Bestimmtheit sagen

konnten, ob das Virus sich ausbreiten würde. Wir wussten nur, dass es sich in Fort Dix von einer Person auf die andere übertragen hatte. Außerdem war klar, dass die Bevölkerung keine Abwehrkörper gegen dieses Virus gebildet hatte, zumindest nicht Personen unter 50 (oder vielleicht 62).« Das habe bedeutet, sagte er, dass »die meisten Menschen gefährdet waren, ganz besonders junge Erwachsene. Man musste zumindest die *Möglichkeit* in Erwägung ziehen, dass eine sich zur Pandemie ausweitende Seuche ausbrach.«[11]

Und obwohl es ganz danach aussah, als hätte das Virus, nachdem es nur wenige Männer infiziert hatte, Fort Dix wieder verlassen, gab es keine Garantie, dass es wirklich fort war, sagte Dowdle. »Eine Grippe ist unberechenbar. Sechs Wochen waren eine kurze Zeit. Wir mussten unsere Befürchtung zu Protokoll geben, dass wir die Möglichkeit einer Pandemie nicht ausschließen konnten.«

Die Schwierigkeit, so Kilbourne, lag darin, das Risiko einzuschätzen. Als Berater und Befürworter des vorgeschlagenen Impfprogramms habe er es schwierig gefunden, »in klaren, verständlichen Worten eine wissenschaftliche Begründung zu liefern, die sich auf den Zusammenhang zwischen dem neuen Virus und dem tödlichen Erreger von 1918 stützte«.[12] Das Fort-Dix-Virus kam vom Schwein, aber diese Information genügte den Wissenschaftlern nicht. Sie hatten keine Möglichkeit, die Gefährlichkeit eines Virus einzuschätzen, solange sie es nicht in Aktion gesehen hatten. Außerdem konnten sie das Fort-Dix-Virus nicht mit dem Virus von 1918 vergleichen, weil sie von Letzterem keine Proben zur Verfügung hatten.

Kilbourne beschrieb die schwierige Situation: »Deshalb konnte man nur sagen, das Fort-Dix-Virus sei eventuell verheerender, genauso verheerend oder weniger verheerend als das Virus von 1918. Die wenigen klinischen Daten über bestätigte Schweinegrippefälle reichten nicht aus, um das Potential des Virus zu beurteilen, aber der Umstand, dass ein junger Rekrut sich damit infiziert hatte und an schwerer Lungenentzündung gestorben war, war nicht gerade beruhigend.«

Sollte sich die Regierung tatsächlich für eine landesweite Immunisierungskampagne gegen die Schweinegrippe entscheiden, dann war höchste Eile geboten. Es würde Monate dauern, um den Impfstoff herzustellen, und weitere acht bis zehn Wochen, um sämtliche Staaten damit zu beliefern; es wäre das allererste Mal, dass so viele Leute geimpft würden. Nach einer Impfung dauert es zwei Wochen, bis jemand gegen die Grippe immun wird. Also würden ab der Herstellung des Serums mindestens drei Monate ins Land gehen, bis ein Großteil der amerikanischen Bevölkerung erfolgreich immunisiert wäre.

Eine Möglichkeit war, das Serum herzustellen und zu lagern, abzuwarten, ob sich wirklich eine tödliche Pandemie anbahnte. Diese Entscheidung könnte sich jedoch als fatal erweisen, entschieden die Wissenschaftler in der Versammlung, zumal die Grippe sich über Nacht auf der ganzen Welt verbreiten konnte. »Besser, man lagert das Serum in Menschen anstatt in Kisten«, bemerkte einer der Sitzungsteilnehmer.[13]

Aber Dowdle und andere waren nicht sehr begeistert von der Idee, eine Immmunisierung der ganzen Nation in die Wege zu leiten. Neustadt und Fineberg interviewten einen der Teilnehmer an der Besprechung, die am 9. März an der Seuchenkontrollbehörde stattgefunden hatte. Dieser wollte anonym bleiben und erklärte:

»Der Seuchenkontrollbehörde brachte das Ganze nichts ein als einen Haufen Ärger. Eine Grippesaison lag hinter uns, bis zur nächsten blieb noch etwas Zeit. Was lag näher, als alle

Welt zu immunisieren? Doch solange wir diese Maßnahme unterstützten, mussten wir alles andere beiseite legen.«

»Mal angenommen, es käme zu einer Influenza-Pandemie«, fügte der besagte anonyme Sitzungsteilnehmer hinzu. »Ein Immunisierungsprogramm muss unweigerlich in einer Katastrophe enden.« Wer sich nicht rechtzeitig impfen lassen könne, sei verärgert, weil er der Grippe ausgeliefert war. Wer geimpft sei und sich ein anderes Virus einfange, das er für die Grippe halte, sei sauer, weil er annehmen müsse, dass das Serum keine Wirkung zeige. Am Ende hätte man es mit Millionen von verärgerten Menschen zu tun. Eine Wiederholung von 1918 sei in der Tat sehr unwahrscheinlich. Aber, so der Teilnehmer, »wer konnte schon hundertprozentig sicher sein? Und falls es doch passierte, waren wir dran.«

Wenn man dagegen annehme, dass keine Pandemie im Anmarsch war, dann könne man der Seuchenkontrollbehörde den Vorwurf machen, so der Wissenschaftler, dass sie den Teufel an die Wand gemalt habe und sinnlos Gelder verschwende. Die Behörde würde von allen gescholten, von den Geimpften wie von denen, die die Impfungen durchführten. »Wir konnten nicht gewinnen«, schloss der Wissenschaftler.[14]

Die endgültige Entscheidung am 9. März war jedoch vorhersehbar. Immerhin bestand die Aufgabe dieser Leute in erster Linie darin, die Volksgesundheit zu gewährleisten und Krankheiten zu verhindern. »Besser ein Impfstoff ohne Epidemie als eine Epidemie ohne Impfstoff«, folgerte Kilbourne.

Als das Beratungskomitee am darauffolgenden Tag zusammentrat, herrschte eine knisternde Atmosphäre im Raum. In Kürze würde man das Immunisierungsvorhaben der Öffentlichkeit unterbreiten. Neben Angehörigen der Presse waren auch Wissenschaftler wie Kilbourne gekommen, der bereits hatte durchblicken lassen, dass er die Immunisierungskampagne befürwortete.

Heute, über zwanzig Jahre später, mag man Schwierigkeiten haben, die Beweggründe der Verantwortlichen von damals zu verstehen. Deshalb sollte man sich den detaillierten Bericht der beiden Politikwissenschaftler Neustadt und Fineberg durchlesen, die ein Jahr später im Auftrag von Joseph Califano, dem Staatssekretär für Gesundheit, Erziehung und Wohlfahrt, die Teilnehmer des Komitees befragten, was sie zu ihrer Entscheidung bewogen hatte.

Sie baten jeden Beteiligten um seine persönliche Meinung zu den Vorgängen vor einem Jahr, und wenn diese von seinen Äußerungen vor der Presse abwich, fragten sie ihn, weshalb er gegen seine Überzeugung gehandelt hätte; auf diese Weise versuchten sie die Hintergründe zu rekonstruieren.

Neustadt und Fineberg erfuhren, dass jeder Teilnehmer des Beratungskomitees sich insgeheim ausgerechnet hatte, mit welcher Wahrscheinlichkeit eine gefährliche Grippeepidemie zu erwarten war. Ihre Schätzungen bewegten sich in einem Rahmen zwischen zwei und zwanzig Prozent, aber niemand sprach darüber. »Alle behielten ihre Schätzungen für sich«, schrieben Neustadt und Fineberg. »Schließlich konnten sie sich dabei nicht auf wissenschaftliche Fakten, sondern nur auf ihr persönliches Urteil berufen. Heute sprechen sie offen darüber, damals hielten sie sich zurück.«[15]

War es denn fair von den beiden Politikexperten, fragte sich Kilbourne, der Gruppe die Schuld zuzuschieben, vorgeblich ihre Gedanken zu lesen? »Ich persönlich hätte es zum damaligen Zeitpunkt für absurd gehalten, das Risiko in Zahlen auszudrücken«, sagte er. »Denn selbst wenn die Chancen 100 zu 1 gegen eine Pandemie gestanden hätten, so wäre man immer noch ein viel zu hohes Risiko eingegangen.«

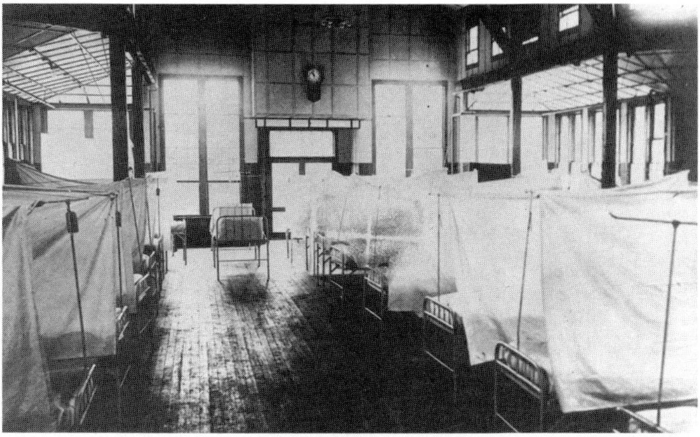

Grippepatienten im General Hospital in New Haven, Connecticut, im Jahre 1918. Um die Ansteckungsgefahr einzudämmen, wurden Laken zwischen die Betten gehängt.
(*Mit freundlicher Genehmigung der National Archives, 165-WW 269 B-40*)

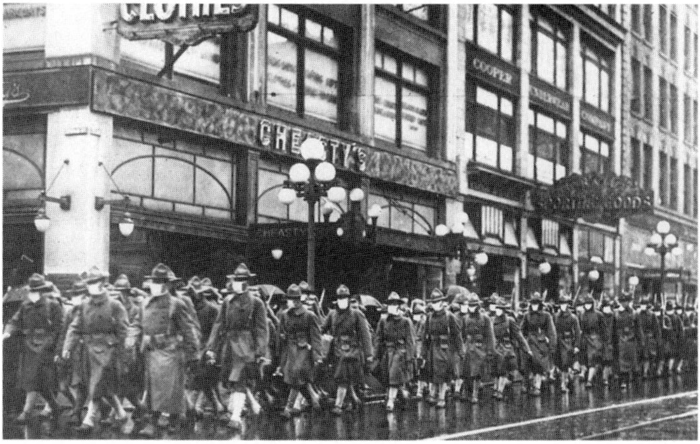

Gesundheitsbehörden verteilten Gazemasken, um der Ausbreitung des Virus entgegenzuwirken. Hier marschiert das 39. Regiment, auf dem Weg nach Frankreich, durch die Straßen von Seattle, Washington. Jeder Soldat trägt einen Mundschutz, den das Rote Kreuz zur Verfügung stellte.
(*Mit freundlicher Genehmigung der National Archives, 165-WW 269 B-8*)

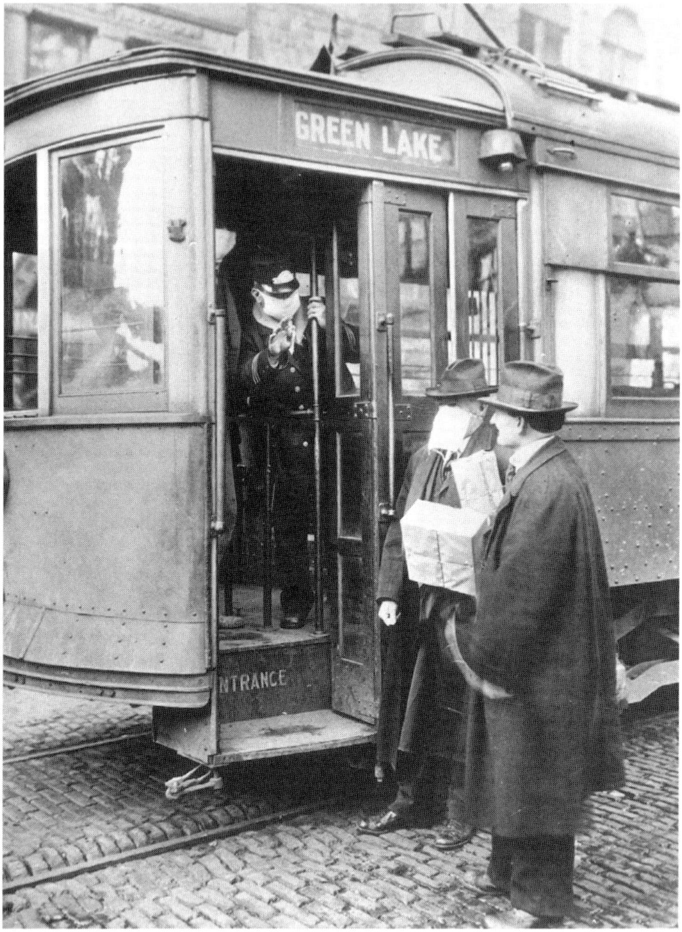

Ein Mann wird von einem
Straßenbahnschaffner in Seattle
daran gehindert,
den Wagen zu betreten,
weil er keinen Mundschutz trägt.
(*Mit freundlicher Genehmigung
der National Archives,
165-WW 269 B-11*)

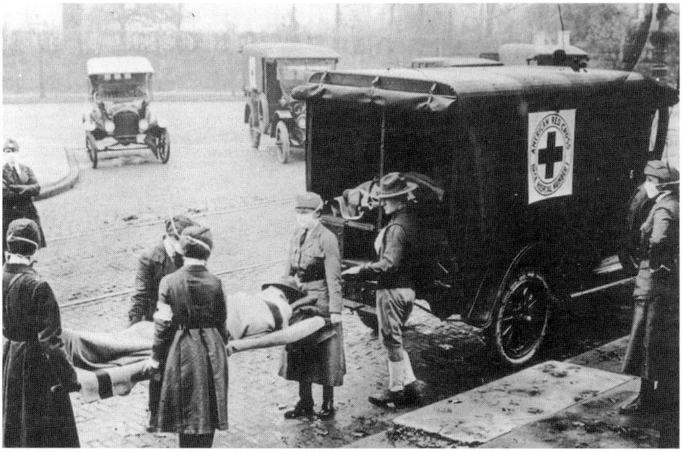

In St. Louis, Missouri, laden Sanitäter vom Roten Kreuz ein Grippeopfer in den Krankenwagen. (*Mit freundlicher Genehmigung der National Archives, 165-WW 269-B-3*)

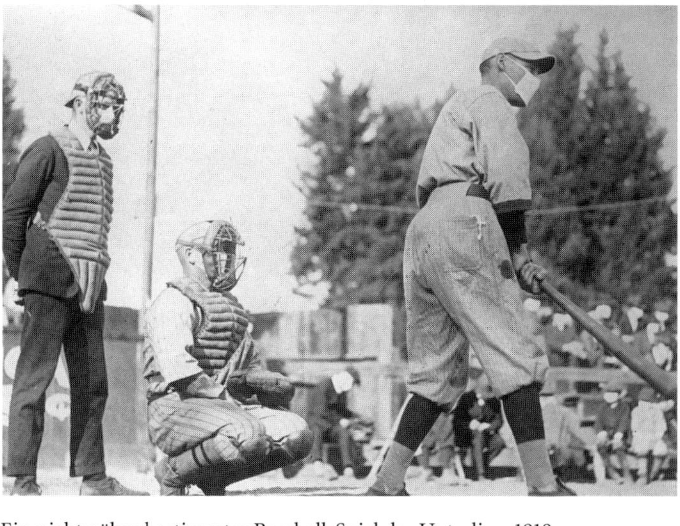

Ein nicht näher bestimmtes Baseball-Spiel der Unterliga, 1918. (*Mit freundlicher Genehmigung von Stanley B. Burns, M.D., und des Burns Archive*)

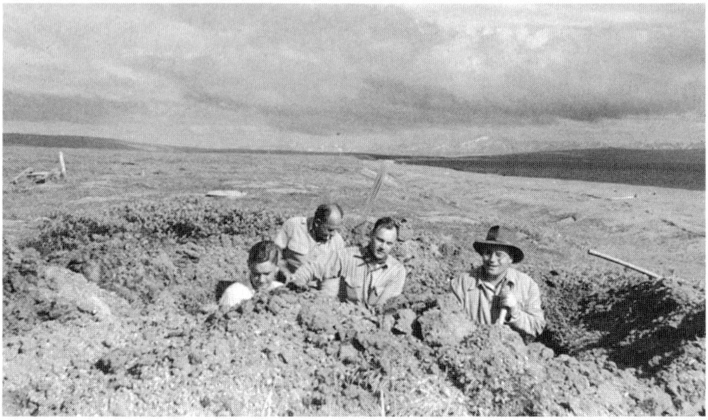

Johan Hultin und seine Kollegen in Brevig, Alaska, im Juni 1951. Die Wissenschaftler stehen im Massengrab der Grippeopfer, deren Leichen seit 1918 im Dauerfrostboden begraben waren. Von links: Hultin, Otto Geist, Jack Layton und Albert McKee.
(*Mit freundlicher Genehmigung von John Hultin*)

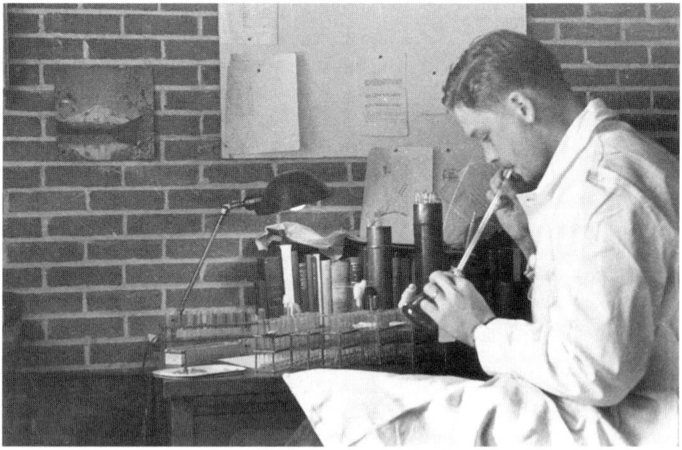

Johan Hultin 1951 in der mikrobiologischen Abteilung der Universität von Iowa. Er glaubte, das Virus in der amniotischen Flüssigkeit von angebrüteten Hühnereiern anzüchten zu können.
(*Mit freundlicher Genehmigung von John Hultin*)

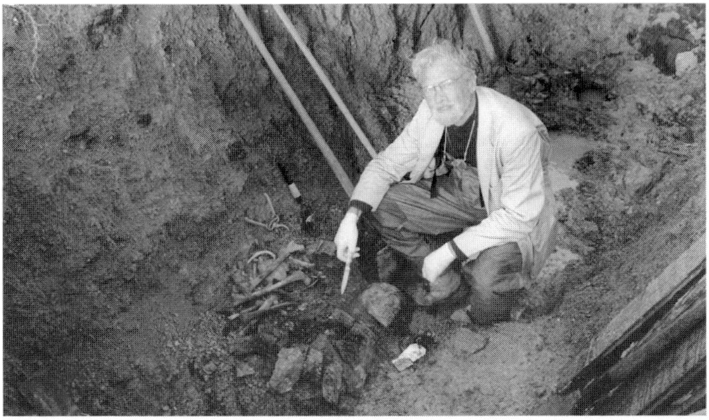

Im August 1997 kehrte Johan Hultin zum Massengrab in Brevig, Alaska, zurück, um erneut gefrorenen Leichen Lungengewebe zu entnehmen. Er fand die Leiche einer Frau, deren Lunge sich seit 1918 erhalten hatte.
(*Mit freundlicher Genehmigung von John Hultin*)

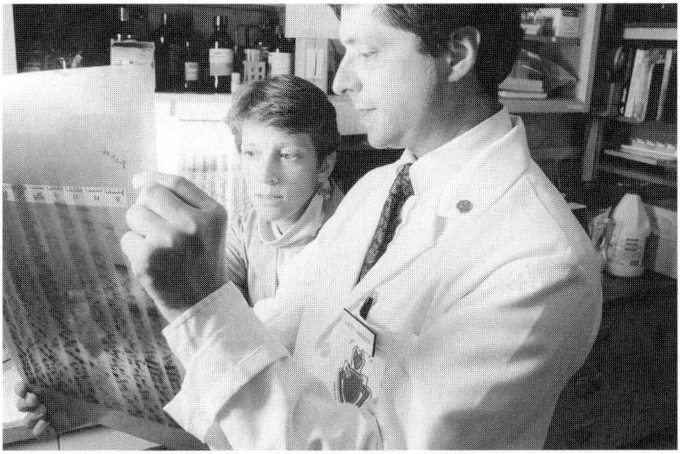

Jeffery Taubenberger und Ann Reid untersuchen DNA-Sequenzen am Armed Forces Institute of Pathology in Washington, D. C. Sie studieren Gewebeproben von Opfern der Grippe von 1918, um herauszufinden, warum das Virus so tödlich war.
(*Mit freundlicher Genehmigung von Eric Haase*)

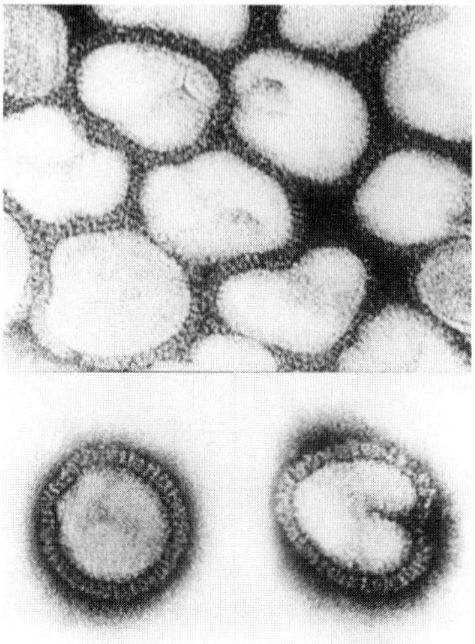

Eine Aufnahme aus dem Elektronenmikroskop: Influenzavirus vom Typ A/PR/8/34, das 1934 in Puerto Rico isoliert wurde. (*Mit freundlicher Genehmigung von M-T. Hsu und Peter Palese*)

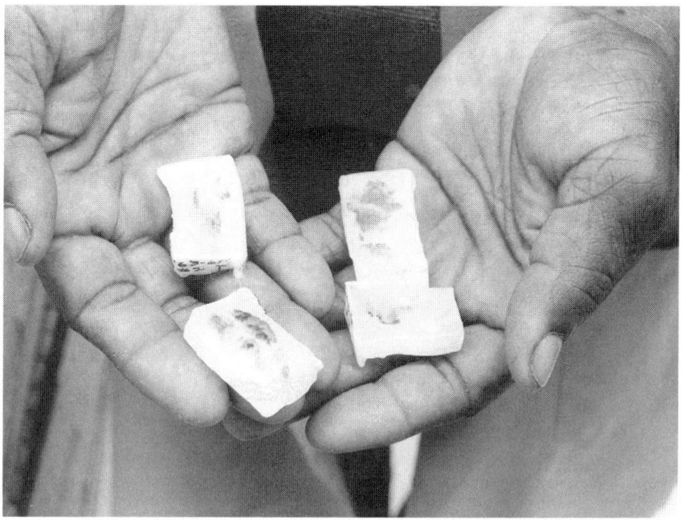

In Paraffin konservierte Lungengewebeproben von Opfern der Grippe von 1918. Im Gewebeprobenlager des Armed Forces Institute of Pathology werden insgesamt über drei Millionen Gewebeproben aufbewahrt. (*Mit freundlicher Genehmigung von Eric Haase*)

Neustadt und Ernest R. May, ein Geschichtswissenschaftler an der Harvard University, analysierten später die ausschlaggebenden Momente zugunsten des Schweinegrippeimpfstoffs. Wie so oft bei schwerwiegenden Entscheidungen, so die beiden Reporter, hätten sich die Verantwortlichen im Nachhinein gefragt: »Was in drei Teufels Namen haben wir uns nur dabei gedacht?«[16]

Die Sitzung des Impfstoffkomitees am 10. März war ein Wendepunkt in der Geschichte, und sie zeigt uns, dass das Gespenst von 1918 sogar nüchterne Wissenschaftler in die Knie zwang.

Neustadt und May betonen, dass die Experten auf dem Treffen vom 10. März nie offen zugaben, wie sie die Wahrscheinlichkeit beurteilten, dass Amerika von einer tödlichen Grippeepidemie heimgesucht wurde, falls die Nation keine Vorkehrungen träfe und die Bevölkerung immunisiere. Das sei, sagten sie, ein grober Fehler gewesen. Experten zu öffentlichen Stellungnahmen zu zwingen, sei eine der besten Methoden, um die Schwächen eines Arguments bloßzulegen. Natürlich, fuhren sie fort, hätten die Bundesbeamten, bevor sie eine so folgenschwere Entscheidung wie die einer landesweiten Immunisierungskampagne trafen, die Mediziner bitten sollen, ihnen in aller Offenheit zu sagen, wie ihrer Ansicht nach die Chancen standen, dass der Nation eine tödliche Seuche drohte. »Wenn Ärzte und ihre Kollegen in der Forschung sich einer Sache nicht sicher sind, dann sollten sie einen Experten zu Rate ziehen, der in Regierungsangelegenheiten erfahren ist«, sagten sie. »Sobald man sich unterschiedliche Prognosen angehört hat, kann man seine Entscheidung treffen. Wichtig ist, dass der Experte, bevor der wissenschaftliche Laie ja oder nein sagen muss, seinen Ausgangspunkt vor anderen Experten offenlegt und nicht vorschnell auf ›falls‹ ein ›dann‹ folgen lässt.«[17]

Noch eine Möglichkeit, Personen heimliche Spekulationen und nicht laut geäußerte Meinungen zu entlocken, ist die sogenannte »Alexanderfrage«, wie Neustadt und May sie nach einem der Männer nennen, die an der Sitzung am 10. März teilgenommen haben, Dr. Russell Alexander, Professor für Gesundheitsfragen an der Washington University. Alexander stellte der Gruppe eine Frage, die Neustadt und May für so treffend hielten, dass sich ihrer Ansicht nach viele Fehler vermeiden ließen, wenn politische Strategen es sich zur Gewohnheit machten, »Alexanderfragen« zu stellen.

Besagte Frage war ebenso einfach wie genial: Welche Information, so Alexander, könnte das Komitee dazu veranlassen, seine Meinung zu ändern, was die Notwendigkeit betraf, die gesamte Nation zu immunisieren? Genüge dem Komitee der Beweis, dass jeder Fall von Schweinegrippe harmlos verlief, um es von seinem Entschluss wieder abzubringen? Oder der Umstand, dass außer den Soldaten in Fort Dix niemand an Schweinegrippe erkrankt war? Sei es von Bedeutung, wann und wo jemand erkrankt sei?[18]

Als Alexander während der Sitzung diese Fragen stellte, so Neustadt und May, »erhielt er keine Antwort. Dabei hatte er den Nagel auf den Kopf getroffen. Hätte man ihm Beachtung geschenkt, hätte seine Frage vielleicht anderere Fragen nach sich gezogen, die ebenfalls niemand stellte, zum Beispiel, ob das Präparat möglicherweise Nebenwirkungen hatte, wie die Impfungen ablaufen sollten, wer sie beaufsichtigen würde, die Frage nach der Schwere der Fälle und der Ausbreitung der Krankheit, die Frage nach der Lagerung des Serums und so weiter.« In der Tat, so Neustadt und May, hätte Alexanders Frage Kausalzusammenhänge ans Licht gebracht, die scheinbar durch vergangene Erfahrungen Gültigkeit hatten. Sie hätte gezeigt, wie viel Macht der bedrohliche Vergleich mit der Grippe von 1918 hatte und dass nicht genügend wissenschaftliche Daten vorhanden waren, um eine Entscheidung zu rechtfertigen.

Obwohl man seiner Frage ausgewichen war, riet Alexander zur Vorsicht, schlug vor, das Serum herzustellen und vorerst zu lagern, bis man ganz sicher sei, dass eine gefährliche Pandemie im Anmarsch war. Aber Alexander war ein zurückhaltender Mensch, jemand, der anderen seinen eigenen Standpunkt nicht aufdrängte. Er schwang keine Reden, sagte überhaupt nur sehr wenig. Alexander habe, so Neustadt und Fineberg, in der Tat eher »leidenschaftslos« gewirkt und so sanft, »dass andere Mitglieder, die wir gesprochen haben, sich nur vage daran erinnern, dass er etwas von ›Lagern‹ sagte«.[19]

Als Neustadt und Fineberg für ihren Bericht über die Schweinegrippeaffäre Informationen zusammentrugen und Alexander interviewten, sagte dieser: »Meiner Ansicht nach ist immer Vorsicht geboten, wenn man dem menschlichen Organismus Fremdstoffe zuführt. Erst recht, wenn es sich um 200 Millionen Organismen handelt. Man sollte in diesem Zusammenhang eher konservativ entscheiden. Wenn es nicht absolut nötig ist, sollte man lieber die Finger davon lassen.«[20]

Alexanders Befürchtungen wurden im Eifer des Gefechts einfach unter den Tisch gekehrt, zumal man kurz davor stand, eine in der Geschichte einmalige Anstrengung zugunsten der Volksgesundheit zu unternehmen, indem man die gesamte Nation gegen eine Krankheit impfen würde, die sich zur tödlichen Pandemie ausweiten konnte. Und die Argumente derer, die weitermachen wollten, waren kaum zu überhören.

Seal erinnerte sich später, wie ein Beamter der Seuchenkontrollbehörde Sencer beiseite nahm und sagte: »Nehmen wir einmal an, es bricht eine Pandemie aus und es gibt Tote. Dann heißt es mit Sicherheit: ›Ihr hattet die Möglichkeit,

Leben zu retten, habt den Impfstoff hergestellt und ins Kühlfach gelegt ...‹ Für die Öffentlichkeit ist das gleichbedeutend mit ›Ihr habt keinen Finger für uns krumm gemacht‹ oder noch schlimmer ›ihr habt der Regierung nicht einmal eine Immunisierungskampagne vorgeschlagen‹.«[21]

Für einige war der Wunsch weiterzumachen dringender als das Bedürfnis, die Nation vor Krankheit zu schützen. Ihnen war mehr daran gelegen, das Thema Volksgesundheit wieder ins Gespräch zu bringen, zumal es derzeit als weniger schick, weniger interessant galt als das expandierende Feld der Molekularbiologie. Wie Dr. Reuel Stallones, der die Public Health School an der Universität von Texas leitete, treffend bemerkte: »Für mich war es *die* Gelegenheit, mich der Gesellschaft für das sorglose Leben, das ich als Amtsarzt geführt hatte, erkenntlich zu zeigen. Man hat viel für mich getan – meine Entscheidung entsprang einzig und allein meinem Bestreben, Gutes zu tun. Außerdem hatte ich damit die Gelegenheit, im Interesse der Menschheit eine Lanze für die Epidemiologie zu brechen. Der Großteil der Lorbeeren ist in letzter Zeit an die Molekularbiologen gegangen, die der Menschheit keinen großen Dienst erweisen. Die Epidemiologie steht vergleichsweise ziemlich weit unten in der wissenschaftlichen Hierarchie oder Hackordnung. Dabei trägt sie viel dazu bei, menschliches Leid zu verringern.«[22]

Einige Wissenschaftler waren jedoch umsichtig genug, Vorbehalte zu äußern, gaben zu bedenken, dass es durchaus möglich sei, dass im kommenden Winter keine Epidemie auf die Nation zukomme und eine Kampagne sich daher erübrige. Nichtsdestotrotz, so Kilbourne, »waren unsere Vorbehalte, auch wenn wir sie laut aussprachen, nicht so stark wie unser Wunsch, das Programm fortzusetzen«.[23]

Im Rückblick fragte sich Kilbourne, warum man sich nicht stärker dafür eingesetzt habe, das Serum zu lagern, eine

Option, die ihm im Nachhinein »so naheliegend und folgerichtig erscheint«. Er erinnerte sich an zwei wichtige Gründe, die ihn zu der Überzeugung gelangen ließen, dass es das Beste wäre, jeden Einzelnen zu impfen:

Falls das Komitee beschlossen hätte, das Serum herzustellen und zu lagern, sagte er, hätte der Kongress das ohnehin umstrittene Programm bestimmt nur widerwillig unterstützt, und dem Unternehmen hätte jeder Schwung gefehlt.

Und zweitens, erinnerte sich Kilbourne, erzählten diejenigen, die für die Umsetzung des Impfprogramms verantwortlich waren, dass die Probleme der Auslieferung, das Einrichten von Impfstuben und das Impfen selbst kein rasches Handeln zuließen, falls sich das Virus während der üblichen Wintermonate rasch verbreiten sollte.

Am frühen Nachmittag des 10. März hatte das Komitee sich darauf geeinigt, eine landesweite Kampagne zu starten, um alle Amerikaner gegen die Schweinegrippe zu immunisieren.

»Stallones drückte es am besten aus«, bemerkte Sencer. »*Erstens* war da ein neuer Virusstamm aufgetaucht, der sich von Mensch zu Mensch übertrug. *Zweitens* lehre uns die Vergangenheit, dass unmittelbar, nachdem ein neuer Stamm entdeckt wird, eine Pandemie ausbricht. *Drittens* hätten wir zum ersten Mal sowohl das Wissen als auch die Zeit, um Vorkehrungen für eine Massenimpfung zu treffen. Und deshalb«, sagte Sencer, »hatten wir keine andere Wahl, wenn wir überhaupt an Prävention glaubten.«[24]

Sencer schrieb ein neunseitiges Memorandum, das als *Action Memorandum* bekannt wurde. Es sollte die Regierung überzeugen, das Programm zu starten. Obwohl er mehrere Optionen zur Auswahl ließ, ganz zuvorderst »nichts tun«, legte er doch besonderes Gewicht auf die Möglichkeit, dass die Grippe von 1918 wiederkehrte, und empfahl der Regierung, Serum in ausreichender Menge herstellen zu lassen, damit man alle Amerikaner impfen könne. Das Institut für Allergien und Ansteckende Krankheiten, so Sencer, solle den Impfstoff testen, die Verbraucherschutzbehörde müsse ihn freigeben, ein Zusammenschluss von öffentlichen und privaten Organisationen solle die Impfungen durchführen und die Seuchenkontrollbehörde dafür sorgen, dass alles seine Ordnung habe. Die Kosten für das Serum allein würden sich wohl auf 100 Millionen Dollar belaufen, schrieb Sencer. Der Rest würde noch zusätzliche 34 Millionen Dollar kosten. »Wir haben noch nie in der Geschichte ein derart umfangreiches, intensives Gesundheitsprogramm durchgeführt«, erklärte er. »Es gibt weder ein vergleichbares Unternehmen, an dem man sich ein Beispiel nehmen könnte, noch die geeigneten Vorrichtungen für ein Unterfangen dieser Größenordnung.«[25]

Sencer schrieb den Bericht für seinen Vorgesetzten, Dr. Theodore Cooper, den Stellvertretenden Staatssekretär für Gesundheit, und adressierte ihn an David Mathews, den Staatssekretär im Ministerium für Gesundheit und Soziales. Das Schreiben wanderte ganz nach oben, an die Spitze der Befehlskette, landete schließlich in den Händen von Präsident Gerald Ford und wurde damit das maßgebliche Dokument, das die Entscheidung vorantrieb.

Neustadt und Fineberg bemerken, dass sich der Bericht lese, »als habe sein Verfasser mit aller Macht eine positive Antwort von einer in Bedrängnis geratenen Regierung erzwingen wollen, die es sich auf keinen Fall leisten konnte, im Nachhinein einen Fehler eingestehen zu müssen«.[26] Das Memorandum verfehlte seine Wirkung nicht.

Sencer schrieb sein Memorandum am Samstag, dem 13. März. Am Montag, dem 15. März, war er in Washington, wo er sich mit Mathews traf, um ihm das Schreiben vorzulegen.[27] Sencers Verabredung mit Mathews fand unmittelbar nach Mathews' täglicher Teambesprechung statt. An diesem Tag war auch Dr. James Dickson anwesend, der Assistent des Stellvertretenden Staatssekretärs für Gesundheit, und er beschrieb die Situation, wie Sencer sie dargelegt hatte. Unweigerlich drehte sich die Diskussion am Ende nur noch um die Möglichkeit, dass die Grippe von 1918 zurückkehren würde.

Dickson sagte später, Mathews habe keine andere Wahl gehabt, als die Immunisierungskampagne voranzutreiben. »Ich erklärte Mathews das Problem … Er fragte mich: ›Wie hoch ist die Wahrscheinlichkeit?‹ Ich antwortete: ›Das weiß keiner.‹ Als ich das sagte, konnte ich an Mathews' Gesichtsausdruck sehen, dass er sich bereits entschieden hatte, die Sache durchzuziehen.«[28]

Mathews gab sein Einverständnis. »Als Sencer und Dickson mir das Dilemma erklärten, wusste ich, dass die ›Politik‹ reagieren *musste*«, sagte er und fügte hinzu, »es war unvermeidlich.«

Wenn die Wahrscheinlichkeit, dass die Grippe von 1918 zurückkam, auch »nicht einschätzbar« sei, argumentierte er, sei sie doch größer als null. Das genüge, um die Sache voranzutreiben. »Schließlich kann man schlecht im Nachhinein, wenn die Katastrophe eingetreten ist, zu den Wählern sagen, ›na ja, die Wahrscheinlichkeit war uns eben zu gering, wissen Sie, nur 2 bis 5 Prozent, also haben wir uns dagegen entschieden, warum das Geld zum Fenster rauswerfen?‹«

An diesem Morgen schrieb Mathews an James T. Lynn, den Leiter des Office of Management and Budget, und legte ihm die Impfkampagne ans Herz: »Sieht ganz danach aus, als käme das Virus von 1918 zurück. Es verursacht die bösartigste Form der Grippe überhaupt. 1918 starben allein in Amerika eine halbe Million Menschen. Unseren Berechnungen zufolge muss man davon ausgehen, dass das Virus 1976 eine ganze Million Amerikaner töten wird.«

In nur fünf Tagen seit der Krisensitzung des Komitees war aus der Möglichkeit, dass eine Grippeepidemie mit katastrophalen Folgen im Anmarsch war, beinahe schon Gewissheit geworden. Aber, so Neustadt und Fineberg, »Sencer verwendete in seinem Memorandum noch den Begriff ›*hohe Wahrscheinlichkeit*‹. Mathews hatte aus dem ›wahrscheinlich‹ ein ›gewiss‹ gemacht.« Und das Fort-Dix-Virus, das in der Sitzung und in Sencers Memorandum mit dem Virus von 1918 verglichen wurde, weil beide Viren von Schweinegrippeantikörpern angegriffen wurden, was kein ausreichender Beweis dafür war, dass die Viren identisch waren, wurde von Mathews als »das zurückgekehrte Grippevirus von 1918« bezeichnet. Überdies, so Neustadt und Fineberg, »zog Mathews, obwohl die Wissenschaftler wiederholt betont hatten, dass sie keinerlei Handhabe hätten, die Virulenz oder Gefährlichkeit des neuen Virus zu bestimmen, aus der halben Million Toter von 1918 den Schluss, dass man 1976 wohl mit einer ganzen Million Toter rechnen müsse, zumal sich die Bevölkerung mittlerweile verdoppelt hatte«.[29]

Am selben Tag beriet sich Präsident Gerald R. Ford mit einigen Mitgliedern seines Stabs. Die Schweinegrippe stand zwar nicht auf der Tagesordnung, aber man brachte sie dennoch zur Sprache, betonte, dass eine Immunisierungskampagne zusätzliche Fonds erforderlich machen würde. Eine Woche später musste Ford sich in einer offiziellen Sitzung erneut mit dem Thema beschäftigen und widmete ihm, um sich einen Überblick zu verschaffen, eine halbe Stunde.

Anwesend waren unter anderen Mathews und Sencers Vorgesetzter Theodore Cooper. Aber diesmal war auch der Agrarminister Earl Butz dabei, der Ford wissen ließ, dass »Amerikas Brutschränke bereit stehen«[30], zumal eine unvorstellbar große Anzahl von Eiern erforderlich war, um das Grippevirus zu züchten.

Zu den Unterlagen, die auf der Sitzung verteilt wurden, gehörte auch Sencers Memorandum mit seinen beunruhigenden Prognosen und seinem eindringlichen Ton. Einige Personen warnten Ford, dass man ihn auf jeden Fall kritisieren werde, ganz gleich, welche Entscheidung er traf. Doch Sencers Memorandum entpuppte sich als Waffe, mit der sich gut auf die Köpfe der politischen Berater zielen ließ. Falls die Regierung sich dazu entschließen sollte, lieber noch abzuwarten, und dieses Schreiben an die Öffentlichkeit gelangte, konnte das schlimme Folgen haben, und das ausgerechnet im Jahr der Präsidentschaftswahlen.

Ford hörte nur, was ihm blühte, falls er es versäumen sollte, das Immunisierungsprojekt in die Wege zu leiten, und ignorierte daher die Schwierigkeiten, die mit dieser Kampagne verbunden waren. Und so traf er die Entscheidung, die ihm wahrscheinlich vorherbestimmt war, und erklärte: »Ich bin immer der Meinung, dass man auf Nummer Sicher gehen sollte. Ich bin der Gefahr lieber einen Schritt voraus. Ich hatte großes Vertrauen zu Ted Cooper und Dave Mathews. Sie hielten mich von Anfang an auf dem Laufenden. Jetzt drängte Ted Cooper darauf, so schnell wie möglich mit der Impfkampagne zu beginnen, vor allem bei Kindern und alten Menschen. Und das wollten wir auch tun, außer es gab größere technische Schwierigkeiten.«[31]

Als Nächstes traf sich Ford mit führenden Wissenschaftlern, um seine Entscheidung von den herausragendsten Medizinern absegnen zu lassen. Das Treffen fand am 24. März statt, um 14 Uhr 30, im Kabinettsaal des Weißen Hauses. Zu den Teilnehmern gehörten Kilbourne und Stallones sowie Jonas Salk und Albert Sabin, zwei verfeindete Ärzte, die man als die Bezwinger des Poliovirus gefeiert hatte.

Einige der Grippespezialisten hielten den Vergleich des neu entdeckten Grippestamms mit der Grippe von 1918 für einen Vorwand, um eine Immunisierungskampagne in die Wege zu leiten und die Vorgehensweise während der letzten Grippepandemie, der Hongkong-Grippe von 1968, zu verbessern. Damals hatte man viel zu wenig Personen viel zu spät geimpft und somit die Ausbreitung des Virus nicht mehr eindämmen können. Aber die Mehrheit war anderer Meinung.

Für viele, die eine Entscheidung treffen mussten, kam das Problem »wie ein Blitz aus heiterem Himmel«, schrieben Neustadt und May, »beflügelte ihre Phantasie und beherrschte ihre Sinne. Obwohl die Grippe von 1918 in den meisten Geschichtsbüchern, Biographien und Memoiren nur einen kleinen Platz einnimmt, schien 1976 fast jeder höhere Funktionär in der Bundesregierung irgendeinen Verwandten oder guten Freund gehabt zu haben, der schaurige Geschichten von der 1918er Grippe zu erzählten wusste. Der Killer hieß damals ›Spanische Grippe‹: der Begriff ›Schweinegrippe‹ bedeutete nicht viel für Laien, außer sie waren auf einer Farm aufgewachsen. Aber das Jahr 1918 – genauer gesagt 1918/19 –, zitiert in Verbindung mit der Grippe, war den Menschen fast sechzig Jahre später noch immer in lebhafter Erinnerung. Die Bilder von der Katastrophe waren in die Folklore eingegangen und deshalb umso mächtiger.«

Als Sencer und die führenden Wissenschaftler sich mit Präsident Ford trafen, waren ihre Argumente überlagert von Reminiszenzen an die Grippe von 1918. Und diese trieben die Entscheidung voran.

Sencer eröffnete die Sitzung, indem er die drohende Schweinegrippeepidemie aus seiner Sicht darlegte. Ford bat sodann Salk und Sabin um ihre Meinung. Beide waren glühende Verfechter der Impfkampagne. Schließlich bat Ford die Befürworter des Immunisierungsprogramms die Hände zu heben. Alle folgten der Aufforderung.

Nachdem die Wissenschaftler Ford ausdrücklich dazu geraten hatten, das Impfprogramm gegen Schweinegrippe zu beginnen, löste dieser die Sitzung auf und sagte, er werde sich ins Oval Office begeben. Jeder, der ihn dort unter vier Augen zu sprechen wünsche, sei ihm willkommen. »Stehen Sie auf, kommen Sie rüber, klopfen Sie und gehen Sie rein«, sagte Ford zu ihnen. Keiner der Wissenschaftler kam der Aufforderung nach.

Ford war zuversichtlich, dass der Ärzteverband seine Entscheidung, eine Kampagne gegen Schweineinfluenza zu starten, unterstützen würde. Dabei war dies, so Neustadt und May, alles andere als gewiss. Betrachten wir uns einmal die Spezialisten, die in die Sitzung eingeladen wurden. Salk und Sabin waren sich ausnahmsweise einig und schlossen sich der Meinung von Sencer und Cooper an, die das Programm befürworteten. Sencer persönlich hatte die übrigen Versammlungsmitglieder vorgeschlagen, und die meisten von ihnen hatten sich bereits entschieden, das Programm zu unterstützen. Alexander war ebenfalls dabei, tat jedoch, so Neustadt und May, »kaum einmal den Mund auf. Alle übrigen waren bereits auf Sencers Seite. Das bedeutete, dass der Konsens innerhalb dieser Gruppe weniger zu bedeuten hatte, als Ford vermutete. Er hielt weder Sabin und Salk bei der Stange (Sabin wandte sich drei Monate später gegen das Programm) noch spiegelte er die Meinung des Ärzteverbands wider, wo Widerstand und Gleichgültigkeit zunahmen, je mehr Zeit verging, ohne dass die Prognose einer Schweinegrippeepidemie eintraf«, schreiben sie.[32]

Ford war sich dieser Komplikationen nicht bewusst. Als niemand in sein Büro kam, um Vorbehalte gegen das Programm zu äußern, musste er denken, dass es keine Zweifler gab. Somit beschloss er weiterzumachen, weil er, wie er sagte, der Ansicht war, dass man schleunigst handeln solle, »wenn sich schon einmal alle einig sind«.[33]

Ford begab sich in den Kabinettsaal und forderte Salk und Sabin auf, sich ihm anzuschließen. Dann ging er hinüber zum Pressezimmer, um seine Entscheidung kund zu tun und der Nation mitzuteilen, dass man eine beispiellose Anstrengung unternehme, um eine tödliche Grippe abzuwehren.

Flankiert von Sabin und Salk begann Ford seine Ansprache: »Man hat mich davon in Kenntnis gesetzt, dass die Möglichkeit besteht, falls wir keine wirksamen Gegenmaßnahmen treffen, dass es im kommenden Herbst und Winter in den Vereinigten Staaten zu einer vernichtenden Epidemie kommen wird.« Und weiter: »Lassen Sie mich eines klarstellen: Niemand weiß derzeit genau, wie ernst die Bedrohung ist. Dennoch dürfen wir kein Risiko eingehen und die Gesundheit unserer Nation aufs Spiel setzen.«

Mit dieser Einleitung verkündete Ford, dass er den Kongress bitte, 135 Millionen Dollar zur Verfügung zu stellen, »damit man ausreichend Impfstoff herstellen kann, um jeden Mann, jede Frau und jedes Kind in den Vereinigten Staaten impfen zu lassen«. Und dieser ganze Aufwand wegen einer Krankheit, deren Existenz noch nicht einmal bewiesen war.

6
Der Rechtsstreit

Es hätte ein triumphaler Auftritt werden sollen, als Präsident Gerald Ford der Nation sein Serum gegen Schweineinfluenza ankündigte. Der Augenblick schien dafür wie geschaffen: Die Medizin hatte gewaltige Fortschritte vorzuweisen, dank derer die Menschheit in der glücklichen Lage war, sich gegen das Virus zu wappnen. Die herausragendsten Ärzte Amerikas, Dr. Jonas Salk und Dr. Albert Sabin, befürworteten den Schlachtplan und stellten sich, um ihre Solidarität zu bekunden, dem Präsidenten zur Seite. Man würde einen in der Geschichte einmaligen Aufwand betreiben, um einer der schlimmsten Seuchen, die die Menschheit jemals heimgesucht hatte, vorzubeugen.

Doch damit fing auch schon der Ärger an.

Noch am selben Tag, an dem Präsident Ford öffentlich verkündete, dass er 135 Millionen Dollar für eine landesweite Immunisierung gegen Schweineinfluenza investieren werde, meldeten sich plötzlich Kritiker zu Wort, die bis zu diesem heiklen Moment geschwiegen hatten. Und die Einwände dieser Skeptiker waren für die Medien natürlich ein willkommenes Fressen.

Zwei Fernsehkorrespondenten, John Cochran und Robert Pierpoint, befragten als Erstes Fords politische Berater, ob sie denn wüssten, welche Gründe wirklich hinter dem Impfprogramm steckten. War es ein politischer Schachzug, um Fords Popularität zu steigern? Wollte Ford sein Image aufpolieren, zumal er doch als schwach, unentschlossen und schusselig galt? Die Berater antworteten, dass sie der Kampagne skeptisch gegenüberstünden, und ließen allesamt einen deutlichen Mangel an Enthusiasmus erkennen.

Cochran und Pierpoint pickten sich keineswegs die wenigen Kritiker heraus. Ein Jahr später, im Rahmen einer offiziellen Untersuchung in Sachen Schweineinfluenza, interviewten Richard E. Neustadt und Harvey Fineberg alle Verantwortlichen und machten ebenfalls die überraschende Entdeckung, dass offenbar nur wenige Personen das Programm wirklich befürwortet hatten.[1]

Cochran und Pierpoint erfuhren auch, dass Wissenschaftler der Seuchenkontrollbehörde privat der Ansicht waren, die Immunisierungskampagne sei Unsinn.

Die Reporter waren gleichsam auf eine Goldader gestoßen. Auf der einen Seite standen der Präsident und die herausragendsten Ärzte Amerikas, die kategorisch behaupteten, nur eine groß angelegte Immunisierungskampagne könne die Nation vor einer drohenden Seuche retten. Und auf der anderen Seite die eigentlichen Experten, schweigende Wasserträger, die politische und wissenschaftliche Ratschläge erteilten und der Meinung waren, die ganze Idee sei fehlgeleiteter Schwachsinn, ein politischer Schachzug, wissenschaftlicher Humbug.

Mit ihrem entlarvenden Bericht in Händen warteten Pierpoint und Cochran auf Präsident Fords Entscheidung, mit dem Programm fortzufahren. Dann würden sie ihre Meinung kundtun und endlich sagen, dass sich mitnichten alle darüber einig waren, dass dieses Programm sinnvoll war.

Und so verkündete am 24. März 1976 Pierpont in den *CBS*

Evening News mit Walter Cronkite – dieselbe Sendung, die den Beschluss des Präsidenten übertragen hatte, das Immunisierungsprogramm gegen Schweineinfluenza zu starten: »Einige Experten melden Bedenken an, dass es organisatorisch möglich sei, bis zum kommenden Herbst zweihundert Millionen Amerikaner zu impfen. Überdies wissen wir von einigen Ärzten und Beamten der Gesundheitsbehörde, dass sie ein derart aufwändiges Programm für verfrüht und unklug halten, zumal man noch nicht weiß, ob es überhaupt nötig ist, und gegen die herkömmliche Grippe ohnehin keinen Schutz bietet. Aber weil Präsident Ford das Unternehmen gutheißt, wagt niemand, der im Grunde dagegen ist, seine Meinung offen zu äußern.«[2]

Der Boden für eine hitzige Debatte war bereitet. Noch bevor das Impfprogramm begonnen hatte, noch bevor man die nötigen Gelder aufgetrieben hatte, um die Kampagne zu starten, lag man sich bereits in den Haaren. Es sollte noch schlimmer kommen. Eine Sache, auf die man bisher nur angespielt hatte, eine Art hypothetische Möglichkeit, die weder Politiker noch Wissenschaftler ernsthaft in Erwägung gezogen hatten, sollte sich als der erste wahre Albtraum der Immunisierungskampagne erweisen.

Aber noch wurde Fords Programm vorangetrieben. Immerhin war es angesichts der drohenden Gefahr schwer zu begründen, selbst wenn eine beträchtliche Anzahl herausragender Männer ernsthafte Bedenken äußerten, dass man lieber nichts unternehmen beziehungsweise einen Impfstoff herstellen und lagern wolle.

Geoffrey Edsall, ein ehemaliger Professor an der Harvard University, war zufällig in der biologischen Abteilung der Food and Drug Administration, als die Entscheidung fiel, sich wegen der Schweinegrippekampagne an Präsident Ford zu wenden. »Als ich erfuhr, dass man dem Präsidenten zu einem nationalen Impfprogramm raten wolle, gab ich zu bedenken, dass für einen derartigen Schritt noch nicht genügend Beweismaterial zur Verfügung stünde«, erzählte Edsall. »Man erwiderte mir, ›Sehen Sie, wir wissen alle, dass für eine Pandemie nur eine Chance von höchstens 1 zu 50 besteht, aber wenn *Sie* der Präsident der Vereinigten Staaten wären und man Ihnen sagte, das Land würde mit einer Wahrscheinlichkeit von 1 zu 50 oder sogar nur 1 zu 100 auf eine nationale Katastrophe zusteuern – die obendrein durch ein Impfprogramm abzuwenden wäre –, wie würden Sie dann entscheiden?‹ Das leuchtete mir ein.«[3]

Dem Kongress ebenfalls, denn er genehmigte ohne weiteres die volle Summe von 135 Millionen Dollar, die Ford verlangte, um die gesamte Nation zu immunisieren. Obwohl der Senat und das Abgeordnetenhaus Versammlungen einberiefen, um sich über den Ernst der Bedrohung durch Schweineinfluenza zu informieren, geschah dies, wie sich herausstellte, nur der Form halber. Dr. Theodore Cooper, der Stellvertretende Staatssekretär für Gesundheit, bezeugte beide Male, dass die Gefahr einer Rückkehr der Grippe von 1918 bestand und dass er daher dringend dazu rate, wenigstens 95 Prozent der Bevölkerung, also 200 Millionen Menschen, zu impfen, ein Ziel, das man noch bei keiner Immunisierungskampagne erreicht hatte.[4]

Cooper legte das Programm dem Ministerium für Gesundheit, Erziehung und Wohlfahrt vor und verteilte verschiedene Aufgaben an diverse Bundesbehörden. Zum Beispiel übertrug man den Centers for Disease Control, der Seuchenkontrollbehörde, die Aufgabe, jeden Fall von Schweineinfluenza zu überwachen und damit einer Ausbreitung der Krankheit vorzubeugen. Die Behörde richtete zu diesem Zweck ein Überwachungssystem ein, mit dessen Hilfe sie im ganzen Land Fälle von Schweineinfluenza aufspüren, den Verlauf der Immunisierungskampagne verfolgen und eventuelle negative Reaktionen auf das Serum registrieren konnte.

Das Bureau of Biologics übernahm die Koordination der Impfstoffherstellung, sorgte dafür, dass genügend Vorrat an schnell wachsenden Schweineinfluenzaviren vorhanden war und dass etliche Millionen angebrüteter Hühnereier zur Verfügung standen, um das Virus für den Impfstoff anzuzüchten. Überdies forderte man die Pharmabetriebe auf, die Produktion eines Serums gegen jenen Grippestamm abzubrechen, von dem man geglaubt hatte, er werde im kommenden Herbst vorherrschen, nämlich A/Victoria, und sich stattdessen ausschließlich auf die Herstellung des Schweinegrippeimpfstoffs zu konzentrieren.[5]

Doch kaum war das Programm angelaufen, stritt man sich wegen jeder Kleinigkeit – nicht einmal über den Namen für die Krankheit konnte man sich einig werden. Schweinefarmer entrüsteten sich, dass der Name »Schweineinfluenza« die Leute womöglich davon abhielt, Schweinefleisch zu essen. Sie forderten die Seuchenkontrollbehörde auf, wenn auch vergeblich, die Krankheit in »New-Jersey-Grippe« umzubenennen.[6]

Die weitaus ernstere Debatte wurde indes unter Wissenschaftlern ausgetragen, aber diesmal in der Öffentlichkeit. Bei einer Versammlung am 2. April sagte Dr. Martin Goldfield, der bedeutendste Epidemiologe in New Jersey und zudem einer der Ersten, die man über das Schweineinfluenzaproblem in Fort Dix informiert hatte, vor Behörden und Presse aus, dass er die Schweinegrippekampagne für eine schlechte Idee halte, weil der Impfstoff bei gesunden Menschen heftige Beschwerden auslösen könne. Am selben Abend erklärte er in den *CBS Evening News*: »Für die Bevölkerung ist es genauso gefährlich, wenn man die Impfungen fortsetzt, wie wenn man damit aufhört. Wir müssen uns darauf einstellen, dass ungefähr fünfzehn Prozent der Gesamtbevölkerung mit Beeinträchtigungen rechnen müssen.«[7]

In der *New York Times* veröffentlichte ein gewisser Harry Schwartz eine Reihe von Kommentaren, in denen er das Impfprogramm gegen Schweinegrippe »als wissenschaftlich ungerechtfertigt, wenn nicht gar als gefährlich« bezeichnete.

Zuerst hatten all diese Gegenstimmen wenig Einfluss auf den Rat, den man der Bevölkerung erteilte. Das Ministerium für Gesundheit, Erziehung und Wohlfahrt zum Beispiel wertete sämtliche Zeitungsartikel im ganzen Land aus, die sich mit dem Thema befassten. Die Studie von achtzig Zeitungen aus sechzig Städten ergab, dass am 2. April 1976 88 Prozent der Kommentare das Impfprogramm befürworteten.[8]

Einige Wissenschaftler, darunter auch Dr. Edwin Kilbourne, der Virologe, der eine Schlüsselrolle bei der Anregung des Immunisierungsprogramms innehatte, schrieben Leserbriefe an die *New York Times*, in denen sie sich zu Schwartz' Stellungnahmen äußerten. Aber nach und nach sagten immer mehr Wissenschaftler öffentlich aus, dass ihrer Ansicht nach der Entschluss, die gesamte Bevölkerung gegen die Grippe zu immunisieren, ein Fehler gewesen sei. Dr. Albert Sabin, der einen Impfstoff gegen Kinderlähmung entdeckt hatte, hatte sich neben Präsident Ford gestellt, als dieser die Impfkampagne gegen Schweinegrippe angekündigt hatte. Nun begann auch er sie immer mehr in Zweifel zu ziehen. Am 17. Mai hielt er an der Universität Toledo einen Vortrag, in dem er dazu riet, das Serum zwar herzustellen, aber so lange zu lagern, bis man mit Gewissheit sagen konnte, dass eine tödliche Grippe im Anmarsch war. Dr. Anthony Morris, ein Mitglied des Bureau of Biologics, eben jener

Abteilung der Food and Drug Administration, in der Impfstoffe auf ihre Wirksamkeit und Sicherheit hin geprüft werden, begann sich offen gegen das Programm zu stellen. Seiner Meinung nach barg das Vorhaben, so viele Menschen zu impfen, erhebliche Risiken. Zudem befürchtete er, dass das Serum ohnehin wirkungslos war.[9]

Steter Tropfen höhlt den Stein, und so begann die Stimmung in der Öffentlichkeit allmählich umzuschlagen, und zwar zu Ungunsten des Impfprogramms.

Länder außerhalb der Vereinigten Staaten verfolgten das Unternehmen mit skeptischem Blick. Die einen konnten sich eine Kampagne dieses Ausmaßes nicht leisten, andere gingen lieber auf Nummer Sicher und lagerten den Impfstoff, hielten ihn für Personen bereit, die in der Gefahr standen ernsthaft krank zu werden, wenn sie sich mit der Grippe infizierten. Ein paar wenige Länder, wie die Niederlande, beschlossen, dem Beispiel der USA zu folgen und ihre Bevölkerung zu impfen, aber sie blieben die Ausnahme. Dr. Nancy Cox, derzeit Leiterin der Grippeabteilung innerhalb der Seuchenkontrollbehörde, sagt, es sei durchaus begreiflich, dass die USA als einziges Land der Welt so heftig reagiert hätten. Die wesentlichen Ereignisse – das Auftreten von Schweineinfluenza und der Tod eines jungen Soldaten – hätten schließlich in den USA stattgefunden. »Das macht die Wahrscheinlichkeit natürlich größer, dass ein Land Maßnahmen ergreift«, sagte sie. Und außerdem, fügte sie hinzu, bedeute das distanzierte Verhalten vieler Länder noch lange nicht, dass sie frei von Bedenken waren. Viele Länder hätten die Vorgänge mit größter Besorgnis beobachtet, um sofort handeln zu können, falls das Fort-Dix-Virus sich ausbreiten und zum Killer entwickeln sollte.

Und doch, so argumentierten einige, habe sich immer deutlicher gezeigt, dass das gefürchtete Virus womöglich ein

Blindgänger war. Im Juli fand ein Experiment statt, das einigen Virologen noch heute großes Unbehagen bereitet: Britische Wissenschaftler führten sechs freiwilligen Testpersonen das Schweineinfluenzavirus aus New Jersey zu. Fünf der Testpersonen erkrankten leicht, die sechste zeigte keinerlei Symptome. Wissenschaftler und Testpersonen hätten großes Glück gehabt, bemerkte Kilbourne. »Ich hatte immer den Eindruck, als hätten die Forscher ein schockierend hohes Risiko auf sich genommen, als sie diesen Menschen ein Virus mit unbekanntem Potential – beziehungsweise mit dem Potential, eine Epidemie auszulösen –, zuführten«, sagte er.[10] Aber diese Studie wurde nicht etwa ihrer ethischen Fragwürdigkeit wegen angegriffen, sondern als Argument benutzt, um den Sinn des Impfprogramms in Zweifel zu ziehen. Großbritanniens führender Grippeexperte, Sir Charles Stuart-Harris, hielt es »in der Tat für sehr fraglich, ob derzeit irgendein Land – die USA eingeschlossen – die Unmenge an Impfstoff herstellen sollte, die benötigt wird, um sämtliche Bürger zwischen 20 und 50 zu immunisieren. Vielleicht sollten wir lieber abwarten, bis wir genau wissen, was da auf uns zukommt.«[11]

Die nächste Schwierigkeit war das Ergebnis der Feldversuche mit dem Schweineinfluenzaserum. Es stellte sich die Frage, ob geimpfte Testpersonen überhaupt Antikörper entwickelten und so gegen Schweineinfluenza geschützt waren. Personen über vierundzwanzig sprachen auf den Impfstoff an – ihre Körper produzierten ausreichend Antikörper gegen die Krankheit. Bei Kindern dagegen reichte eine einzige Spritze oft nicht aus, man würde daher noch viel mehr Serum produzieren müssen, um sie ein zweites Mal impfen zu können.[12] Dies erschwerte die Bemühungen, die gesamte Bevölkerung zu immunisieren, enorm. Dabei war gerade die Impfung der Kinder sehr wichtig, weil man damit vielleicht verhindern konnte, dass sich die Grippe in Schulen und Kindergärten ausbreitete.

Doch eine böse Überraschung in diesem Zusammenhang stellte alle anderen in den Schatten. Die Pharmabetriebe verkündeten, dass keine Versicherung bereit sei, die Haftung für das Serum zu übernehmen. Also würden sie die Herstellung so lange unterbrechen, bis jemand bereit sei, das Risiko zu tragen.[13]

Bevor Präsident Ford seine Impfkampagne startete, hatten sich abgesehen von den Pharmabetrieben nur wenige Personen wirklich darüber Gedanken gemacht, wer denn eigentlich die Haftung übernehmen würde, falls jemand durch einen Impfstoff zu Schaden kommen und Klage erheben sollte. Nicht auszudenken, was geschah, wenn die gesamte Nation geimpft wurde! Aller Wahrscheinlichkeit nach würden Zehntausende von Menschen, nachdem man ihnen das Serum gespritzt hatte, sich irgendeine Krankheit zuziehen. Einige würden sogar sterben. Schließlich wurden tagtäglich Zehntausende von Menschen krank, und viele von ihnen starben. Das war der Lauf der Welt. Aber was würde geschehen, wenn einige Leute behaupteten, der Impfstoff habe sie krank gemacht oder zum Tod von Familienangehörigen geführt?

Und wenn der Impfstoff nun tatsächlich eine Krankheit verursachte, und zwar eine, die vor Beginn der Impfkampagne noch nie aufgetreten war? Was würde mit den Herstellerfirmen geschehen, wenn die Anwälte der Kläger argumentierten, die Betriebe hätten sich besser informieren müssen, oder ihnen gar unterstellten, sie hätten Kenntnis gehabt vom Zusammenhang zwischen Impfstoff und Krankheit und in der Hoffnung, dass niemand je dahinter kommen würde, wichtige Informationen unterschlagen?

Solch ein Risiko sei man nicht gewillt einzugehen, erklärten die Firmen. Auch nicht, wenn die Regierung die Öffentlichkeit vor jeder bekannten Nebenwirkung des Impfstoffs warne. Auch nicht, wenn sie den Leuten erkläre, wie viele mitunter auch tödliche Krankheiten zufällig auftreten konnten, wenn mehr als hundert Millionen Menschen geimpft wurden. Die Tatsache blieb bestehen, dass die Betriebe verklagt werden konnten und eine Menge Geld auf dem Spiel stand. Selbst wenn sie die Prozesse gewinnen sollten, würden immense Kosten auf sie zukommen, weil man sie mit Klagen regelrecht bombardieren würde und sie sich gegen jede Einzelne zu verteidigen hatten. Dr. Hans H. Neumann, Leiter der Abteilung für Krankheitsprophylaxe am Gesundheitsministerium in New Haven, erklärte das Problem in einem Leserbrief an die *New York Times.* Falls sich tatsächlich so viele Amerikaner impfen ließen wie angekündigt, müsse man damit rechnen, dass innerhalb von zwei Tagen 2300 von ihnen einen Schlaganfall und 7000 einen Herzinfarkt erleiden würden. »Und warum? Weil diese Zahl der statistischen Erwartung entspricht, egal, ob Grippeimpfungen stattgefunden haben oder nicht«, schrieb er. »Kann man von jemandem erwarten, der mittags eine Grippespritze und in der Nacht darauf einen Schlaganfall bekommt, dass er die beiden Ereignisse nicht irgendwie aufeinander bezieht? *Post hoc, ergo propter hoc*«, fügte er hinzu.[14]

Außerdem, schrieb Neumann in seinem Brief, würden innerhalb einer Woche nach der Schutzimpfung 45 Menschen an Encephalitis und über 9000 an Lungenentzündung erkranken, 900 davon tödlich. »Nach den Immunisierungen? Ja schon, aber nicht als Konsequenz davon«, sagte er. »Das sind nur ein paar Beispiele dafür, was bis zu einer Woche nach den Impfungen alles passieren wird.«

Neumann mahnte zur Vorsicht: »Es ist eine Sache, die Dinge objektiv zu betrachten, im Licht statistischer Wahrscheinlichkeit. Für den, der persönlich betroffen ist, sieht die Sache anders aus. Wer wollte es so jemandem verübeln, wenn er die Vorgänge miteinander in Verbindung bringt? Daher muss man sich mit den zu erwartenden Schwierigkeiten auseinander setzen und die Frage der Haftung am besten vorab klären.«

Die ausweglose Situation endete am 1. August, als die Furcht vor der Schweineinfluenza den Kongress zum Handeln zwang.

Bei einem Kriegsveteranentreffen in einem Hotel in Philadelphia zogen etliche Männer sich eine mysteriöse Atemwegserkrankung zu, und sechsundzwanzig von ihnen starben. Der Krankheitsverlauf glich in der Tat demjenigen der Grippe, und einige Ärzte sagten im Beisein der Presse, dass die Männer möglicherweise an Schweineinfluenza gestorben seien. Vier Tage lang, während das Fernsehen die Begräbnisse der Kriegsveteranen übertrug und die Krankheit Schlagzeilen machte, sah es fast so aus, als hätte die angekündigte Grippeepidemie begonnen.

Am 5. August hatte die Seuchenkontrollbehörde ihre Laboruntersuchungen abgeschlossen. Wie sich herausstellte, hatte das, was die Männer krank gemacht hatte, nicht das mindeste mit Schweineinfluenza zu tun. (Der schuldige Erreger erwies sich als ein bislang unbekanntes Bakterium, das sich in die Klimaanlage des Hotels eingeschlichen hatte und auf diesem Wege im gesamten Gebäude verteilt worden war.) Doch obwohl die Veteranenkrankheit, wie sie fortan hieß, keine Schweineinfluenza war, sollte sie dem Kongress dennoch eine Lehre sein: Hätte es sich tatsächlich um Schweineinfluenza gehandelt, wären die Kritiken für den Kongress vernichtend ausgefallen. Außerdem wäre die Panik, mit der die

Bevölkerung auf die Nachricht reagierte, unmöglich mit dem Argument einzudämmen gewesen, dass man sich über die Haftungsfrage noch nicht einig sei. Falls jemals publik werden sollte, dass man den Amerikanern einen Impfstoff vorenthalten würde, nur weil der Kongress den Medikamentenherstellern keinen Schadensersatz zusichern wollte, konnte dies weitreichende politische Folgen haben. Der Kongress musste schleunigst handeln und erließ die sogenannte *Tort Claims Bill*, die besagte, dass sämtliche Klagen im Zusammenhang mit dem Schweineinfluenzaserum an die Regierung zu richten waren. Das Gesetz wurde am 10. August dem Senat vorgelegt und ohne Anhörungen und ohne Gutachten bewilligt. Tags darauf gab ihm auch das Repräsentantenhaus seinen Segen, obwohl einige Mitglieder es nicht einmal zu Gesicht bekommen hatten.

Am 12. August unterzeichnete Präsident Ford ein Gesetz, das die Regierung dazu verpflichtete, die Hersteller des Schweineinfluenzaserums gegen Klagen abzusichern, falls jemand durch ihr Produkt zu Schaden kommen sollte.

Eine Meinungsumfrage am 31. August ergab, dass 95 Prozent der Amerikaner über das Schweineinfluenzaprogramm Bescheid wussten und 53 Prozent daran teilzunehmen gedachten. Obwohl man in der Seuchenkontrollbehörde enttäuscht war – man hatte mit einer Teilnahme von 95 Prozent gerechnet – zeigte die Umfrage, dass die Leute begriffen hatten, worum es ging. Wie es aussah, bewegte sich eine gefährliche Grippewelle auf sie zu, drohte eine Epidemie, die jener von 1918 glich. Doch diesmal wollte die Regierung ein beispielloses Immunisierungsprogramm finanzieren, um die gesamte Nation zu schützen. [15]

Die ersten Impfungen fanden am 1. Oktober statt. Zehn Tage später gab es die ersten Toten. Als die Zeitungsberichte über Impfstoffopfer sich häuften, versuchte Dr. David Sencer von der Seuchenkontrollbehörde die Angst in der Bevölkerung ein wenig einzudämmen. Er hielt am Abend des 12. Oktober eine Pressekonferenz ab und sagte, dass es keinerlei Hinweise darauf gebe, dass der Impfstoff nicht einwandfrei sei. Die Todesfälle stünden höchstwahrscheinlich mit den Impfungen nur zufällig in einem zeitlichen Zusammenhang. Aber die Regierung würde der Sache selbstverständlich nachgehen. »Schließlich wollen wir ganz sicher sein, dass dieses Problem nicht auf den Impfstoff zurückzuführen ist. Mit Unwägbarkeiten dieser Art ist zu rechnen, wenn man eine große Anzahl von Menschen schützen will, besonders wenn diese Menschen schon älter und nicht mehr ganz gesund sind.«[16]

Einige Experten waren sich von Anfang an darüber im Klaren, dass die Öffentlichkeit, wenn man nicht äußerst vorsichtig war, zwischen Impfungen und Todesfällen ebenso fadenscheinige wie beunruhigende Assoziationen herstellen würde.

Doch obwohl in der Bevölkerung die Angst zunahm, hatten sich bis Mitte Dezember 40 Millionen Amerikaner gegen Schweineinfluenza impfen lassen. Das waren doppelt so viele Menschen wie sich jemals gegen Grippe hatten impfen lassen, und es war die größte Immunisierungskampagne der Geschichte.[17] Dennoch braute sich Unheil zusammen.

In der dritten Novemberwoche rief ein Arzt aus Minnesota die dortige Gesundheitsbehörde an, um zu melden, dass er einen seiner Patienten gegen Schweineinfluenza geimpft hatte und der Mann daraufhin ein seltenes Nervenleiden entwickelte, das so genannte Guillain-Barré-Syndrom. Es beginnt mit einem Kribbeln in Händen und Füßen und einem Schwächegefühl in Armen und Beinen. Wenn die Krankheit fortschreitet, kann sie Nerven in Mitleidenschaft ziehen, die für die Atmung und den Schluckreflex zuständig sind. Innerhalb von einer oder zwei Wochen verschlimmern sich die Symptome und flauen dann allmählich wieder ab, ein Prozess, der sich über Wochen und Monate hinziehen kann. Die meisten Menschen werden wieder vollkommen gesund, aber ungefähr fünf Prozent der Betroffenen sterben an Atemnot, und bei etwa 10 Prozent löst die Krankheit chronische Lähmungen aus.

Der Arzt aus Minnesota, dessen Patient an Guillain-Barré erkrankt war, sagte, er habe bereits mit derartigen Auswirkungen gerechnet. Er habe sich nämlich einen Vortrag auf Kassette angehört, in dem vor dem Guillain-Barré-Syndrom als möglicher Nebenwirkung des Schweineinfluenzaserums gewarnt worden sei.

Ein Beamter der Gesundheitsbehörde in Minnesota, Denton R. Peterson, informierte die Seuchenkontrollbehörde über den Fall, stieß jedoch auf wenig Interesse. Peterson war besorgt. »Wir hatten das Gefühl«, erzählte er Neustadt und Fineberg, »als säßen wir auf einem Pulverfass.«[18] Weitere Personen in Minnesota entwickelten das Guillain-Barré-Syndrom, nachdem auch sie gegen Grippe geimpft worden waren, und ein Patient starb. Peterson rief erneut in der Seuchenkontrollbehörde an. Inzwischen waren auch in Alabama drei Fälle von Guillain-Barré aufgetaucht, und tags darauf, am 20. November, meldete auch New Jersey einen Fall.[19]

Sencers Team an der Seuchenkontrollbehörde begann medizinische Fachzeitschriften zu durchforsten, ob in einer der Publikationen eventuell auf einen Zusammenhang zwischen Grippeimpfstoffen und dem Guillain-Barré-Syndrom hingewiesen wurde. Hätte man mit dieser Möglichkeit rechnen müssen, weil die Krankheit eine normale, wenn auch seltene Folge aller Grippeseren war? Oder war mit diesem speziellen Grippeserum etwas nicht in Ordnung? Oder waren die Krankheitsfälle nur statistische Zufälle, die rein gar nichts mit der Tatsache zu tun hatten, dass die Patienten kurz zuvor gegen Schweinegrippe geimpft worden waren?[20]

Ein Durchstöbern der Fachliteratur ließ die Verantwortlichen aufatmen. Keine der Publikationen über das Guillain-Barré-Syndrom ließ auf einen Zusammenhang mit Grippeimpfstoffen schließen.

Natürlich war dies noch lange kein Beweis dafür, dass dieses spezielle Grippeserum gegen Schweineinfluenza nicht die Krankheit auslösen konnte. Um die Frage endgültig zu klären, mussten die Epidemiologen wissen, wie weit verbreitet die Krankheit war. Erst dann konnten sie sagen, ob nach der Impfkampagne ein plötzlicher Anstieg der Fälle zu vermerken war. Am 20. November, am selben Tag, als die Seuchenkontrollbehörde von dem an Guillain-Barré erkrankten Patienten in New Jersey erfuhr, erhielt Dr. Leonard Kurland, ein bekannter Neurologe und Epidemiologe an der Mayo-Klinik, einen Anruf. Die Seuchenkontrollbehörde wollte von ihm wissen, wie viele Personen laut Statistik jährlich von dieser Krankheit betroffen seien.

Kurland half gerne. Er antwortete, dass die Mayo-Klinik gerade eine Studie abgeschlossen hätte, die sich mit just dieser Frage auseinander setze. Die Klinik habe die Krankendaten sämtlicher Einwohner von Olmsted County in Minnesota, ihrer nächsten Umgebung, zusammengetragen. Bei der Auswertung der Daten von 1935 bis 1968 hätten Kurland und seine Forscherkollegen an der Mayo-Klinik neunundzwanzig Fälle von Guillain-Barré entdeckt, also erkrankten im Durchschnitt jährlich drei von zweihunderttausend Menschen.[21]

Die nächste Frage war beunruhigender: Habe Kurland kürzlich Patienten untersucht, die gegen Schweinegrippe geimpft worden seien und danach das Guillain-Barré-Syndrom entwickelt hätten? Kurland, der Denton Petersons Information nicht kannte, war verwirrt. Was hatte diese Frage zu bedeuten? Das sei ganz einfach zu erklären, antwortete man ihm, die Seuchenkontrollbehörde führe lediglich eine Übersichtsstudie durch. Aber Kurland war misstrauisch geworden. »Der Gedanke lag nahe, dass da irgendein Zusammenhang bestand«, erzählte er. [22]

Kurland fand den Gedanken an eine Verbindung durchaus einleuchtend. Immerhin war das Guillain-Barré-Syndrom ein sehr merkwürdiges Phänomen. Es war selten – so selten, dass nur sein eigenes Forschungsteam, auf derlei Projekte spezialisiert, jemals sorgfältig recherchiert hatte, wie oft es auftrat. Und seine Ursache war unbekannt. Aber sollte es tatsächlich Personen geben, die nach einer Impfung gegen Schweineinfluenza diese Krankheit entwickelt hatten, wäre er bestimmt der Letzte, der dies in Zweifel ziehen würde, auch wenn ihm persönlich noch kein derartiger Fall untergekommen war.

Gleichzeitig hatte Kurland die Sorge, dass man die Daten manipulieren könnte, sobald sich herausstellte, dass zwischen der Impfung und der Krankheit tatsächlich ein Zusammenhang bestand. Er warnte Dr. Philip Brotman, den Wissenschaftler an der Seuchenkontrollbehörde, der mit der Aufgabe betraut worden war, nach Guillain-Barré-Fällen Ausschau zu halten, vor der Schwierigkeit, dieses Leiden zu diagnostizieren: »Man musste einen Neurologen konsultieren, und damals hatten wir noch keine stichhaltigen Diagnosekriterien«, erklärte Kurland. Die Kriterien waren vornehmlich deskriptiver Art: Neurologen suchten nach Symptomen einer fortschreitenden Nervenerkrankung, die in den

Füßen ihren Anfang nahm, immer weiter nach oben wanderte und schließlich den ganzen Körper befiel. Die Folge waren motorische Störungen, da die Nerven nicht mehr richtig funktionierten und sich demzufolge die betreffenden Muskeln nicht mehr zusammenzogen.

Kurland hatte die Befürchtung, dass für die Ärzte allein der Umstand genügen könnte, dass die Seuchenkontrollbehörde nach einer möglichen Verbindung suchte, um krampfhaft einen Zusammenhang herzustellen.

Seine Vermutung wurde bald bestätigt. Bereits wenige Tage nach seinem Telefonat mit der Seuchenkontrollbehörde erfuhr er von anderen Neurologen an der Mayo-Klinik, dass man sie ebenfalls benachrichtigt hatte. »Inzwischen hatte sich die Angelegenheit herumgesprochen, und so stellte man einem Geimpften viel leichter die Diagnose GBS«, erzählte er.

Nachdem die Seuchenkontrollbehörde sämtliche Neurologen in elf Staaten gebeten hatte, ihr alle neuen Fälle von Guillain-Barré unverzüglich zu melden, sah sie ihre Befürchtungen bestätigt: Die Telefone liefen heiß, weil so viele Ärzte Patienten melden wollten, die kurz nach der Impfung angeblich dieses Nervenleiden entwickelt hatten.

Ominöse Meldungen, behaupten die Experten. Wenige Menschen mit Guillain-Barré waren binnen einer Woche nach der Impfung krank geworden. Die meisten erkrankten erst zwei bis drei, einige vier oder mehr Wochen nach ihrer Grippeimpfung.

Dr. Lawrence Schonberger, ein junger Epidemiologe an der Seuchenkontrollbehörde, erhielt den Auftrag, die Daten auszuwerten. Je mehr Daten bei ihm eintrafen, desto schlechter sah es für die Impfung aus, sodass sich immer mehr Wissenschaftler und Verwaltungsbeamte fragten, wie sie sich verhalten sollten. Schließlich hatte die Behörde diese gigantische Immunisierungskampagne in die Wege geleitet, und so wie es jetzt aussah, musste man den Impfstoff eher fürchten als die Grippe, vor der er schützen sollte.

»Ich stellte einer Menge Leuten an der Behörde in immer höheren Positionen meine Arbeit vor«, erzählte Schonberger. »Schließlich führte ich ein Gespräch mit dem Leiter persönlich.« Während Schonberger im Büro von David Sencer saß, konnten führende Experten aus dem universitären Bereich mittels einer Konferenzschaltung das Gespräch der beiden mitverfolgen und Sencer bei seiner schwierigen Entscheidung unterstützen. Man einigte sich darauf, dass ein Zusammenhang zwischen Impfung und Guillain-Barré nicht eindeutig nachzuweisen sei. Am Mittwoch, dem 15. Dezember, gab die Seuchenkontrollbehörde Ärzten in ganz Amerika die Anweisung, die Impfungen gegen Schweineinfluenza fortzusetzen. Schonberger hatte den Eindruck, als habe er sein Anliegen nicht klar genug formuliert. Am Morgen eilte er in sein Büro und begann seine Daten noch einmal auszuwerten. In der Zwischenzeit waren weitere Fälle von Guillain-Barré gemeldet worden, wodurch der Zusammenhang zwischen dem Impstoff und dem Nervenleiden noch klarer wurde. Diesmal war Schonberger überzeugender.[23] Am Donnerstag, dem 16. Dezember, sah Sencer ein, dass man die Impfkampagne abbrechen musste, weil die Möglichkeit bestand, dass der Impfstoff das Guillain-Barré-Syndrom auslöste.

Noch am selben Tag verkündete Dr. Theodore Cooper, der Stellvertretende Staatssekretär für Gesundheit, mit dem Einverständnis des Präsidenten, dass man das Impfprogramm gegen Schweineinfluenza abbrechen werde. Nicht ein einziger Fall von Schweineinfluenza war aufgetreten, und die Aussicht, dass das Serum gefährlich sein könnte, war äußerst beunruhigend.

Währenddessen hagelte es in der Seuchenkontrollbehörde

Meldungen über Guillain-Barré-Fälle. Doch selbst als die Anzahl der Geschädigten und Toten stieg, bestätigten einige Neurologen die Sorge, die bereits Kurland geäußert hatte. Das Problem, behaupteten sie, bestehe darin, dass die Krankheit unzureichend beschrieben worden sei, sodass Ärzte eine ganze Reihe von Leiden in die Rubrik »Guillain-Barré« einordnen konnten. Bei einer Versammlung am 29. Dezember sprach Dr. Dale McFarlin, der Leiter des neuroimmunologischen Zweigs am National Institute of Neurological and Communicative Diseases: »Bis Sie keine sachlichen Diagnosekriterien haben, bedeuten diese Daten meiner Meinung nach nicht sehr viel.«[24]

Von all den falschen Vermutungen, die den Impfstoff gegen Schweineinfluenza in Misskredit brachten, erwies sich jene des angeblichen Zusammenhangs mit dem Guillain-Barré-Syndrom wohl als der größte Hohn. Der ganze Aufruhr war nur deshalb entstanden, weil jener Arzt aus Minnesota, der als erster einen Patienten mit Guillain-Barré gemeldet hatte, einen Vortrag auf einer Kassette falsch verstanden hatte. Der Vortragende wollte nicht etwa, wie besagter Arzt angenommen hatte, vor Grippeimpfungen warnen, weil diese das Guillain-Barré-Syndrom auslösen konnten, sondern sagte in Wirklichkeit das genaue Gegenteil: Er hatte die Krankheit lediglich als Beispiel für die falschen Schlüsse angeführt, die womöglich gezogen wurden, sollte jemand nach einer Impfung zufällig krank werden.

Das Nachspiel der kurzen Kampagne, alle Amerikaner gegen Schweineinfluenza zu impfen, bestand aus einer Flut gerichtlicher Klagen. Patienten mit Guillain-Barré forderten Schadensersatz. Dasselbe galt für Personen mit anderen Krankheiten – Multipler Sklerose, rheumatischer Arthritis, Polymyositis, Ohnmachtsanfällen. Einige erzählten von grippeartigen Symptomen, die sie mehrere Tage von ihrem Arbeitsplatz fern gehalten hätten. Andere klagten über Herzinfarkte oder Schlaganfälle, wieder andere über Impotenz. Und alle waren sich einig, dass sie erst nach der Impfung krank geworden waren. Alle baten die Regierung zur Kasse. Schließlich habe sie versprochen, jeden zu entschädigen, der durch den Impfstoff gegen Schweineinfluenza zu Schaden kommen würde.

Auch über eine Vielzahl anderer neurologischer Störungen, die angeblich durch die Grippeimpfungen ausgelöst wurden, hatte die Seuchenkontrollbehörde Meldungen vorliegen: Gesichtslähmung, Nervenentzündung, starke Schädigungen der Hand- und Fußnerven, brachiale Nervenentzündung, Entzündungen des Sehnervs, Verlust der Nervenisolierschicht, des Myelins.

Besonders häufig jedoch trat das Guillain-Barré-Syndrom auf. Und so berief man sich auf das Gesetz, das die Bundesregierung dazu verpflichtete, im Falle eines Falles für den Schaden aufzukommen. Die Regierung beschloss, jeder Person Schadensersatz zu zahlen, die bis zu zehn Wochen nach einer Impfung krank geworden war.

Das Gesetz räumte ein, dass man seine Forderungen bis zu zwei Jahre, nachdem der Schaden aufgetreten war, stellen konnte, und so erreichten die Regierung unentwegt Klagen. Bis zum Mai 1980 war man bereits bei 3917 Klagen angelangt, einer Schadensersatzsumme von über 3,5 Milliarden Dollar.

Während die Bundesregierung mit Klagen überflutet wurde, ging Leonard Kurland das Problem mit dem Schweineinfluenzaserum nicht mehr aus dem Kopf. Je mehr Nachforschungen er anstellte, desto größer wurden seine Zweifel, dass der Impfstoff in irgendeiner Weise mit dem Guillain-Barré-Syndrom in Verbindung stand. Er gelangte immer mehr zu der Überzeugung, dass es zwischen beidem keinen Zusammenhang gab, sondern dass einseitige Berichterstattung das Durcheinander ausgelöst hatte.

Den ersten Hinweis erhielt Kurland, als er Dokumente des Militärs einsah, wo man von zwei Millionen Menschen im aktiven Dienst 80 Prozent geimpft hatte – insgesamt 1700000 Personen, die sogar eine zweifache Dosis erhalten hatten. Das Militär, erklärt Kurland, habe kein Risiko eingehen wollen. Nun stellte sich die Frage: Gab es Personen, die nach der Impfung am Guillain-Barré-Syndrom erkrankt waren? Die Militärärzte waren vorsichtig mit ihren Diagnosen, wiesen ihre Patienten in Krankenhäuser ein, damit Neurologen sie untersuchten. Trotzdem, so Kurland, ließ sich bei den Streitkräften keinerlei Verbindung zwischen dem Impfstoff und dem Guillain-Barré-Syndrom feststellen. »Wir sind in allen drei militärischen Bereichen auf nur dreizehn Fälle von GBS unmittelbar nach der Impfung gestoßen«, erzählte Kurland. Dann hätten seine Kollegen und er sich die Anzahl der Fälle in früheren Jahren angesehen, um herauszufinden, mit wie vielen Fällen man rechnen konnte. Ergebnis? Siebzehn.

Die Niederlande hatten sich als einziges Land dem Impfprogramm angeschlossen und über 1,5 Millionen Menschen impfen lassen. Dort stellte man keine Zunahme der Fälle von Guillain-Barré fest.

Kurland nahm sich die Daten der Mayo-Klinik vor, mit den Krankenakten sämtlicher Einwohner von Olmsted County. Vierzigtausend Personen hatten sich impfen lassen, und keine einzige war innerhalb weniger Wochen nach der Grippeimpfung eindeutig an Guillain-Barré erkrankt. Es gab einen Fall, aber der war nicht gerade das, was ein Spezialist als eindeutig bezeichnen würde, stellte Kurland fest.

Warum also bestand die Seuchenkontrollbehörde so beharrlich auf einer Verbindung zwischen dem Schweineinfluenzaserum und dem Guillain-Barré-Syndrom? Die Antwort liege auf der Hand, behauptete Kurland. Es sei genau das eingetroffen, was er von vornherein befürchtet habe – ein typischer Fall von *Selffulfilling Prophecy.*

Die Seuchenkontrollbehörde, so Kurland, habe sich an keine spezifischen Tests und Symptome halten können, um das Guillain-Barré-Syndrom zu bestimmen. Außerdem hatte die Behörde keine Kopien von Krankenakten, um sich einen Überblick zu verschaffen. Obendrein lägen keine Unterlagen darüber vor, wie die einzelnen Fälle sich weiterentwickelt hätten. Dabei könne man das Guillain-Barré-Syndrom nur dann mit Sicherheit diagnostizieren, wenn die Ärzte vollständige Krankenberichte vorliegen hätten, aus denen hervorgehe, wie sich die Symptome des Patienten entwickelten.[25]

Stattdessen habe die Behörde Studenten ausgeschickt, um sich die nötigen Daten zu verschaffen. Alles, was auch nur im Entferntesten nach Guillain-Barré geklungen hätte, sei von ihnen als potentieller Fall vermerkt worden. Zu dieser Zeit hätten die Ärzte bereits gewusst, so Kurland, dass die Seuchenkontrollbehörde einen Zusammenhang zwischen dem Grippeimpfstoff und dem Guillain-Barré-Syndrom vermutete, und hätten dementsprechend voreingenommen reagiert.

Kurland ist und bleibt ein Epidemiologe und Neurologe von Weltrang, bemerkte Robert B. Couch, Grippespezialist am Baylor College für Medizin. Und ganz gleich, so Couch weiter, was man von dem Bericht der Seuchenkontrollbehörde halten mochte, in dem von einer Verbindung zwischen dem Grippeimpfstoff und dem Guillain-Barré-Syndrom die Rede war, müsse man zugeben, dass es schon mindestens ein halbes Dutzend Studien über den angeblichen Zusammenhang gebe und eines sicher sei: »Es gibt viel zu viele Ungereimtheiten, als dass sich von einem Zusammenhang sprechen ließe.«[26]

Lawrence Schonberger von der Seuchenkontrollbehörde ist anderer Meinung. Seine erste Beobachtung habe jeder Prüfung standgehalten, sagte er, und Kurland sei sein Zeuge. Als die Unstimmigkeiten kein Ende nahmen, versuchte eine Gruppe führender Wissenschaftler, darunter auch Kurland, sie zu lösen, indem sie aktuelle Krankenakten von Patienten mit Guillain-Barré-Syndrom in Michigan und Minnesota in der Zeit zwischen dem 1. Oktober 1976 und dem 31. Januar 1977 unter die Lupe nahmen. Dabei fanden sie heraus, dass bei Personen, die gegen Schweineinfluenza geimpft worden waren, das Risiko, an diesem Nervenleiden zu erkranken, siebenmal höher war als bei ungeimpften Personen.[27] Obwohl Kurland sagt, die Befürchtungen der Ärzte, dass jeder Geimpfte, der über neuralgische Symptome klagte, an Guillain-Barré erkrankt sei, hätten die Daten beeinflusst, unterzeichnete er den Bericht.

»Es war seine Studie«, betonte Schonberger. »Nicht die meine.«

Die Daten des Militärs und der Niederlande seien irreführend, fügte Schonberger hinzu. In den Niederlanden sei die Bevölkerung klein und die Anzahl der Guillain-Barré-Fälle entsprechend gering gewesen. Da die Niederländer nicht der Meinung waren, dass der Impfstoff gegen Schweineinfluenza eine Gefahr darstellte, verwendeten sie ihn zwei Jahre lang. Im ersten Jahr, so Schonberger, habe man einen leichten Anstieg der Fälle von Guillain-Barré bemerken können. Im zweiten Jahr gab es keinen Anstieg, aber die Erfahrung in den USA deutete ja auch darauf hin, dass die Wahrscheinlichkeit, dass jemand nach einer Grippeimpfung am Guillain-Barré-Syndrom erkranken könnte, mit jeder Impfung kleiner wurde. Erst als man die niederländischen

Daten beider Jahre, in denen Grippeimpfungen vorgenommen wurden, in einen Topf geworfen hatte, verschwand der Zusammenhang wieder.

Was die militärischen Daten anbelange, meinte Schonberger, so seien auch sie nicht ganz unproblematisch. Die Zeitspanne, in der man Fälle von Guillain-Barré untersuchte, umfasste drei bis vier Monate, wobei sich herausstellte, dass die Krankheit am wahrscheinlichsten innerhalb von sechs Wochen nach der Impfung auftrat. Bei einer längeren Zeitspanne verwische sich der Zusammenhang zwischen einer Grippeimpfung und dem Nervenleiden, sagte er. Außerdem seien Soldaten jünger, und jüngere Menschen stünden ohnedies weniger in der Gefahr, an Guillain-Barré zu erkranken.

Epidemiologen waren hin und her gerissen. Sie setzten sich mit den gegnerischen Lagern in Verbindung, um die Beweislage zu diskutieren, wobei sie sich regelrechte Titanenschlachten lieferten.

Am Ende fand sich Kurland allein auf weiter Flur. Wenn man Ärzte darauf anspricht, dann behaupten die meisten, dass das Schweineinfluenzaserum eine Guillain-Barré-Epidemie ausgelöst habe. Man frage Grippespezialisten, und sie werden einem bestätigen, dass ein Impfstoff generell, wenn auch höchst selten, diese Krankheit verursachen kann und dass das Serum gegen die Schweinegrippe die Krankheit häufiger ausgelöst habe als ein herkömmlicher Grippeimpfstoff. Und man frage jeden beliebigen Mediziner, der eine tödliche Grippeseuche fürchtet, und er wird zugeben, dass das Fiasko mit der Schweinegrippe ihm zu denken gebe.

»Es gibt zwei Vorfälle, die das Denken von uns Grippeforschern nachhaltig beeinflusst haben«, sagte Dr. Keiji Fukuda, der leitende Grippevirologe an der Seuchenkontrollbehörde. »Der eine ist die Pandemie von 1918, schon allein wegen ihres ungeheuren Ausmaßes – wahrscheinlich starben damals innerhalb einer begrenzten Zeitspanne die meisten Menschen an einer Infektionskrankheit. Um ein Massensterben vergleichbaren Ausmaßes zu finden, müsste man ins vierzehnte Jahrhundert zurückgehen, zum Schwarzen Tod.«

Das zweite Geschehen, so Fukuda, sei die Episode mit der Schweinegrippe. »Sie war eine Art Gegenstück zur Epidemie von 1918«, sagte er. »Etwa 40 Millionen Menschen erhielten den Impfstoff, und ein paar Hundert entwickelten das Guillain-Barré-Syndrom. Aber eine Pandemie blieb aus. Solche Dinge bleiben den Menschen im Gedächtnis.«

Die Lektion von 1976, schloss Fukuda, sei folgende: »Man sollte nicht vorschnell annehmen, dass eine Pandemie unterwegs ist, sobald ein neues Virus isoliert wird oder ein altes wieder auftaucht.«[28]

7
John Daltons Augen

Es war die übliche Dienstagsversammlung der Wissenschaftler des AFIP, des Armed Forces Institute of Pathology. Etwa zwanzig Wissenschaftler und Laboranten nahmen nacheinander ihre gewohnten Plätze an einem runden Konferenztisch mit Glasplatte ein, während Nachzügler mit den Stühlen an den Wänden vorlieb nehmen mussten. Wie immer würde, wer den Vorsitz übernahm, einen aktuellen wissenschaftlichen Aufsatz zur Diskussion stellen – gleichsam die naturwissenschaftliche Version eines literarischen Zirkels. An diesem Tag übernahm Dr. Jeffery Taubenberger die Leitung; er hatte sich für ein ungewöhnliches Thema entschieden.

Taubenberger kam recht munter ins Zimmer, mit einem Stapel Fotokopien wissenschaftlicher Publikationen unterm Arm. Eine davon behandelte die Histologie des Auges, eine andere die biochemischen Vorgänge bei der Farbwahrnehmung, und die dritte enthielt den Aufsatz, der ihn so aufgewühlt hatte und der erst kürzlich, am 17. Februar 1995 in der Zeitschrift *Science*, erschienen war. Nachdem alle Platz genommen hatten, begann Taubenberger.

Der Artikel, den er vorstellte, war die Titelgeschichte von *Science*, handelte vor allem von John Daltons Augen und sollte Taubenberger auf verschlungenen Pfaden zu dem Virus führen, das die Grippe von 1918 ausgelöst hatte.

John Dalton, dessen hageres, düsteres, bebrilltes Gesicht von der Titelseite starrte, war ein berühmter Chemiker, Jahrgang 1766. Er hatte die Atomtheorie aufgestellt, die auf der Vorstellung basierte, dass Materie aus unsichtbaren Einheiten bestand, die er als Atome bezeichnete, und wurde so berühmt, dass die John Dalton-Gesellschaft bis zum heutigen Tag sein Andenken pflegt.

Aber Dalton hat der Nachwelt noch ein anderes Vermächtnis hinterlassen. Er war farbenblind. Zuerst war ihm gar nicht aufgefallen, dass er Farben anders wahrnahm als andere Menschen. Es wurde ihm erst 1794 schlagartig bewusst, als er statt des schwarzen Rocks, den sein Quäkerglaube ihm vorschrieb, versehentlich einen leuchtend roten trug und er von seinen Glaubensbrüdern auf seinen Missgriff aufmerksam gemacht werden musste. Fasziniert befasste Dalton sich daraufhin mit seinem eigenen Sehfehler, um herauszufinden, warum er die Welt augenscheinlich anders wahrnahm als andere. So beschrieb er als erster die erbliche Farbenblindheit. Nur sein Bruder, berichtete er, schien alles genauso zu sehen wie er.

Dalton sagte oft, dass Gras und Blut für ihn dieselbe Farbe hätten. Blaue Wildblumen seien für ihn von jener Tönung, die andere als »Rosarot« bezeichneten. Das verwirrte ihn – warum konnten die anderen diese Farben sehen, die sie »Rot«, »Grün«, »Rosa« und »Blau« nannten, und er nicht? Rot, schrieb er, erschien ihm »wie ein Schatten, eine Beeinträchtigung des Lichts«. Mit so einem berühmten Betroffenen sollte der Begriff für Farbenblindheit bald Daltons Namen tragen: »Daltonismus.«

Bald stieß Dalton auf einen möglichen Grund, warum seine Welt monochrom war. Es musste daran liegen, dass die Flüssigkeit in seinen Augen, die so genannte Glasflüssigkeit, bläulich war statt klar und ihn auf diese Weise zwang, dieWelt gleichsam durch einen Filter hindurch zu betrachten. Die Farben Rot und Grün hatten dadurch dieselbe trübe Färbung wie Grau. Es gab nur ein Problem bei dieser Hypothese: Sie ließ sich nur beweisen, indem er sich ein Auge entfernen und die Flüssigkeit darin untersuchen ließ. Und dieses Opfer war selbst Dalton zu groß, also entschied er sich für die nächstbeste Lösung. Wenn er gestorben war, sollte sein Assistent ihm die Augen herausoperieren und eingehend studieren.

Kurz nach Daltons Tod am 27. Juli 1844 erfüllte sein Assistent ihm seine Bitte. Er entnahm der Leiche die Augäpfel und goss die Flüssigkeit aus einem Auge in ein Uhrenglas. Sie war klar, »vollkommen durchsichtig«, schrieb er. Daltons Hypothese war also falsch. Dann schnitt der Assistent eine Kerbe in den zweiten Augapfel und sah hindurch, um herauszufinden, ob Gegenstände, die rot und grün waren, grau erschienen. Das taten sie nicht, und so gelangte er zu dem Schluss, dass was immer Daltons Farbenblindheit verursacht hatte außerhalb seines Augapfels liegen müsse, und zwar in den Nerven, die die Augen mit dem Gehirn verbanden. Weil Dalton so berühmt und seine Farbenblindheit ein solches Rätsel war, werden seine Augen von der britischen John Dalton-Gesellschaft bis zum heutigen Tag in einem Gefäß aufbewahrt.

Jetzt, sagte Taubenberger zu seiner Gruppe, über 150 Jahre nach Daltons Tod, sei der Augenblick der Wahrheit gekommen. Dank neuer Erkenntnisse in der Molekularbiologie seien Wissenschaftler nunmehr in der Lage, anhand einer Gewebeprobe von John Daltons Augen herauszufinden, warum er farbenblind gewesen war. Andere hatten die Vorarbeit geleistet, hatten herausgefunden, dass Farbenblindheit von einem mutierten Gen verursacht wird, dessen genetischer Code Lücken aufweist, sodass es nicht funktioniert. Die Frage lautete: Besaß John Dalton so ein fehlerhaftes Gen? War seine Farbenblindheit ungewöhnlich oder alltäglich?

Mit einer revolutionären Technik, bekannt als Polymerasekettenreaktion, kurz PCR, konnten Forscher anhand einer winzigen Anzahl von John Daltons Zellen, die sie dem Inneren seiner Augäpfel entnommen hatten, feststellen, ob er dieses mutierte Gen besaß oder nicht. Darum lautete der Titel des besagten Artikels in der Zeitschrift *Science* »Die chemische Ursache von John Daltons Farbenblindheit«. Auf diese Weise stellte sich heraus, so Taubenberger, dass John Dalton an einer ganz normalen erblichen Form der Farbenblindheit litt.

Je länger Taubenberger über die Geschichte von John Daltons Augen nachdachte, desto heftiger wurde in ihm der Wunsch, selbst auch etwas in dieser Art zu unternehmen. Er hatte um sechs Uhr früh mit Ann Reid gesprochen, einer seiner Laborantinnen. Er träumte davon, ein Experiment durchzuführen, das ebenfalls auf der Titelseite von *Science* angekündigt wurde, um Laborteams auf der ganzen Welt zu begeistern. Seine Studie sollte Hunderten, vielleicht auch Tausenden von Forschertreffen Gesprächsstoff liefern, weil sie eine Frage beantwortete, die schon seit Jahrzehnten offen war. Zwar arbeitete er in einem fast unbekannten Labor mit einem winzigen Team und war führenden Köpfen der Wissenschaft gänzlich unbekannt. Dennoch hütete er einen molekularen Schatz. Er hatte jederzeit Zugriff auf konserviertes Gewebe von Menschen, die seit langem tot waren – ein ganzes Lagerhaus voller Gewebeproben. Es gehörte zum AFIP und war von Präsident Lincoln persönlich eingerichtet worden. Lincoln hatte angeordnet, dass ein Militärarzt, der Gewebe von Toten oder von Patienten mit Tumoren oder anderen Krankheiten untersuchte, eine Probe ins Lager des AFIP schicken musste.

Seither sandten sowohl Militärärzte als auch zivile Ärzte Gewebeproben ein. »Das Pathologische Institut erhält jährlich Tausende von Proben zur Erstellung von Vergleichsgutachten«, erzählte Taubenberger. Die meisten Gewebeproben stammten aus Universitätskliniken, und bis vor kurzem waren die Expertisen der Militärärzte kostenlos gewesen. Mittlerweile stellten sie jedoch zivilen Ärzten ihre pathologischen Analysen in Rechnung. Die Sache habe nur einen Haken, sagte Taubenberger: »Von jeder Probe, die man an uns schickt, müssen wir einen kleinen Anteil in unserem Archiv aufbewahren. Wir behalten alles – Anamnesen, Objektträger, Paraffin.« Im Übrigen sind die Gewebeproben, die vor langer Zeit konserviert und eingelagert wurden, normalerweise genauso einwandfrei wie diejenigen, die heutzutage konserviert und eingelagert werden. Obwohl die Medizin seit dem neunzehnten Jahrhundert große Fortschritte gemacht hat, hat sich die Kunst der Konservierung von Gewebeproben, wie sie vor über hundert Jahren entwickelt wurde, kaum verändert. Sogar das Paraffin ist noch in Gebrauch. Ein kleines Stück Gewebe in Formaldehyd zu tauchen und es dann in Paraffin zu betten, mag primitiv anmuten, ist jedoch immer noch die beste Methode, um Gewebe auf Dauer haltbar zu machen.

Über die Jahre wurde die pathologische Sammlung der Streitkräfte immer größer und enthält heute ein paar Millionen Gewebeproben, die entweder in daumennagelgroßen Paraffinwachsblöcken konserviert, in Gefäßen mit Formaldehyd eingelegt oder auf Objektträger gestrichen wurden. Sämtliche Proben liegen in Kartons verpackt in einem Wellblechbau, der sich nur wenige Meilen von Taubenbergers Labor befindet. Ein regelrechtes Nationalarchiv des Todes. Bestimmt gab es darunter ein paar richtige Juwelen, dachte sich Taubenberger, es kam nur auf die richtige Fragestellung an.

Taubenberger wanderte durchs Labor und fragte sich, wessen Gewebe er untersuchen solle. Welch spannende Frage konnte er sich stellen?

Er beriet sich mit seinem Vorgesetzten, Dr. Timothy O'Leary, dem Leiter der Zellpathologie, und mit Dr. Marc Micozzi, dem Direktor des Nationalmuseums für Gesundheit und Medizin am AFIP, und erzählte ihnen von seiner Idee, fragte sie, ob sie nicht ein Projekt für ihn wüssten, mit dem man an die Öffentlichkeit gehen könne. Als Erstes dachten sie an Gelbfieber, mit dem sich um die Jahrhundertwende der berühmte Arzt Walter Reed beschäftigt und dabei herausgefunden hatte, dass es durch ein von Stechmücken übertragenes Virus verursacht wurde. Das Thema war nahe liegend, denn schließlich befand sich das Pathologische Institut auf dem Gelände des Walter Reed Army Medical Center. Aber keinem von ihnen fiel eine geeignete Fragestellung dazu ein. Hierauf diskutierten sie über das im Bürgerkrieg weit verbreitete »camp fever«. Die Männer waren damals gestorben wie die Fliegen. Vielleicht fand man Gewebeproben von Opfern dieser Krankheit und konnte nachforschen, ob es sich tatsächlich um eine typhusähnliche Erkrankung handelte, wie einige Wissenschaftler vermutet hatten.

Plötzlich kam ihnen eine geniale Idee. »Wir saßen da und grübelten, als jemandem die Grippe von 1918 einfiel«, erinnerte sich Taubenberger. Die Männer waren sofort Feuer und Flamme. »Es war genau das Richtige!«, sagte Taubenberger. »Wir waren alle begeistert.« Sie hatten Zugang zu Gewebeproben von Soldaten, die 1918 an der Krankheit gestorben waren. Vielleicht fanden sie darunter Lungengewebe junger Soldaten, das noch Fragmente des tödlichen Virus enthielt. Und mit Hilfe der PCR-Methode mochte es ihnen sogar gelingen, Viruspartikel herauszufischen und den genetischen Code des Grippevirus von 1918 zu rekonstruieren. Vielleicht konnten sie auf diese Weise die Identität des Virus erschließen und herausfinden, warum es so tödlich gewesen war. Dann hätten sie den Mörder endlich überführt.

Natürlich war es eine langwierige Angelegenheit. Auch wenn sie auf Personen stießen, die 1918 an Influenza gestorben waren, war das Virus in ihren Lungen sicher längst tot und in seine Einzelteile zerfallen, bevor man das Lungengewebe eingelagert hatte. Und selbst wenn noch Viruspartikel vorhanden waren, war es möglich, sogar wahrscheinlich, dass nach der Konservierung so wenig davon übrig war, dass nicht einmal die raffinierten Methoden der Molekularbiologie es noch einmal zusammensetzen konnten.

Die Wissenschaftler ermahnten sich gegenseitig, nicht übermütig zu werden. »Wir begannen sehr bescheiden, zumal wir dachten, dass unsere Aussicht auf Erfolg gleich null sei«, erzählte Taubenberger. Dabei vermochten sie ihren Enthusiasmus kaum zu zügeln. »Wir waren hellauf begeistert«, erinnerte sich der Wissenschaftler. »Je mehr wir darüber nachdachten, desto spannender erschien uns das Projekt.«

Bevor sie mit ihren Forschungen begannen, sammelten Taubenberger und Reid ein paar Monate lang Informationen über die Grippe von 1918. Beide lasen Alfred Crosbys Buch *Amerikas vergessene Pandemie.* Taubenberger erinnerte sich vage daran, dass während seiner Ausbildung einmal von der Grippe von 1918 die Rede war. Reid hatte noch nie davon gehört. Beide waren verblüfft, als sie lasen, wie heftig dieses Virus gewütet hatte.

»Ich wusste absolut gar nichts über diese Grippe«, sagte Reid. »Aber je mehr ich über sie las, desto mehr wollte ich wissen. Ich unterhielt mich mit älteren Leuten und wunderte mich, dass die meisten über Sechzigjährigen eine Geschichte von der Grippe zu erzählen hatten. Die Mutter meines Nachbarn zum Beispiel war daran gestorben, als er erst ein Jahr alt war. Wie kam es, dass eine Seuche dieser Größenordnung totgeschwiegen wurde?«

Auch nach Beginn der Arbeit ließ Taubenberger nichts über das Projekt verlauten, verlor außerhalb des AFIP kein Wort darüber. Er ist von Natur aus ein sehr gewissenhafter, sorgfältiger Mensch und eher zurückhaltend.

Reid ist ihm hierin sehr ähnlich. Diese Wesenszüge scheinen typisch zu sein für Menschen, die sich für die präzise Geduldsarbeit eines Molekularbiologen entscheiden, weitab von der wettbewerbs- und gewinnorientierten Welt der Biotechnologie. Die Superstars der Molekularbiologie hingegen müssen extrovertiert und redegewandt sein, denn schließlich gehört es zu ihren Aufgaben, die Ergebnisse ihrer Forschung anderen Wissenschaftlern und oft auch Investoren schmackhaft zu machen. Das traf auf Leute wie Taubenberger und Reid nicht zu. Sie standen nicht im Rampenlicht, führten im Wesentlichen aus, was man ihnen auftrug. Taubenberger hatte zwar die Möglichkeit – und nahm sie auch wahr –, freie Forschung zu betreiben, hatte aber hauptsächlich den Auftrag zu erfüllen, ein Labor für die Molekulardiagnose aufzubauen.

Noch Jahre später, als Taubenberger und Reid den Ausgang ihres Unternehmens längst kannten, behielten sie ihre Meinungen weitgehend für sich und konzentrierten sich stattdessen auf ihre Forschung.

Als Laborleiter wusste Taubenberger, dass es für ihn ungewöhnlich war, der Grippe von 1918 nachzuspüren. Aber andererseits war er schon immer eigene Wege gegangen.

Taubenbergers Wirkungskreis bietet nicht gerade die idealen Voraussetzungen, um viele Besucher anzulocken. Das Pathologische Institut der Streitkräfte steht am Stadtrand von

Washington, und sein Labor befindet sich in einem fünfstöckigen grauen Granitbunker, der in den 50ern entstand, in den Jahren des Kalten Kriegs, und als bombensicher galt. Er besitzt keine Fenster, und seine Mauern sind einen Meter dick.

Wer immer zu diesem Gebäude hinausfährt, um Taubenberger einen Besuch abzustatten, muss sich einem Sicherheitsbeamten vorstellen, der in der düsteren Eingangshalle hinter einem Schreibtisch aus grauem Stahl sitzt. Dann kommt Taubenberger persönlich und begleitet den Besucher in sein winziges Büro im zweiten Stock mit dem ausgebleichten, fleckigen blauen Teppich und den angeschlagenen Möbeln. Auf jeder verfügbaren horizontalen Fläche stapeln sich Publikationen aus wissenschaftlichen Fachzeitschriften. Und die vertikalen Flächen sind mit gelben Notizzetteln zugekleistert, die Taubenberger an Termine und sonstige Verpflichtungen erinnern.

Taubenbergers Werdegang verlief unkonventionell. Für gewöhnlich sind junge Wissenschaftler eifrig bestrebt, möglichst schnell Karriere zu machen. Man bewirbt sich an der besten Universität, versucht anschließend an einer der angesehenen Graduiertenschulen aufgenommen zu werden und bemüht sich dann um eine Postdoktorandenstelle in einem renommierten Labor. Danach geht man erneut auf Wanderschaft, um an der Universität seiner Wahl die Stelle eines Jungwissenschaftlers anzutreten. Jeder tut sein Möglichstes, um irgendein spektakuläres Projekt auf die Beine zu stellen, weil damit die Chancen auf eine feste Anstellung steigen. Unterdessen versucht man möglichst viel zu veröffentlichen, reist zu Konferenzen und hält Vorträge über seine Arbeit. Man hängt sich an die Fersen wissenschaftlicher Superstars und hofft von ihnen bemerkt zu werden. Es ist ein rastloses Leben, ohne Garantie auf Erfolg. Und Taubenberger ist es völlig fremd. Er hat sich für einen anderen Weg entschieden.

Er kam 1961 in Deutschland auf die Welt, als dritter Sohn eines Berufssoldaten. Die Familie Taubenberger zog von Europa nach Kalifornien und ließ sich schließlich im nördlichen Virginia nieder, in Fairfax. Als Jeffery vier oder fünf Jahre alt war, stand für ihn bereits fest, dass er einmal Wissenschaftler werden wollte. Blieb nur noch zu klären, auf welchem Gebiet. Er interessierte sich für Nuklearphysik und Chemie, entschied sich dann aber für die Biologie.

Aber die Schulen in Fairfax waren nicht gerade geeignet, um die Talente des kleinen Wissenschaftlers zu fördern. Das Lerntempo in den Klassen war denkbar langsam, die Anforderungen viel zu niedrig gehalten, und Taubenberger, der sich über die laxen Zustände beschwerte, stieß sowohl bei den Lehrern als auch bei den Mitschülern auf Unverständnis.

Aber da tat sich ein Ausweg auf. Taubenberger erfuhr, dass er der High School entrinnen konnte, indem er das letzte Jahr kurzerhand übersprang und an einem Sonderprogramm an der George-Mason-University in Fairfax teilnahm. Im Alter von fünfzehn Jahren schrieb sich Taubenberger also bereits als Student im ersten Semester am College ein. Endlich hatte er Gelegenheit, Seminare zu belegen, die ihn wirklich forderten. Im Sommer bewarb er sich um einen Ferienjob an den National Institutes of Health, wo er sich mit einem Virustyp beschäftigte, der bei Mäusen Brustkrebs verursachte. Das war 1977. Damals überlegten Forscher, ob nicht Viren der Schlüssel zum Krebs sein könnten. (Im Zusammenhang mit den meisten Krebsarten erwiesen sie sich jedoch als bedeutungslos, obwohl sie zum Beispiel Gehirntumoren und das Kaposi-Sarkom zu begünstigen schienen.) Damals aber befassten sich die klügsten Biologen mit Tumorviren, und Taubenberger kam mit einem der spannendsten Themen der Biologie in Berührung. Er fing Feuer, und als im Herbst erneut die Vorlesungen begannen, blieb er als Teilzeitkraft im Labor.

»Eine tolle Erfahrung«, sagte Taubenberger. Er überlegte, ob er die George Mason eventuell verlassen und sich lieber an einem angeseheneren College bewerben sollte, Harvard oder Princeton vielleicht. Aber dann beschloss er zu bleiben und seine Forschungsarbeit mit den Tumorviren fortzusetzen. Er hatte einen Karriereplan. Zuerst wollte er den Doktortitel in Biologie erwerben, um ein Labor leiten zu können, wie Dr. William Drohan, sein Chef an den National Institutes of Health. Drohan erklärte ihm, dass Referenzen in der Wissenschaft sehr wichtig seien und dass ihm ein Medizinerdiplom viele Türen öffnen könne. Biologen, die ein Medizinerdiplom und einen Doktortitel vorweisen konnten, kamen leichter an Stipendien und gute Jobs. »Ich hatte nie daran gedacht Arzt zu werden«, sagte Taubenberger. »Aber Drohan«, fügte er hinzu, »hat mich überzeugt.«

Sobald er seinen Collegeabschluss in der Tasche hatte, ging Taubenberger ans Medizinercollege in Richmond. Sein Studium – eine Kombination aus praktischer und wissenschaftlicher Ausbildung – strebte zwei Abschlüsse gleichzeitig an.

Studenten, die sich für dieses kombinierte Studium aus Medizin und Naturwissenschaft entschieden, belegten üblicherweise zuerst zwei Jahre Medizin, widmeten sich dann einem wissenschaftlichen Projekt und machten anschließend, nach einem zweijährigen Praktikum an einer Klinik, ihren Abschluss in Medizin. Taubenberger änderte diese Reihenfolge, absolvierte sein Praktikum unmittelbar nach dem zweijährigen Medizinstudium und ging erst danach ins Labor, wo er den Großteil seiner Zeit mit seinem Forschungsprojekt zubrachte. 1986 erhielt er sein Medizinerdiplom, und 1987, nachdem er eine Arbeit darüber geschrieben hatte, wie Knochenmarkszellen in den Thymus wandern und dort zu T-Zellen werden, seinen Doktortitel. Man honorierte seine Arbeit mit Preisen und Stipendien und zeichnete ihn für besondere Leistungen im Fach Zellbiologie aus.

Nun besaß Taubenberger die nötige Qualifikation und musste sich ein geeignetes Tätigkeitsfeld überlegen. »Ich konnte mich nicht entscheiden«, sagte er. »Ich interessierte mich sehr für die Pädiatrie und dachte an pädiatrische Hämatologie. Andererseits gefiel mir meine Arbeit im Labor so gut, dass ich noch ein Jahr blieb, bis 1988.«

An diesem Punkt begann er sich zu fragen, ob er sich überhaupt zum Arzt eignete. »Ich dachte daran, mich um eine Assistenzstelle in der Pädiatrie zu bemühen, aber ich hatte vier Jahre im Labor zugebracht, ohne jemals einen Patienten zu Gesicht zu bekommen.« Er malte sich aus, wie Patienten Höllenqualen litten, nur weil er einen »Kunstfehler« begangen hatte. »Ich hatte schreckliche Angst davor, auf der neuen Intensivstation zu arbeiten«, gestand er, und so habe er sich für die Pathologie entschieden, wo die Menschen, die er untersuchen musste, schon tot waren. Die Pathologie, so Taubenberger, sei eine Art Kompromiss gewesen. »Ich hatte zwar noch immer mit Medizin zu tun, aber mehr im Forschungsbereich.« Er sah sich nach Assistenzstellen um und erfuhr, dass das Krebszentrum der National Institutes of Health einen Ausbildungszweig für Pathologie anbot. Jährlich wurden nur drei Personen dort zugelassen. Taubenberger bewarb sich trotzdem.

Er hatte es sich in den Kopf gesetzt, dort aufgenommen zu werden, ungeachtet der vielen Mitbewerber – was ihm auch gelang. Schließlich hatte seine Karriere in den National Institutes of Health ihren Anfang genommen. »Dank der ausgezeichneten Forschungsbedingungen fühlte ich mich wie zu Hause.«

1993 bot man ihm schließlich einen dauerhafteren Job an, der es ihm gestattete, in Washington zu bleiben: Er und Dr. Jack Lichy, der ebenfalls an den National Institutes of Health arbeitete, erhielten den Auftrag, am AFIP ein molekularpathologisches Labor einzurichten. Sie bedienten sich molekularbiologischer Methoden, um pathologische Diagnosen zu stellen. Sechs Monate später hatten sie das Labor bereits in Betrieb genommen. Und Taubenberger hatte zugleich die Möglichkeit, sich der eigenen Forschung zu widmen.

Ein Jahr später, Anfang 1994, wurde Taubenberger zum Leiter der molekularpathologischen Abteilung ernannt. Die Realität hielt dem glanzvollen Titel aber nicht ganz stand, denn das Team bestand nur aus zwanzig Leuten. »Es ist nur ein winzig kleines Labor«, sagte Taubenberger zufrieden.

Eines Tages, Ende 1993, kam ihn Dr. Thomas Lipscomb besuchen, Oberstleutnant der Armee und Veterinärpathologe. Er hatte ein Problem und hoffte, Taubenberger und Lichy fänden vielleicht eine Lösung dafür. Während der letzten zehn Jahre, erklärte er, seien immer wieder Meeressäuger einer mysteriösen tödlichen Seuche erlegen. Die Hälfte der amerikanischen Delphine, die in Küstennähe im Atlantik lebten, waren eingegangen, insgesamt etwa zehntausend Tiere.

Lipscomb vermutete, dass die Delphine an einer Virusinfektion litten. Nachdem er das Gewebe Hunderter sterbender oder toter Delphine untersucht hatte, die an den Strand gespült worden waren, ließ sich deutlich ein gewisses Muster erkennen: die Gehirne der Tiere, die Lungen und das Lymphgewebe schienen von einem Morbillivirus befallen zu sein, einem Virustyp, der bei Menschen Masern und bei Hunden die Staupe auslöst.

Lipscomb suchte den molekularen Beweis und kam mit einem herausfordernden Anliegen zu Taubenberger. Er hatte Gewebeproben toter Delphine mitgebracht, von denen einige bereits dermaßen verfault waren, dass man sie nicht einmal mehr unter dem Mikroskop untersuchen konnte. Es sei, so Taubenberger, wirklich ekelerregend gewesen. Ob Taubenbergers Team, so Lipscomb, wohl in der Lage wäre, mittels PCR ein Morbillivirus herauszufischen, falls noch eines da sein sollte?

»Die Chance, in einem solchen Gewebe noch auf virale RNA zu stoßen, war denkbar gering«, sagte Taubenberger. Aber versuchen wollte er es trotzdem. Und so bat er Dr. Amy Krafft, eine junge Molekularbiologin, die erst vor kurzem zu seinem Team gestoßen war, das Delphinprojekt zu übernehmen. Die verfügbaren Methoden waren präzise, aber sie musste sie vervollkommnen, um wirklich alle Möglichkeiten auszureizen. Sie wiederholte mehrere Male jeden Schritt der komplizierten biochemischen Experimente, mit deren Hilfe sie die virale RNA zu entschlüsseln hoffte, optimierte sie, bis sie ein effektives System erarbeitet hatte. Und dann gelang ihr das Unmögliche – sie fand die RNA des Virus und bestätigte damit Lipscombs Verdacht: Eine neue Art von Morbillivirus hatte die Delphine getötet.

Diese Erfahrung war Taubenberger noch frisch im Gedächtnis, als er daran dachte, sich an die Erforschung der Grippe von 1918 zu wagen. Das Verfahren würde ähnlich sein. Das genetische Material des Grippevirus ist wie das der Morbilliviren RNA. Grippeviren haben ungefähr die gleiche Größe wie Morbilliviren, ihre Gene bestehen aus etwa 15 000 Basen – Adenin, Guanin, Zytosin und Uracil, die sich zu langen Ketten aneinanderfügen, um die RNA zu bilden. Außerdem teilen die Morbilliviren viele Eigenschaften mit den Grippeviren. Dies bedeutete, dass Amy Krafft, der es immerhin gelungen war, ein Virus von verfaultem Delphingewebe zu isolieren, vielleicht auch imstande sein würde, in den winzigen Fetzen konservierten Lungengewebes aus dem pathologischen Lager ein Grippevirus zu entdecken. Zuallererst musste sie jedoch herausfinden, ob das Lager überhaupt noch über Gewebeproben von Opfern der Grippe von 1918 verfügte.

Die Daten aller Gewebeproben waren auf einem Computer verfügbar. Aber man musste damit rechnen, dass darunter kein Lungengewebe von Soldaten war, die an der Grippe von 1918 gestorben waren. Die Epidemie war während des Krieges ausgebrochen, und »viele der Ärzte, die die Obduktionen vornahmen, waren keine ausgebildeten Pathologen«, sagte Taubenberger. »Warum sollte ein Militärarzt sich unter denkbar chaotischen Umständen auch noch die Zeit nehmen, der Lunge eines Toten eine Gewebeprobe zu entnehmen und diese pflichtgemäß einzusenden?«

Trotzdem, einen Versuch war das Ganze wert. Das Laborteam würde sich Kriterien für eine möglichst systematische Suche überlegen und die entsprechenden Daten dann in den Computer eingeben. Taubenberger beschloss, sich auf Personen zu beschränken, die bereits wenige Tage nach ihrer Erkrankung gestorben waren. Würde man wahllos nach Lungengewebe von Grippetoten suchen, erhielt man womöglich auch die Daten von Personen, die zuerst zwar an Grippe erkrankt, am Ende jedoch einer bakteriellen Lungenentzündung erlegen waren. Da vom Zeitpunkt der Virusinfektion bis zum Tod dieser Personen mindestens eine Woche vergangen war, waren die Viren womöglich längst aus ihrer Lunge verschwunden, hatten den Bakterien das Feld geräumt.

Taubenberger machte eine Eingabe. Zwei Tage später erhielt er einen Computerausdruck mit einer Liste von siebzig Personen, die 1918 an der Spanischen Grippe gestorben waren und deren Lungengewebe sich im Lager befand. Den Proben beigelegt waren die Krankendaten, aus denen hervorging, zu welchem Zeitpunkt die Leute krank geworden und wann und woran sie gestorben waren. Taubenberger studierte diese Daten mit Feuereifer. Sechs der Opfer erfüllten die Voraussetzungen – bei ihnen war der Tod bereits nach wenigen Tagen eingetreten. Die Wissenschaftler waren freudig überrascht.

»Wir fühlten uns wie ›Die Jäger des verlorenen Schatzes‹«, erzählte Taubenberger. »Wir hatten den Schatz gefunden.«

Da war ein Lager, das Millionen Gewebeproben längst verstorbener Patienten enthielt, in Kartons verpackt, registriert und vergessen. Irgendwo in diesem riesigen Lager verbarg sich das Virus von 1918, in einem daumennagelgroßen Lungengewebefetzen. Seit fast achtzig Jahren hatte niemand daran gedacht, es aufzustöbern. Und selbst wenn man daran gedacht hätte, wäre das Virus in diesem Gewebe viel zu gut versteckt, als dass es jemand hätte finden können. Aber jetzt, nach der wegweisenden Lektüre eines Artikels über John Daltons Augen und in der Hoffnung, Methoden anwenden zu können, die seit 1989 verfügbar waren und die Amy Krafft verfeinert hatte, um verwestes Delphingewebe untersuchen zu können, hatte eine Gruppe von Wissenschaftlern, von denen niemand je etwas gehört hatte und die sich noch nie zuvor näher mit der Influenza beschäftigt hatten, die erste heiße Spur des tödlichen Virus von 1918 aufgenommen.

Sobald sie wussten, dass zumindest die Chance bestand, das Virus zu finden, konnten die Wissenschaftler es kaum erwarten, an die Arbeit zu gehen. »Aber«, so Taubenberger grollend, »bevor wir unser Unternehmen starten konnten, mussten wir uns natürlich durch einen Haufen Papierkram wühlen.« Er musste einen schriftlichen Antrag stellen, und weil er mit menschlichem Gewebe umzugehen gedachte, brauchte er eine Genehmigung der zuständigen Behörde. Die Prozedur nahm mehrere Monate in Anspruch – er und Ann Reid nutzten die Zeit, um so viel wie möglich über die Grippe von 1918 in Erfahrung zu bringen. Als sie endlich grünes Licht bekamen, ließen sie sich die Gewebeproben bringen. Eigenartigerweise nahmen sie den wertvollen Bestand des Lagers nie persönlich in Augenschein.

Das Gebäude, eine niedrige Halle aus feuerfestem Wellblech, befindet sich ein paar Meilen vom Pathologischen Institut entfernt. Im Inneren stehen in langen Reihen verschiebbare Metallregale, und auf den Regalen stapeln sich Kisten, die in Paraffin eingeschlossene Gewebeproben, in Formaldehyd eingelegte Organe oder Objektträger mit bunt eingefärbten Zellen enthalten.

Glücklicherweise wusste Reid, wie man mit konserviertem Gewebe umzugehen hatte. Die Arbeit erforderte außerordentliche Sorgfalt. Es gab nur sehr wenig Material – damit sank die Wahrscheinlichkeit, etwas zu finden –, und ein Fehler, bei dem Lungengewebe zerstört wurde, konnte katastrophale Folgen haben. Reid wusste, dass viele Laborleiter Bedenken hätten, ausgerechnet sie, die noch so unerfahren war, mit einer solchen Aufgabe zu betrauen.

Als sich Reid 1989 dem Team anschloss, war sie eine einfache Laborantin mit eineinhalbjähriger Berufserfahrung. »Ich hatte noch nie selbständig gearbeitet. Ich war zwar an keinen festen Zeitplan gebunden, aber ansonsten hielt ich mich streng an meine Anweisungen«, erinnerte sie sich. Nach und nach übernahm sie jedoch immer mehr Verantwortung, und bis 1995 hatte Reid eine Menge Erfahrung mit konserviertem Gewebe und der PCR-Methode gesammelt und war für dieses Projekt wie geschaffen. Sie würde das Unternehmen beginnen, würde nach etwas suchen, das sich als ein einziges Grippevirusmolekül entpuppen konnte. Es war ein Experiment, bei dem die Molekularbiologie womöglich an ihre Grenzen stieß.

Sobald sie die Erlaubnis erhalten hatten, mit der Untersuchung des Gewebes von Grippeopfern aus dem Jahr 1918 zu beginnen, machten Taubenberger und Reid sich mit etwas weichen Knien an die Arbeit. Reid notierte sich das Datum in ihrem Labortagebuch: 19. März 1995.

Die Wissenschaftler schnitten zuerst mit Hilfe einer scharf geschliffenen Rasierklinge ein paar hauchdünne Scheiben aus dem Paraffinstück. Sie waren nicht dicker als eine einzige Zelle, um ein Vielfaches dünner als Papier. Die Scheiben umfassten insgesamt höchstens zweitausend Zellen. In einer dieser Zellen waren vielleicht die zerschmetterten Überreste eines Grippevirus eingeschlossen.

Reids erste Aufgabe bestand nun darin, das Gewebe vom Wachs zu trennen. Zu diesem Zweck legte sie die Scheiben in ein kleines Reagenzglas und fügte Xylen bei, um das Wachs aufzulösen und das Gewebe freizulegen.

Nun galt es, das Xylen von den Zellen zu trennen, also stellte sie die Reagenzgläser, die die Mischung enthielten, in eine Zentrifuge; die Zellen wurden an den Boden der Reagenzgläser geschleudert und blieben dort haften. Nachdem Reid die Chemikalie abgegossen hatte, spülte sie die Zellen mit Alkohol, um das restliche Xylen, das noch an ihnen klebte, zu entfernen.

Im nächsten Schritt wurden die Zelltrümmer – Membranen, Proteine – von Genen und Genfragmenten getrennt. Die meisten Gene würden von den Zellen des Toten stammen, aber mit etwas Glück würden auch Gene des Virus darunter sein, das den Mann getötet hatte. Um die Gene von dem Gemisch zu isolieren, legte Reid das Lungengewebe in ein Reagenzglas, setzte ihm eine Salzlösung zu und ein Proteine abbauendes Enzym namens Proteinase K. Sie fügte dem Gemisch noch ein wenig Reinigungsmittel bei, um die fettigen Zellmembranen aufzulösen. Ungefähr vier Stunden später kam sie zurück und bereitete einen organischen Extrakt, sozusagen das Laboräquivalent zum Salatdressing.

Aufgrund ihrer chemischen Zusammensetzung sind Gene wasserlöslich, während die Proteinfragmente und Fettteilchen der Zellmembran sich in Öl auflösen. Um die Gene von den Zellmembranen und Proteinen zu trennen, fügte Reid eine ölige Mischung bei – Chloroform und Phenol. Sie schüttelte das Ganze, damit sich in der öligen Schicht die Proteinfragmente und Fette der Lungengewebemoleküle auflösten und die Genfragmente in der wässrigen Schicht verblieben. Dann ließ sie das Gemisch stehen, bis die Ölschicht auf dem Wasser schwamm und sie das Öl abgießen konnte. Als Nächstes zentrifugierte sie das Gemisch und goss die wässrige Lösung an der Oberfläche ab, bis nur noch eine dünne Flüssigkeit übrig war mit den Genfragmenten der Lungengewebezellen, der Bakterien, die möglicherweise die Lunge befallen hatten, und des Grippevirus von 1918 – falls es noch da sein sollte.

Um die Genfragmente von ihrer wässrigen Umgebung zu trennen, fügte Reid der Lösung Alkohol bei. Mittels Zentrifugalkraft setzten sich die Fragmente auf dem Boden des Behälters ab und bildeten dort einen winzigen Pelz. Reid goss die Flüssigkeit weg und schüttete Salzwasser in die Reagenzgläser, um den Pelz auf dem Boden aufzulösen. Nun hatte sie Gene in einer Salzlösung, ein Gemisch, das sich für die genetische Analyse bestens eignete.

Nach tagelanger Arbeit konnte Reid endlich herausfinden, was für Gene sich im Lungengewebe befanden. »Jemand im Labor sagte, dass die Molekularbiologie darin bestünde, tagein, tagaus winzige Tröpfchen klarer Flüssigkeiten von einem Reagenzglas ins andere zu träufeln«, meinte Taubenberger. »Man braucht schon eine Menge Vertrauen, weil man ja nicht sieht, was man da eigentlich tut.«

Es war an der Zeit, die PCR anzuwenden, die Wundermethode, mit der man ein einziges Genfragment, das in einer Lösung schwimmt, millionenfach kopieren kann. Taubenberger und Reid beschlossen, nach einem Virusgenfragment, dem sogenannten Matrixgen, zu suchen, für das sie sich entschieden hatten, weil es sich im Vergleich zu anderen viralen Genen, die ständig mutieren, kaum verändert. Das Matrixgen gibt Zellen den Befehl, ein Protein herzustellen, welches das Virus als Gerüst benutzt, als feste Struktur für seine weiche, fettige Membranhülle.

Sie würden zu diesem Zweck ein winziges Matrixgenfragment wie eine Art Köder benutzen, um das Gen des Grippevirus anzulocken. Hatte es erst einmal angebissen, konnten sie mit Hilfe der PCR ein Stück davon kopieren. Aber wenn Teilchen des Matrixgens die Köder für das Virus von 1918 sein sollten, mussten Reid und Taubenberger sich die besten Stücke herauspicken, nämlich jene, die sich von einem Grippevirusstamm zum nächsten nur unerheblich veränderten. Um die geeigneten Gensegmente zu selektieren, legten sie entschlüsselte Matrixgensequenzen mehrerer Influenzaviren nebeneinander und griffen Bereiche heraus, die vollkommen identisch waren. Aus diesen konstanten Bereichen bauten sie ihre Köder oder Primer.

Da die PCR für Molekularbiologen unentbehrlich geworden ist, haben sich Firmen darauf spezialisiert, Primer nach Maß zu fertigen. Reid und Taubenberger beauftragten die Firma Integrated DNA Technologies, wobei sie ihr per Fax die genauen Genfolgen der gewünschten Primer zukommen ließen. Bereits nach wenigen Tagen erhielten sie per Express das Geforderte – Tupfen angetrockneten weißen Puders am Boden kleiner Reagenzgläser. Reid brauchte nur noch sterilisiertes Wasser beizumengen, und schon hatte sie ihre Angelhaken.

Sie begann ihre PCR-Experimente, indem sie die maßgefertigten Primer mit Genmaterial von einem halben Dutzend Opfern der Grippe von 1918 mischte. Fanden die Primer im Gewebe passende Genfragmente, würde ein Enzym die betreffenden Segmente millionenfach kopieren. Reid konnte die Kopien entdecken, weil sie sie während der Entstehung radioaktiv markierte. Die winzigen Genteilchen, die kleiner waren als alles, was man durch ein Mikroskop erkennen konnte, würden schwarze Spuren auf einem Streifen Röntgenfilm hinterlassen. Nun lautete die große Frage: Waren radioaktive Genfragmente in den Reagenzgläsern? Würden sich die Primer Genfragmente des Grippevirus von 1918 angeln?

Reid legte einen 15 mal 17 Zoll breiten Streifen Röntgenfilm zu den Genfragmenten und fuhr nach Hause, wartete ab, ob die Fragmente, falls welche da waren, schwarze Spuren hinterließen. Tags darauf ging sie gespannt in die winzige Dunkelkammer, holte den Film heraus und betrachtete ihn im Labor über einem Leuchtpult.

Das Experiment war gescheitert. Wo sie gehofft hatte, Genfragmente des Virus von 1918 zu sehen, war nichts. Der Film war leer. Reid wusste, dass es kein Versagen ihrer Laborausrüstung war, zumal sie parallel noch einen anderen Versuch durchgeführt hatte, mit den Genen eines weit verbreiteten Virus namens PR34 für Puerto Rico 1934 – Ort und Jahr, in dem man es isoliert hatte. Es war das älteste Grippevirus, dessen RNA man sequenziert hatte, und so hofften Taubenberger und Reid, seine Genfolge möge derjenigen des Virus von 1918 ähnlich sein. Sollten die Primer sich Teile des PR34-Matrixgens angeln, fanden sie womöglich auch Fragmente der Grippe von 1918. Das Experiment funktionierte. Ried fand das Matrixgen des Virus von 1934.

Sie versuchte das zeitaufwändige Experiment noch einmal. Und noch einmal. Sie verbrauchte ein Dutzend Gewebeproben aus dem Lagerhaus, wertvolle, unersetzliche Lungenzellen. Aber von dem Virus von 1918 fehlte jede Spur. Das Schlimmste war, dass sie sich nicht denken konnte, woran es lag. Vielleicht verbarg sich überhaupt kein Grippevirus mehr im Gewebe. Oder ihre Methoden waren nicht gut genug.

»Es war fürchterlich entmutigend«, sagte Reid. »Irgendwann hat man alles ausprobiert und ist mit seinem Latein am Ende.«

Im Juni, nachdem sie über ein Jahr lang immer wieder gescheitert waren und ein ums andere Mal nichts auf dem Röntgenfilm zu sehen war, entschlossen sich Reid und Taubenberger zu einer neuen Methode. Höchste Zeit, den Rückwärtsgang einzulegen und ein einfacheres Experiment zu wagen, um herauszufinden, ob das, was sie da probierten, überhaupt möglich war. Sie würden versuchen, das Grippevirus in konserviertem Lungengewebe von Grippeopfern aus jüngerer Zeit nachzuweisen. Sie würden einen Virusstamm wählen, dessen Genfolge bekannt war, damit sie, falls sie tatsächlich fündig wurden, auch mit Sicherheit sagen konnten, dass es sich bei ihrem Fund um die Gene des betreffenden Virus handelte und dass die Genfolge, die sie bestimmt hatten, auch wirklich korrekt war. Es war zwar ein

Umweg auf ihrer Suche nach dem Virus von 1918, aber unvermeidlich.

Als Nächstes stellte sich die Frage, welches Virus sie suchen sollten. Sie einigten sich auf das von 1957, das sich auf der ganzen Welt verbreitet und – obwohl es bei weitem nicht so tödlich war wie die Grippe von 1918 – annähernd 60000 Amerikaner das Leben gekostet hatte. Die Gene dieses Virus waren entschlüsselt; das machte es zum geeigneten Testobjekt. Und im pathologischen Lager fanden sich mit Sicherheit geeignete Gewebeproben. Sie wären mittlerweile vierzig Jahre alt – ein guter Test, um herauszufinden, ob virale Gene den Härten jahrzehntelanger Konservierung standhielten. Falls ja – falls es Reid und Taubenberger gelang, Grippevirusgene aus diesen Proben herauszufischen –, konnten sie wieder Hoffnung schöpfen, auch in älterem Material noch virale Gene zu entdecken.

Das Lagerhaus lieferte prompt Proben aus dem Lungengewebe von Opfern der Grippe von 1957. Bevor sie ihre Analyse begannen, zogen Taubenberger und Reid Amy Krafft hinzu, die aus verwestem Delphingewebe genetisches Material herauszuholen vermochte. Sie machte sich an die Arbeit, brachte ihre gesamte Technik zum Einsatz und wusste die Extraktionsmethode geschickt zu nutzen. Zugleich bereitete sie aus einem halben Dutzend Gewebeproben von 1918 eine Lösung vor und gab sie an Reid weiter, damit diese die PCR-Methode anwenden konnte.

Reid benutzte erneut die Primer für das Matrixgen. Am darauffolgenden Morgen um 6 Uhr 30 begab Reid sich in ihre Dunkelkammer, holte den Röntgenfilm und hielt ihn im Labor gegen das Licht. Diesmal war etwas zu sehen – ein schwarzer Streifen, der nur von einem Matrixgen in einer der Proben stammen konnte, die Amy Krafft vorbereitet hatte. Nachdem sie fünfzehn Monate lang jeden Morgen nur auf leere Filme gestarrt hatte, traute sie anfangs ihren Augen nicht, rannte, den Röntgenfilm in der Hand, zu Taubenbergers Büro. »Wir sind total ausgeflippt«, erzählte sie. »Endlich hatten wir es geschafft.« Sie ermahnten sich gegenseitig, sich nicht zu früh zu freuen. Womöglich war versehentlich irgendein Fremdstoff in die Probe gerutscht, irgendein loses Genteilchen. PCR ist eine überaus empfindliche Methode. Ein einziges Molekül aus einem vorhergehenden Experiment genügt, um das Resultat zu verfälschen. Aber es war ganz deutlich erkennbar, dass die Genspuren, die sie gefunden hatten, nicht mit den Matrixgenfragmenten von PR34 übereinstimmten.

Reid machte sich an die Sequenzierung des mysteriösen Genfragments. Es war nur siebzig Basen lang, umfasste etwa den zwanzigsten Teil eines Grippevirusgenoms. Jetzt musste sie noch ein weiteres Experiment durchführen, nämlich den kurzen Genfragmenten winzige ringförmige, virusähnliche Genstränge beifügen, die so genannten Plasmide, die Bakterien infizieren konnten. Die Bakterien vermehrten sich und replizierten bei jeder Teilung die Plasmide. Reid konnte daraufhin die Plasmide isolieren, wobei sie Enzyme benutzte, die wie molekulare Scheren funktionierten, um die gewünschten Gene herauszuschneiden und zu sequenzieren.

Sobald sie die Genfolge bestimmt hatte, konnte sie sie einem Grippevirus zuordnen. Sie setzte sich an den Computer, klickte sich auf die Webseite der Nationalbibliothek für Medizin und gelangte von hier aus in ein Programm namens »BLAST«, das eine bestimmte Genfolge mit sämtlichen bereits entschlüsselten Genfolgen vergleicht und auswertet, welche ihr am nächsten kommt. Reid tippte die Sequenz ihres Genfragments ein. Die Antwort kam prompt: Es passte ausgezeichnet zum Matrixgen des Grippevirus von 1957.

»Anfangs waren wir sehr enttäuscht«, sagte Reid. »Da glaubten wir ein Virus von 1918 zu entschlüsseln, dabei erwies es sich als eines von 1957.« Aber bald wurde ihr und Taubenberger bewusst, was ihnen eigentlich gelungen war, und dies befriedigte sie dann doch sehr.

»Es war toll«, erzählte Reid, »irgendwie sogar besser als die Entdeckung des Virus von 1918, weil wir jetzt immerhin wussten, was alles möglich war. Wenn die Gene vierzig Jahre überdauern konnten, gab es keinen Grund, weshalb sie nicht auch achtzig Jahre überdauern sollten.«

Von nun an ging die Arbeit sehr schnell voran. Reid, Krafft und Taubenberger widmeten sich wieder ihren Gewebeproben der Opfer von 1918. Diesmal konzentrierten sie sich auf das Lungengewebe von Roscoe Vaughan.

Vaughan war der einundzwanzigjährige Soldat, der im September 1918 in Camp Jackson, South Carolina, gestorben war. Als sie seinen Krankenbericht lasen, »wussten wir sofort, dass er sich die Grippe eingefangen hatte«, sagte Taubenberger. »Die Krankheit hatte sehr heftig begonnen, mit hohem Fieber, Schmerzen in der Brust, Husten. Und, was am wichtigsten war, der junge Soldat war sehr schnell gestorben.«

Am 19. September hatte Vaughan sich krankgemeldet. Und am Morgen des 26. September um 6 Uhr 30 war er bereits tot. Um 2 Uhr nachmittags desselben Tages hatte Hauptmann K. P. Hegeforth eine Obduktion vorgenommen und dabei festgestellt, dass die Lungen des Gefreiten Vaughan etwa eineinviertel Tassen klare Flüssigkeit enthielten und dass die Oberfläche des linken Lungenflügels blutig war. Der junge Mann war buchstäblich in seinen eigenen Körperflüssigkeiten ertrunken. Hauptmann Hegeforth entnahm Vaughans

Lunge eine Gewebeprobe, tränkte sie in Formaldehyd und bewahrte sie sorgfältig in Paraffin auf. Er schickte die Probe zur Aufbewahrung nach Washington, wo sie blieb, bis Taubenberger acht Jahrzehnte später auf sie zurückkam.

Taubenberger warf einen Blick auf die Gewebeproben aus Vaughans beiden Lungenflügeln. »Dies war einer der wenigen Fälle, bei denen ich mir fast sicher war, dass wir auf das Virus von 1918 stoßen würden«, sagte er. »Ich suchte nach einem Fall, bei dem der Krankheitsverlauf kürzer war als eine Woche. Die meisten Proben stammten von Personen, die einer bakteriellen Lungenentzündung erlegen waren. Dass ihre Lungen das Virus noch enthielten, war sehr unwahrscheinlich. An Vaughans Gewebe fiel mir auf, dass die beiden Lungenflügel, wie es im Obduktionsbericht hieß, offensichtlich nicht im gleichen Maße in Mitleidenschaft gezogen worden waren.« Vaughan sei an einer heftigen Entzündung des linken Lungenflügels gestorben, erklärte Taubenberger und fügte hinzu, dass der Erstickungstod auch dann drohe, wenn nur einer der Lungenflügel plötzlich den Dienst versage. Den allmählichen Ausfall eines Flügels könne der Körper verkraften. Vaughans rechter Lungenflügel »wies nur geringe punktuelle Veränderungen auf, Hinweise auf eine sehr frühe Entzündung, die mit einer primären Influenzainfektion einhergeht«, sagte Taubenberger.

Vorsichtig gingen Reid und Krafft ans Werk, untersuchten ein hauchdünnes Blatt konserviertes Gewebe aus Vaughans rechtem Lungenflügel. Noch einmal löste Krafft die Gene aus dem restlichen Gewebe und befreite sie von Debris, wonach Reid mit Hilfe eines Matrixgens als Primer nach Genen des Grippevirus fischte.

Schließlich kam die Stunde der Wahrheit. Die Fragmente des Grippevirusgens waren radioaktiv gekennzeichnet, sodass Reid sie erkennen konnte, sobald sie in der salzigen

Lösung der Plasmidgene auftauchten. Sie trennte die Genfragmente auf einem dünnen Gel, das sie unter Strom setzte – die Genfragmente entfalteten so ihre volle Länge, je nach Größe und chemischer Zusammensetzung. Dann breitete sie einen lichtempfindlichen Film über das Gel – falls Gene vorhanden waren, würden sie schwarze Spuren darauf hinterlassen.

Reid legte den Film auf ein Leuchtpult, um ihn zu betrachten. Und da sah sie sie, die schwarzen Spuren, die die Anwesenheit des Matrixgens des 1918er Virus bezeugten. Ein kalter Schauer lief ihr über den Rücken. Sie wusste jetzt, dass sie mit Hilfe ihres Köders den Killer von 1918, hinter dem sie her war, zu fassen bekam. »Nur wenigen Wissenschaftlern ist ein Augenblick wie dieser vergönnt«, sagte sie.

Reid suchte ein virales Gen nach dem anderen und benutzte hierzu bestimmte Primer, um herauszufinden, welche genetischen Fußabdrücke des Killers von 1918 sich noch in Vaughans Lungengewebe verbargen. Es lief ausgezeichnet – sie entdeckte sämtliche viralen Gene, nach denen sie gesucht hatte. Die Neuraminidase, das Nukleoprotein, die Matrixgene M1 und M2. Nun hatten sie die Gewissheit, dass die Methode funktionierte: Das Virus ließ sich ködern.

Taubenberger setzte Anfang August 1996 das Projekt fort, suchte nach dem Hämagglutinin-Gen, das allgemein als das wichtigste galt.

Reid freute sich über den Erfolg des Projekts, zumal sie wusste, dass die meisten Wissenschaftler sie nicht einmal als ihre Kollegin anerkennen würden, und nun hatte sie eine Schlüsselrolle in diesem Team inne, das dem berüchtigten Virus dicht auf den Fersen war. »Die Forschung ist ein äußerst hierarchisches Feld«, sagte sie. »Ich erlebte es immer wieder, dass man mich fragte: ›Wo haben Sie denn Ihre Assistenz verbracht?‹ Und wenn ich dann antwortete, dass ich keinen Universitätsabschluss hatte, ließ man mich kurzerhand stehen.«

Und dennoch war es Reid, der es dank ihrer langjährigen Erfahrung mit konserviertem Gewebe letztendlich gelang, die Fragmente des Grippevirus in den Lungengewebeproben zu entdecken. Auch die übrigen Teammitglieder hatten ausgezeichnete Referenzen vorzuweisen. Da war Amy Krafft, die mit Delphingewebe experimentiert hatte. Dr. Thomas Fanning interessierte sich für die genetische Ähnlichkeit unterschiedlicher Spezies. Seine Fachkenntnis war vonnöten, um die Ätiologie der Grippe von 1918 zu bestimmen. Dann Dr. Timothy O'Leary, der Laborchef, der von dem Gedanken besessen war, das Gewebeprobenlager zu nutzen. Und endlich der Molekularpathologe Taubenberger, der, angeregt durch einen Artikel über John Dalton, genügend Vertrauen und Durchhaltevermögen besaß, um das Virus von 1918 aufzuspüren.

»Es ist wirklich erstaunlich, dass wir zum richtigen Zeitpunkt die richtigen Leute hier hatten, um dem Experiment zum Durchbruch zu verhelfen«, sagte Reid. »Es war wie ein Wink des Schicksals.«

Im Oktober 1996 waren die Mitglieder dieses ausgezeichneten Teams endlich bereit, der Welt zu verkünden, dass sie im konservierten Lungengewebe von Roscoe Vaughan Genfragmente der Grippevirus von 1918 gefunden hatten. Sie beschlossen daher, einen wissenschaftlichen Aufsatz über ihren erstaunlichen Erfolg zu verfassen. Zwar hatten sie das Virusgenom noch nicht vollständig sequenziert, aber immerhin war es ihnen gelungen, Fragmente davon herauszufischen. Und dies bedeutete, dass es schon bald möglich sein würde, das Virus im Detail zu erforschen, nicht nur den Mörder zu überführen, sondern auch seine tödliche Waffe zu analysieren.

Sie kamen überein, den Aufsatz an die Zeitschrift *Nature* zu senden. In der Gewissheit, eine sensationelle Entdeckung gemacht zu haben, nahmen sie mit der Zeitschrift Kontakt auf. »Ich schickte eine Mail an die Redaktion in Washington«, erzählte Taubenberger. »Eineinhalb Stunden später erhielt ich einen Anruf aus der Redaktion in London, in dem es hieß: ›Toll, nur her damit.‹« Er schickte ihnen den Aufsatz und nahm an, »dass denen beim Lesen die Puste wegblieb«, dass man ihn auf dem schnellsten Wege veröffentlichen würde. Aber zum Erstaunen aller Beteiligten wurde der Aufsatz abgelehnt; man hatte nicht einmal ein Gutachten angefordert. Statt einer Begründung hatte man die Standardabsage beigelegt und erklärt, die Abhandlung über die Grippe sei für eine Veröffentlichung nicht interessant genug.

Verdutzt sandte Taubenberger den Aufsatz an die Zeitschrift *Science*, den Hauptrivalen von *Nature*, die ebenso renommiert war.

Und ebenso arrogant, wie es schien. »Wir schickten den Aufsatz also an *Science*. Aber die Redaktion hat ihn kurzerhand in den Mülleimer geworfen«, erzählte Taubenberger. Warum? Vielleicht hegten die Wissenschaftler, die das Schreiben prüften, Zweifel an der Kompetenz des Forscherteams am AFIP. »Die Vorstellung, dass jemand außerhalb ihres erlesenen Zirkels sich mit dem Grippeprojekt befasste, musste den Grippespezialisten einen regelrechten Schock verpasst haben«, vermutet Taubenberger. »Diese Leute hatten noch nichts von uns gehört.« Erst als ein paar altehrwürdige Wissenschaftler sich für Taubenberger eingesetzt hätten, erzählt er, sei sein Beitrag besprochen worden. Die Rezensenten seien begeistert gewesen, woraufhin man Taubenbergers Beitrag veröffentlicht habe. Taubenberger aber war von dieser Erfahrung erschüttert. »Wir hatten eine Heidenangst«, sagte er, »dachten schon, die würden ihn niemals veröffentlichen.« Dabei habe er in seiner Unerfahrenheit angenommen, fuhr er fort, dass die renommierten Zeitschriften sich eine derartige Chance nicht entgehen lassen würden.

»Es war merkwürdig«, erinnerte sich Taubenberger. »Ich hatte immer Aufsätze geschrieben, die nicht aus dem Rahmen fielen. Nichts Spektakuläres. Dies war das erste Mal, dass ich etwas ganz Besonderes zu Papier gebracht hatte«.

Die gleiche Erfahrung musste im Sommer 1998 auch Dr. Ryuzo Yanagimachi machen, ein Wissenschaftler an der Universität Hawaii, dem nicht nur das Klonen von Mäusen gelungen war, sondern sogar das Klonen der Klone. Dies geschah ungefähr zur selben Zeit, als einige führende Wissenschaftler so viel Aufhebens um das Schaf Dolly machten, das angeblich aus den Zellen eines erwachsenen Schafs geklont worden war. Woher wussten sie, dass Dolly tatsächlich ein Klon war?, fragten sich Kritiker. Vielleicht hatte man im Labor die Zellen verwechselt. Und wann würde der nächste Klon auftauchen? Ein einziges Beispiel sei noch lange kein Experiment, höchstens eine Anekdote, hieß es von Kritikerseite.

Yanagimachi ist das Unmögliche gelungen, nämlich den Vorgang des Klonens, des dutzendfachen Klonens, in einfachen Worten zu beschreiben. In der Gewissheit, man würde seinen Aufsatz sofort in Druck geben, schickte er ihn an *Science.* Um so erstaunter war er über die Reaktion der Zeitschrift. Man schickte ihm seinen Aufsatz zurück, ohne ihn prüfen zu lassen, und legte einen Brief bei, in dem stand, der Artikel sei nicht von allgemeinem Interesse. Daraufhin schickte Yanagimachi ihn an die Zeitschrift *Nature*, in deren Redaktion er monatelang nur herumlag. Bevor er endlich erschien und auf der ganzen Welt Furore machte, war er von einem Rezensenten zum nächsten gewandert.

Aber Taubenberger ahnte nichts von den Spielchen der Redakteure und Rezensenten. Die Überheblichkeit, mit der man ihm begegnete, ärgerte ihn gewaltig. Vorsichtig wie stets wartete er, bis sein Artikel endlich erschienen war, bevor er sich mit Alfred Crosby in Verbindung setzte, dessen Buch ihm und seiner Kollegin Reid in den eineinhalb Jahren einsamer Bemühungen und Fehlschläge stets Mut gemacht hatte. Taubenberger erinnerte Crosby daran, dass dieser in seinem Buch behauptet habe, das Grippevirus von 1918 sei, falls es nicht irgendwo da draußen in einer Zeitkapsel eingeschlossen sei, für immer verschwunden. Er habe diese Zeitkapsel entdeckt, so der Wissenschaftler – Lungengewebe aus dem Jahr 1918 aus dem Lagerhaus des AFIP.

Taubenbergers Artikel über die Grippe von 1918 erschien im März 1997 in *Science* und katapultierte den Forscher mit einem Schlag ins grelle Rampenlicht. »Immerzu klingelte das Telefon. Plötzlich wollten mich achtzig Leute interviewen. Ich war live im Fernsehen, im Rundfunk. Alles ging rasend schnell, das war schon verrückt.«

Aber dies war erst der Anfang. Zwei Monate später sollte ein mysteriöser Todesfall in Hongkong Wissenschaftler in Angst und Schrecken versetzen. Plötzlich sah es ganz danach aus, als sei wieder einmal eine tödliche Grippe im Anmarsch.

8
Ein Zwischenfall in Hongkong

Dr. Nancy Cox verbrachte ihre Ferien in Washington, als sie einen Anruf aus ihrem Labor in Atlanta erhielt. Dort hatten Virologen einen Routinetest durchgeführt, um den Stamm eines Influenzavirus zu bestimmen, den sie im vergangenen Mai von einem Patienten isoliert hatten. Die Probe hatte ungefähr einen Monat lang im Labor gestanden und war dann analysiert worden. Doch das Ergebnis versetzte Cox, die Leiterin des Grippelabors an der Seuchenkontrollbehörde, einen kräftigen Adrenalinstoß, und das Herz schlug ihr bis zum Hals. Das Virus war vom Typ H5N1. Es war ein Virusstamm, der nie hätte Menschen infizieren dürfen. Schlimmer noch war, dass es sich bei der infizierten Person um ein kleines Kind handelte, einen dreijährigen Jungen aus Hongkong. Er war tot.

Das war im August 1997. Jeffery Taubenberger hatte vor kurzem seine erste Analyse der Gene des Grippevirus von 1918 veröffentlicht, die er im Lungengewebe des Gefreiten Vaughan gefunden hatte. Aber es war noch zu früh, um genau sagen zu können, was das Grippevirus von 1918 so tödlich werden ließ. Die Grippevirologen in Cox' Team wussten daher nicht, ob das Virus, an dem der kleine Junge in Hongkong gestorben war, tödliche Merkmale mit der Grippe von 1918 teilte und ob es ebenfalls die ganze Welt heimsuchen und eine Spur der Vernichtung hinter sich herziehen würde. Folgende Frage drängte sich Cox auf: War dies der erste Hinweis auf eine tödliche Pandemie? Immerhin konnte es sich ebenso gut wieder einmal um falschen Alarm handeln, wie 1976, als ein Soldat an Schweineinfluenza gestorben war.

Cox beriet sich Nachmittage lang mit ihrem Team und anderen Wissenschaftlern über die Frage, was zu tun sei. Nächtelang tat sie vor Sorge kein Auge zu. Die Grippevirologen weltweit durften sich keine Fehler leisten.

Im Augenblick gab es wenig Anlass zur Panik. Der Tod des Kindes war zwar Besorgnis erregend, aber seine Ärzte konnten nicht einmal mit Sicherheit sagen, dass es einem Virus erlegen war.

Der Junge war am 9. Mai im Krankenhaus gestorben; man hatte ihn künstlich beatmen müssen. Davor war er kerngesund gewesen, hatte jeden Tag wie andere Kinder seines Alters die Vorschule besucht, mit seinen Freunden gespielt und keine schlimmeren Krankheiten gehabt als zuweilen Schnupfen und Ohrenschmerzen, nichts Ungewöhnliches bei Kleinkindern. Anfang Mai zog er sich dann aus heiterem Himmel eine Atemwegsinfektion zu, die sich schnell als virale Lungenentzündung entpuppte. Man überwies ihn ins Krankenhaus, wo er bald schon nicht mehr eigenständig atmen konnte. Der Befund der Ärzte lautete virale Lungenentzündung, kompliziert durch das seltene Reye-Syndrom, eine Störung, die zuweilen mit viralen Infekten wie Influenza oder Windpocken einhergeht, vorwiegend Kinder und Heranwachsende befällt und tödlich verlaufen kann. Das Gehirn des Betroffenen füllt sich mit Flüssigkeit, wodurch so viel Druck im Kopf entsteht, dass das Hirn das feine Nervengewebe unterhalb der Schädelbasis, den Hirnstamm, zusammenpresst, der für das Atmen und den Herzschlag zuständig ist. Ist der Hirnstamm zerstört, stirbt der betroffene Patient.

Obwohl der Junge bereits nach wenigen Tagen starb, ließ sich nicht genau sagen, was ihn getötet hatte – eine Viruserkrankung oder das Reye-Syndrom. Dennoch war das Krankenhauspersonal äußerst bestürzt und suchte nach Antworten. Welche Art Virus hatte den Tod des Jungen beschleunigt? Wie konnte ein lebhaftes, robustes Kind mit einem Mal todkrank werden und sterben? Die Ärzte des Kleinen schickten Rachenabstriche in ein virologisches Labor zur Untersuchung. Die Proben, so die Testergebnisse, enthielten nur einen Erregertyp, nämlich ein Influenzavirus. Doch dann wurde es kompliziert. Sosehr die Wissenschaftler sich auch bemühten, sie vermochten den Influenzastamm nicht zu identifizieren.

Ein Labor wie das in Hongkong, in dem man die Rachenabstriche des dreijährigen Jungen analysierte, verfügt über eine Garnitur von Antikörpern, mit deren Hilfe es die geläufigsten Typen viraler Oberflächenproteine bestimmen kann – das Hämagglutinin und die Neuraminidase, nach denen man Grippestämme benennt. Die Wissenschaftler kennzeichnen die Antikörper mit Chemikalien, damit diese, sobald sie Viren befallen, zu leuchten beginnen. Man gießt eine Antikörperlösung in eine Petrischale, in der man Grippeviren angezüchtet hat. Attackieren die Antikörper Grippeviren, beginnt der Inhalt der Petrischale rot zu leuchten.

Mit dem Virus des Jungen konnte man diese Wirkung nicht erzielen. Man testete es mit jedem verfügbaren Antikörper, konnte aber zu keinem Ergebnis kommen. Kein einziger wollte passen.

Die Laboranten in Hongkong brachte dies nicht aus der Fassung. Ihre Garnitur von Antikörpern passte zwar zu den geläufigsten Grippevirusstämmen, war aber keineswegs vollständig. Sie schickten die Proben deshalb an ein Speziallabor in Rotterdam, um sie weiter testen zu lassen.

Da man in Hongkong nicht ausdrücklich darauf hingewiesen hatte, dass die Angelegenheit dringend sei, setzten die Wissenschaftler in Rotterdam die erhaltenen Proben ganz einfach auf die Warteliste. Im Juli schickten sie dann einen Teil der Proben an die Seuchenkontrollbehörde weiter.

»Was man uns da schickte, schien nicht von Belang zu sein«, erzählte Cox. »Irgendein Grippevirus, hieß es.« Und so habe das Team die Proben ebenfalls auf die Liste gesetzt. »Wir stellten sie zu den übrigen Virusgeschichten«, berichtete Cox.

Und dies bedeutete, dass es noch eine Woche dauern würde, bis Cox' Team sich die Zeit nähme, einen Blick darauf zu werfen. Das Labor in Atlanta – weltweit gibt es nur vier Stellen, die nach neuen Grippevirusstämmen Ausschau halten –, erstickt förmlich in Virusproben, erhält jedes Jahr ein paar tausend davon. Es ist Teil eines globalen Grippeüberwachungsnetzes, mit dessen Hilfe Virologen die ersten Anzeichen des vorherrschenden Virusstamms im Folgejahr bestimmen können, sodass rechtzeitig ein Impfstoff bereitgestellt werden kann.

Das Grippeüberwachungsnetz wurde mit den Jahren immer größer, sodass in den USA derzeit ungefähr 110 Influenzazentren die Grippeviren ihres Zuständigkeitsbereichs sammeln und bestimmen. Ungefähr vierundachtzig Länder sind in einem internationalen Netz miteinander verbunden. Das Team von der Seuchenkontrollbehörde untersucht Grippeviren, die es von verschiedenen Instituten erhält. Einige schicken nur einen Teil ihrer Viren ein, als repräsentative Probe. Andere schicken alles ein, was ihnen in die Hände fällt.

»Wir fragen nach Viren, die am Anfang und am Ende einer

Grippesaison isoliert werden – das gibt uns einen Hinweis darauf, was in der nächsten oder der folgenden Saison auf uns zukommen wird. Wir untersuchen auch Proben, die man während einer Grippewelle entnommen hat, und fragen außerdem nach gewöhnlichen und ungewöhnlichen Stämmen«, sagte Cox.

Das Hongkong-Virus konnte dank dieses Überwachungsnetzes aufgespürt werden.

Cox' Labor war für Influenza zuständig und verfügte – wie dasjenige in Rotterdam – über Antikörpergarnituren gegen Grippevirusstämme, die man nie im Menschen vermutet hätte. Darunter waren auch Grippeviren, die Vögel infizieren. Während derlei Viren gelegentlich mutieren und die Vögel töten, sind die meisten Vogelgrippearten völlig harmlos. Anstatt Lungenzellen zu befallen und Grippe auszulösen, lebt das Virus friedlich im Darm der Vögel und verursacht keinerlei Symptome. Rein theoretisch kann ein Vogelgrippevirus dem Menschen nicht gefährlich werden, weil es bestimmte Enzyme benötigt, die in Darmzellen von Vögeln, nicht aber in menschlichen Lungenzellen existieren. Wenn nun entgegen aller Wahrscheinlichkeit ein Vogelgrippevirus einen Menschen infiziert hat, dann müsste es völlig neuartige Hämagglutinin- und Neuraminidaseproteine besitzen. Kein Mensch wäre gegen ein solches Virus gefeit. Die gesamte Weltbevölkerung wäre in Gefahr.

Schlimmer noch, wenn ein Vogelgrippevirus ausgerechnet in Asien plötzlich Menschen befiel, dann passte dieses Szenario nur zu gut zur aufregenden Geschichte zweier führender Virologen, Dr. Robert Webster am St. Jude Research Hospital in Memphis und Dr. Kennedy Shortridge an der University of Hong Kong.

Websters Theorie zufolge nahmen gefährliche Grippepandemien, allen voran diejenige von 1918, grundsätzlich als Vogelgrippe ihren Anfang. Aber bevor eine solche Grippe einen Menschen infizieren kann, muss sie zuerst menschlich werden – in anderen Worten, sie müsste sich auf eine Weise verändern, in der sie zwar die vogelähnlichen Merkmale beibehielte, die sie so ansteckend machten, zugleich jedoch gewisse Eigenschaften einer Menschengrippe annähme, um sich in den Lungenzellen eines Menschen einnisten zu können. Dieser wesentliche Schritt, so Webster, vollziehe sich üblicherweise im Schwein. Schweine überbrückten die Kluft zwischen Vögeln und Menschen, zumal sowohl Vogelgrippevirusstämme als auch Menschengrippevirusstämme in der Lage seien, sich im Körper von Schweinen zu vermehren.

So ein unglückseliges Schwein, das sich zufällig mit dem Vogel- und dem Menschenvirus zugleich infiziert hatte, wurde dann gleichsam zum Mixer und vereinte die Gene beider Virusarten in seinen Zellen zu einem neuen Virushybriden. Dieser konnte Menschen infizieren, wenngleich er auch Eigenschaften der Vogelgrippe besaß, Gene, die den neu entstandenen Hybriden gefährlicher werden ließen als sämtliche Grippeviren, die zuvor umhergeschwirrt waren. Damit wäre die Voraussetzung für eine weltweite Pandemie geschaffen.

Als Beweis für seine Hypothese schilderte Webster, wie das Virus von 1918 wahrscheinlich von einem Vogel auf ein Schwein übergegangen sei und dann den Menschen befallen habe. Dies würde erklären, weshalb man im Blut Überlebender Antikörper für Schweineinfluenza nachgewiesen hatte. Überdies wiesen beide Pandemien, deren Grippeviren man isoliert hatte, die »asiatische« Grippe von 1957 und die »Hongkong-Grippe« von 1968, Virusstämme auf, die auf indirektem Wege von Vögeln stammten. (Bei früheren Pandemien wussten Virologen noch nicht, wie man Grippevirusstämme bestimmte, und nachfolgende Pandemien gab es nicht.)

Kennedy Shortridges Theorie war ähnlich. Asien, behauptete er, müsse als das Epizentrum der Influenza angesehen werden. Das Virus gedeihe vor allem in Enten, die im südlichen China allgegenwärtig seien. Die Vögel fungierten gleichsam als Brutstätte für gefährliche Grippevirusstämme, die sich dank eines genialen Systems in menschliche Grippen verwandelten: Chinesische Reisbauern sorgten unwillentlich dafür, dass die Virusstämme eine Menge Gelegenheiten hatten, von Enten auf Schweine und von Schweinen auf Menschen überzuspringen.

Bereits im siebzehnten Jahrhundert hatten diese Bauern eine Möglichkeit entdeckt, wie sie ihre Reisernte mit Hilfe einer Entenschar von Unkraut und Ungeziefer frei halten konnten. Während der Reis heranwuchs, setzten sie die Enten auf die überfluteten Felder. Die Vögel fraßen Insekten und Unkraut, ohne sich an den Reispflanzen zu vergreifen. Begann der Reis zu blühen, nahmen die Bauern die Enten von den Feldern und setzten sie auf Wasserläufe und Tümpel. Sobald der Reis geerntet war, wurden die Enten wieder auf die trockenen Reisfelder geholt, wo sie die Reiskörner fraßen, die auf den Boden gefallen waren. Anschließend wurden sie dann geschlachtet.

Das Problem war nur, dass die Bauern neben den Enten auch Schweine hielten. »Und so bringt«, schloss Shortridge, »wer Enten domestiziert, unwissentlich auch das Grippevirus zu den Menschen.«

Shortridge gab zu bedenken, dass Influenza-Epidemien stets in Asien ihren Anfang zu nehmen schienen – vor allem in Südchina, wo das »Reis-Enten-Schweine-System« gepflegt wurde. »Geschichtliche Dokumente weisen immer auf diesen Teil der Welt«, sagte er.

Als Cox sich die Labordaten des kleinen Jungen ansah, der in Hongkong gestorben war, wusste sie, dass es sich hier um einen höchst prekären Fall handelte. Hier lag ein Grippevirus vor, das in Hongkong isoliert worden war. Es war zwar ein Vogelvirus, hatte aber im Gegensatz zu jeder anderen bekannten Vogelvirusart den Schweineschritt offenbar kurzerhand übersprungen, da seine Hämagglutinin- und Neuraminidaseproteine typisch waren für eine Vogel-, nicht aber für eine Schweinegrippe. Es hatte einen dreijährigen Jungen befallen – und getötet.

»Wir müssen die Laboranten schützen«, dachte Cox. Wenn das Risiko bestand, dass dieses Virus ebenso tödlich war wie jenes von 1918, durfte man es nicht länger wie ein beliebiges Grippevirus behandeln. Für gewöhnlich fiel Influenza in die Kategorie »Biosicherheit 2«, und dies bedeutete, dass Laboranten ihre Experimente unter Abzugshauben durchführten, die die Luft nach oben absaugten. Damit sollte verhindert werden, dass Viren in die Atemwege gelangten.

»Natürlich ist das Betreten unserer Gebäude nicht jedermann gestattet«, sagte Cox. »Außerdem trägt Laborpersonal, das mit Grippeviren arbeitet, Handschuhe und Kittel.« Aber Grippeviren sind überall, werden ständig von einer Person an die nächste weitergegeben, und so betrachten Laboranten den Umgang damit nicht als extrem gefährlich. »Man läuft draußen unter den Menschen viel eher Gefahr sich anzustecken als im Labor, so viel ist sicher«, sagte Cox.

Aber wenn das Hongkong-Virus mit dem Erreger von 1918 identisch war, mussten die Wissenschaftler zur nächsthöheren Sicherheitsstufe übergehen. »Wir arbeiteten ab sofort in einem abgeschiedenen Raum mit Biosicherheitsstufe drei plus«, sagte Cox. Hier war zusätzliche Schutzkleidung vorgeschrieben, mit Kapuzen und Atemmasken, die das Virus abhielten. Die Laboranten mussten die gleiche Vorsicht walten lassen, als hätten sie es mit einer tödlichen Seuche zu tun, denn genau dies war es ja auch, was Cox befürchtete.

Andererseits konnte das Ganze auch ein fataler Irrtum sein. Vielleicht hatte es eine Verwechslung gegeben, und der Junge war gar nicht an einer Vogelgrippe gestorben. Wenn etwas so Außergewöhnliches geschieht, ist nicht auszuschließen, dass es sich um einen Fehler handelt.

»Wir wollten sicher sein, dass das Virus tatsächlich von dem Jungen stammte, dass keine Verunreinigung vorlag«, sagte Cox. »Viele von uns waren skeptisch.«

Als erstes hieß es für Cox und ihr Team, sämtliche Tests zu wiederholen. Glücklicherweise hatte das Labor in Hongkong noch Proben von den Rachenabstrichen, die man dem Jungen entnommen hatte, und so konnten die Forscher ihre Tests wiederholen. Das Ergebnis war unverändert: H5N1. Eine Vogelgrippe.

Als zusätzliche Sicherheit testeten die Virologen in Rotterdam das Virus des Jungen fast zur selben Zeit wie die Forscher in Atlanta und kamen zu demselben Schluss: ein H5N1-Virus.

Dennoch war es immerhin möglich, dass ein Vogelvirus die ursprüngliche Probe verunreinigt und Cox und die Wissenschaftler in Rotterdam in die Irre geführt hatte, sie fälschlicherweise annehmen ließ, der Junge habe sich mit einem Vogelgrippevirus infiziert. Jeder Wissenschaftler, der mit Viren arbeitet, lernt zuallererst seine Proben auf Verunreinigung zu prüfen. So etwas passiert sehr leicht. Ein Virus gelangt zufällig in eine der Proben, trifft auf eine Zelle, krallt sich fest und ersetzt das Virus, das die Wissenschaftler eigentlich prüfen wollten. In der Tat schien eine Verunreinigung sogar wahrscheinlicher zu sein als eine Infektion mit einem

Virus vom Stamm H5N1. »Schließlich«, so Cox' Kollege Dr. Keiji Fukuda, »war mir noch kein einziger Fall zu Ohren gekommen, bei dem sich ein Mensch ein Vogelgrippevirus zugezogen hatte.«

Falls dem jedoch entgegen aller Wahrscheinlichkeit so war, so Fukuda, dann lautete die Frage: »Ist dies ein Einzelfall, ist nur eine einzige Person betroffen? Oder braut sich eine neue Epidemie zusammen?« Womöglich eine neue Grippe wie die von 1918? Diese Gefahr ließ sich nicht einfach ausklammern.

Um endgültig zu klären, ob die Probe aus Hongkong verunreinigt war oder tatsächlich ein Vogelgrippevirus enthielt, begab sich ein wissenschaftliches Team nach Hongkong, um der Sache auf den Grund zu gehen. Das Team setzte sich aus namhaften Wissenschaftlern der Seuchenkontrollbehörde, aus bekannten Professoren und aus Mitarbeitern der Weltgesundheitsorganisation zusammen. Die Forscher reisten im August nach Hongkong, kurz nachdem Cox die beunruhigenden Ergebnisse ihres Labors erhalten hatte.

Sie kamen mit einer Liste detaillierter, gezielter Fragen dort an. Ihr Auftrag lautete, keine Möglichkeit außer Acht zu lassen, jeden Fehler zu vermeiden. Ihre Untersuchungen mochten pingelig erscheinen, aber sie hatten keine andere Wahl. Sollte es eine andere Erklärung dafür geben, weshalb das Vogelgrippevirus im Rachenabstrich des toten Kindes aufgetaucht war, dann mussten sie sie finden.

Die Wissenschaftler gingen streng systematisch vor. Zuerst versuchten sie herauszufinden, ob es Hinweise darauf gab, dass das Vogelgrippevirus eine Verunreinigung war, und falls nicht, ob tatsächlich dieses Virus die Krankheit des Jungen verursacht hatte. Oder konnte ein anderer Erreger die Krankheit ausgelöst haben und das Vogelgrippevirus nur zufällig dabei gewesen sein? Wenn sich das Kind tatsächlich eine Vogelgrippe zugezogen hatte, woher kam dieses Virus? Wie konnte das Kind sich infizieren? Und die schrecklichste aller Fragen: Gab es Hinweise darauf, dass sich weitere Personen angesteckt hatten?

»Wir glaubten, dass wir uns auf diese Weise langsam an die eigentliche Frage herantasteten: Gab es Anzeichen dafür, dass dies der Anfang einer Epidemie war?«, erzählte Fukuda.

Sie nahmen sich eine Frage nach der anderen vor und versuchten sie zu beantworten. Um herauszufinden, ob das Vogelvirus ein Kontaminant war, begab sich das Team an jeden Ort, an dem eine Kontamination hätte stattfinden können. Sie begannen ihre Untersuchungen im Krankenhaus, in dem der Junge gestorben war. Sie fragten das Krankenhauspersonal, ob damals jemand von ihnen krank gewesen sei. Sie untersuchten die Geräte, erkundigten sich nach dem Schlauch, den man dem Jungen in die Luftröhre eingeführt hatte, um ihn zu beatmen. Wurden andere Personen zur gleichen Zeit intubiert, litten sie an einer ähnlichen Krankheit? Lebten Mitglieder des Krankenhauspersonals in der Nähe einer Gefügelfarm? Als das Kind intubiert wurde, sei da irgendetwas zu Boden gefallen? Das Team erfuhr, dass man den Rachenabstrich im Labor kühl gestellt und dann zum staatlichen Virologielabor transportiert habe, wo die ersten Tests durchgeführt worden seien. Sie fragten, ob jemand von außerhalb das Labor betreten habe, ob es im Labor Reagenzien gegeben habe, die möglicherweise hätten kontaminiert werden können. Sie prüften nach, ob das staatliche Labor, das den Rachenabstrich des Jungen testete, zuvor mit Tierviren gearbeitet hatte.

Doch die Wissenschaftler konnten keinerlei Fehler entdecken.

»Wir fanden keine technischen Mängel. Auf der Intensivstation litt außer dem Jungen kein Patient an einer Atemwegserkrankung, es ließen sich auch keine ungewöhnlichen Absenzen oder Krankheiten unter den Mitgliedern des Pflegepersonals feststellen. Die staatlichen Labors waren tadellos sauber, ausgezeichnet geführt, hervorragend organisiert«, erzählte Fukuda. Die Wissenschaftler aus Hongkong, so das einmütige Urteil des Teams, hätten von Anfang bis Ende ihr Möglichstes getan, um das Kontaminationsrisiko so gering wie möglich zu halten.

Das internationale Team fand noch weitere Hinweise darauf, dass die Probe nicht von einem verirrten Vogelgrippevirus verunreinigt worden war. Als die Wissenschaftler in Hongkong das Virus aus dem Rachenabstrich des Jungen in ihrem Labor anzüchteten, untersuchten sie zugleich die Proben weiterer fünfundachtzig Patienten. Vier davon enthielten Influenzaviren, aber von einem gewöhnlichen menschlichen Stamm. Wenn Viren ein Labor kontaminieren, beschränken sie sich für gewöhnlich nicht nur auf eine Probe. Deshalb war die Tatsache, dass nur die Probe des Jungen ein Grippevirus vom Stamm H5N1 enthielt, ein Indiz dafür, dass sie höchstwahrscheinlich nicht im Labor verunreinigt worden war.

Um endgültig sicher sein zu können, versuchten die Forscher herauszufinden, in welcher Form sich das Virus in der Probe befand. Sie setzten dem Rachenabstrich Antikörper gegen das Protein H5 zu, die sie mit fluoreszierender Farbe markiert hatten, und fanden heraus, dass die Antikörper sich nur an Endothelzellen klammerten, aus denen die Innenauskleidung der Lunge besteht. Wäre das Vogelvirus ein Kontaminant gewesen, hätte es frei in der Probe schwimmen müssen, nicht verborgen in Lungenzellen.

»Als wir unsere Ergebnisse zusammenfassten, was etwa eine Woche in Anspruch nahm, kamen wir zu dem Schluss, dass eine Kontamination wirklich sehr unwahrscheinlich war«, sagte Fukuda.

Die Gruppe ging zur nächsten Frage über: Hatte das Virus die Krankheit des Jungen ausgelöst, oder war es harmlos? Um auf diese Frage eine Antwort zu finden, nahmen sich die Forscher erneut die Krankenakte des Jungen vor und sprachen mit seinem Arzt. Dabei stellte sich schon bald heraus, dass der Junge ansonsten kerngesund gewesen war. »Er war ein normales, gesundes Kind«, sagte Fukuda. Sie erfuhren außerdem, dass seine Erkrankung sämtliche Symptome einer Influenza aufwies und »wie ein Blitz aus heiterem Himmel« gekommen war.

Wenn das Vogelvirus also nicht als Kontaminant in den Rachenabstrich des Jungen gelangt war, und wenn alles darauf hindeutete, dass der Junge tatsächlich an einem Vogelgrippevirus erkrankt war, standen die Forscher vor der nächsten Frage: Woher kam dieses Virus? Wie konnte sich der dreijährige Junge infizieren? Im unmittelbaren Kontakt mit einem Vogel, oder über eine kranke Person?

Um Antworten auf ihre Fragen zu finden, unterzogen die Forscher an der Seuchenkontrollbehörde in Atlanta dieses H5N1-Virus einer eingehenden Betrachtung. Es gab zwei Möglichkeiten: Entweder war das Virus eine reine Vogelgrippe, oder es war eine Mischung aus Vogel- und Menschengrippe, was bedeuten konnte, dass sich der Erreger in Menschen vermehrt und assimiliert hatte.

Der Antikörpernachweis, der das Virus als H5N1 identifiziert hatte, konnte diese Frage nicht beantworten, weil er nur die gröbste Identifikation gestattete, sich nur auf die Hämagglutinin- und Neuraminidaseproteine konzentrierte. Um etwas über den Ursprung des Virus zu erfahren, mussten

Molekularbiologen auch andere Gene einer genaueren Prüfung unterziehen. Dabei fanden sie heraus, dass das H5N1-Virus ein reines Vogelgrippevirus war. Seine Genfolge glich der Vogelgrippe, nicht aber der Menschengrippe.

Inzwischen hatte in Hongkong das internationale Team seine Nachforschungen fortgesetzt und eine mögliche Quelle für das Virus entdeckt: eine verheerende Grippe unter Hühnern. Mehrere Monate, bevor der Junge sich infiziert hatte, hatte das Ministerium für Landwirtschaft und Fischereiwesen in Hongkong eine schreckliche, grippeähnliche Krankheit bei Hühnern entdeckt, die so genannte Geflügelpest. Sie hatte drei Farmen außerhalb von Hongkong befallen, dabei waren auf der ersten Farm sämtliche Hühner und auf den anderen beiden Farmen ungefähr drei Viertel der Vögel verendet. Die Bilanz: fünftausend tote Hühner. Noch beunruhigender war die Entdeckung, dass es sich dabei um ein Influenzavirus vom Typ H5N1 handelte. Vielleicht hatte der Junge ein Kücken gestreichelt und sich infiziert, oder er war auf einer Hühnerfarm gewesen und hatte Vogelkot berührt oder eingeatmet, in dem es von Viren geradezu wimmelte.

Aber das Geheimnis war noch nicht gelüftet. War der Junge auf einer der betroffenen Hühnerfarmen gewesen?, fragten die Forscher seine trauernde Familie. Nein, das war er nicht, sagte diese. Gab es Hühnerställe in der Nachbarschaft? Nein. Fand man in der Gegend, wo der Junge gewohnt hatte, Vogelkot auf dem Boden? Die Wissenschaftler durchkämmten das Gebiet und kamen zu dem Ergebnis, dass der Boden sauber war. War sonst jemand in der Familie an der Grippe erkrankt? Hatten vielleicht sein Vater oder seine Mutter eine Hühnerfarm besucht, waren krank geworden und hatten das Kind angesteckt? Die Antwort lautete »nein«.

Es gab noch eine andere Möglichkeit: Der Junge hatte die Vorschule besucht, und kurz bevor er krank geworden war, hatte man dort ein paar Hühner- und Entenkücken aufgenommen. Allerdings konnten die Tiere nicht untersucht werden, weil ein Hühnchen und zwei Entenkücken bereits nach wenigen Tagen eingegangen waren, und das letzte davon spurlos verschwunden war. Befanden sich noch Spuren eines H5N1-Virus auf dem Boden der Schule? Konnte das Virus auf die jungen Vögel zurückgeführt werden? Vorsichtig schabte das Forscherteam Staub von den Fußböden der Innenräume und vom Schulhof, wo man die Hühner und Enten gehalten hatte, und ließen ihn im Labor auf H5N1-Viren testen. Drei Monate später erhielt man die Ergebnisse. In der Schule war das Virus nicht.

Waren noch weitere Kinder an der Schule krank geworden? Hatte vielleicht ein Schulkamerad des Jungen eine der Geflügelfarmen besucht, sich mit dem Virus angesteckt und es an den Jungen weitergegeben? Das Team stellte Nachforschungen an. »Zu der Zeit, als der Junge krank geworden war, gab es, so weit wir feststellen konnten, keine ungewöhnlichen Krankheitsfälle, weder unter den Kindern noch unter den Erziehern«, erklärte Fukuda.

Die Ermittler mussten sich schließlich eingestehen, dass sie keine Ahnung hatten, wie sich der Junge mit dem H5N1-Virus anstecken konnte. Diese Einsicht führte wieder zur wichtigsten Frage: Gab es Anzeichen dafür, dass sich noch andere Menschen mit dem Vogelgrippevirus infiziert hatten? Braute sich eine Epidemie zusammen?

»Wir hatten wirklich Sorge, dass wir unmittelbar vor einer Seuche standen«, meinte Fukuda. Die Wissenschaftler erkundigten sich bei der Gesundheitsbehörde in Hongkong, die Atemwegserkrankungen der Patienten aus neun Polikliniken im Auge behielt, baten sie, die Krankenberichte einsehen zu dürfen. Die Einträge waren beruhigend. Die Gesundheitsbehörde hatte keine ungewöhnlichen Fälle von Influenza oder sonstigen Atemwegserkrankungen festgestellt. Sie hatte viertausend Proben getestet und nur im Rachenabstrich des kleinen Jungen ein H5N1-Virus nachgewiesen.

Konnte der Erreger aus einem der Nachbarländer gekommen sein? Fukuda reiste nach China, verbrachte eine Woche dort und sprach mit Beamten der Gesundheitsbehörde. Wieder erfuhr er, dass keine ungewöhnlichen Atemwegserkrankungen aufgetreten seien.

Das Team war dennoch nicht völlig beruhigt. Angenommen, das Kind hatte das Vogelgrippevirus an andere Personen weitergegeben? Wer, so fragten sich die Forscher, mochten dann diese anderen Menschen sein? Die Antworten lagen auf der Hand: Krankenhauspersonal, Familienmitglieder, Schulkameraden. Zudem bestand die Möglichkeit, dass Laboranten, die mit der Probe umgegangen waren, sich das Virus eingefangen hatten. Außerdem bestand die Wahrscheinlichkeit, dass die Arbeiter auf den Geflügelfarmen sich infiziert hatten. Die verräterischen Spuren, die ein überstandener viraler Infekt hinterlässt, befinden sich im Blut; Antikörper bilden sich, wenn das Immunsystem den viralen Angriff abwehrt. Dies bedeutete, dass die Wissenschaftler einige Personen auf Antikörper testen mussten.

»Wir sammelten ein paar hundert Blutproben«, sagte Fukuda. Sie fanden vier Fälle einer H5N1-Virusinfektion, alle unter den sogenannten Risikogruppen: ein Laborant, ein Farmarbeiter, ein Kind in der Vorschulklasse und das Elternteil eines Vorschulkindes. In der Familie des Jungen hatte sich niemand angesteckt. In Personen, die nicht zu den Risikogruppen gehörten – gesunde Blutspender und Kinder, deren Blut man gelagert hatte, weil sie an einer unabhängigen Impfstoffstudie teilgenommen hatten –, konnte das Virus ebenfalls nicht nachgewiesen werden.

Endlich war die Gruppe zufrieden. Als die Forscher ihre

Studie im September beendeten, waren sie sich einig, dass sich der Junge tatsächlich mit einem H5N1-Virus angesteckt hatte. Aber das Virus schien sich unter den Menschen nicht weiter auszubreiten. Obwohl sich einige Personen mit diesem Virus infiziert hatten, schien sich keine Pandemie anzubahnen.

Sie rieten den Behörden in Hongkong, ihr Überwachungsnetz auszubauen, und reisten erleichtert und mit dem zufriedenen Gefühl, ganze Arbeit geleistet zu haben, nach Hause zurück.

Nancy Cox konnte sich allerdings nicht so recht beruhigen. Der Tod des Jungen in Hongkong war ein beängstigender Zwischenfall gewesen. Aber sie wollte den Teufel nicht an die Wand malen. »Wir sagten uns immer wieder: ›Das Kind ist im Mai gestorben. Jetzt haben wir schon September, und in der Zwischenzeit ist niemand mehr krank geworden. Das ist ein gutes Zeichen.‹ Und allmählich dachten wir, dass der Tod des Kindes wahrscheinlich ein Einzelfall bleiben würde.«

Unmittelbar vor Thanksgiving erhielt Cox dann einen Anruf aus Hongkong. »Man informierte uns, dass weitere Fälle aufgetreten seien«, sagte sie. Sie war schockiert. Die Dinge schienen außer Kontrolle zu geraten. Mit dem Virus war auch die lähmende Angst zurückgekehrt. War dies eine Wiederholung von 1918?

»Was uns wirklich zu schaffen machte, war die Frage, ob wir womöglich nur die Spitze des Eisbergs vor Augen hatten«, sagte Cox. »Womöglich gab es noch mehr Fälle, die man nicht diagnostiziert hatte. Bei Influenza hat man es mit einer Pyramide zu tun. Die Spitze sagt etwas über die Anzahl der Toten aus – vergleichsweise gering, wenn man bedenkt, wie viele Menschen in die Krankenhäuser eingeliefert werden.

Und die Anzahl derer, die stationär behandelt werden müssen, ist ebenfalls gering im Vergleich zur Gesamtzahl der Infizierten.« Wie viele Menschen mochten bereits das H5N1-Virus in sich tragen? »Die wichtigste Frage lautete: Lässt sich dieses Virus von Mensch zu Mensch übertragen?«, sagte Cox.

Als Dr. John LaMontagne, der stellvertretende Leiter des Instituts für Allergien und ansteckende Krankheiten, seine E-mails abrief, entdeckte er zu seinem Schrecken eine Nachricht, die ihn davon in Kenntnis setzte, dass das H5N1-Virus erneut aufgetaucht sei.

»Ich war äußerst beunruhigt«, sagte LaMontagne. »Ich wusste zwar, dass es im Mai einen Grippefall gegeben hatte, aber das lag bereits sechs Monate zurück. Die Tatsache, dass der Erreger nach sechs Monaten zurückgekehrt war, gab Anlass zu größter Besorgnis, da man annehmen musste, dass das Virus irgendwo überlebt hatte, in menschlichen oder tierischen Wirtszellen. Es bestand immerhin die Möglichkeit, dass wir bald mit einem überaus ernsten Problem konfrontiert sein würden.«

Man durfte keine Zeit verlieren, dachte sich LaMontagne, es galt auf schnellstem Wege einen Impfstoff herzustellen. Die erste Portion sollte an diejenigen verteilt werden, die im Labor mit dem Erreger in Kontakt kamen. Insgesamt würde man jedoch eine gewaltige Menge produzieren müssen, um nötigenfalls die ganze Weltbevölkerung schützen zu können. LaMontagne beschloss, sich mit Pharmabetrieben zu beraten, um auf das Schlimmste gefasst zu sein.

In der Zwischenzeit nahmen Epidemiologen ihre Untersuchungen in Hongkong wieder auf, mit dem Vorsatz, diesmal noch gründlicher vorzugehen. Das internationale Team, das im Herbst nach Hongkong reiste, war um einiges größer; sieben Personen von der Seuchenkontrollbehörde unterstützten eine regelrechte Armee von Experten aus Hongkong.

Die Anzahl der Fälle stieg. Von November bis Ende Dezember kamen achtzehn Menschen ins Krankenhaus, acht davon mussten künstlich beatmet werden, sechs starben.

»Die Fälle, mit denen wir es zu tun hatten, waren sehr ernst«, sagte Fukuda. »Wir sahen, wie man Kinder und junge Erwachsene ins Krankenhaus brachte, Personen, die immer gesund gewesen waren, mussten künstlich beatmet werden, bis sie schließlich starben.«

Die meisten der Infizierten seien noch Kinder gewesen, fügt Fukuda hinzu. »Das Auffällige war nur, dass ein Großteil der Personen, die ernstlich erkrankten und künstlich beatmet werden mussten oder gar starben, älter waren als achtzehn. Das war sehr beunruhigend.« Es war in der Tat ein ungewöhnliches Sterblichkeitsmuster, da es auf beängstigende Weise an die Situation von 1918 erinnerte.

»Es hatten sich viele junge Leute angesteckt; dabei war gerade für sie das Sterberisiko am größten. Wir waren im höchsten Maße besorgt«, erzählte Fukuda.

Im Spätherbst führten Amtsärzte zwei Untersuchungen durch. Ein Team prüfte, ob sich unter Hongkongs Vögeln die Influenza weiter ausbreitete, und falls ja, wie schnell dies vor sich ging. Das zweite Team befasste sich mit den Menschen, man wollte herausfinden, wann das Risiko einer Ansteckung mit dem H5N1-Virus am größten war. Verbreitete sich das Virus noch immer über den Kontakt mit Vögeln, oder gab es noch einen anderen Übertragungsweg? Gab es Hinweise darauf, dass das Virus sich mittlerweile von Mensch zu Mensch übertrug? Dass es hierzu seine Form verändert hatte? Dass sich eine Epidemie anbahnte?

Man wusste noch nicht, ob das neue Grippevirus Gemeinsamkeiten mit der Grippe von 1918 aufwies. Taubenberger arbeitete nach wie vor mit seinen Gewebeproben von 1918, hatte aber wenig Hoffnung, dass er rechtzeitig herausfinden würde, wodurch das Virus so tödlich geworden war. Das H5N1-Virus war ein wenig zu früh gekommen.

An der Seuchenkontrollbehörde und an den National Institutes of Health wurde eilig ein Impfstoff entwickelt. Man konnte nicht mehr warten, bis die Untersuchungen in Hongkong abgeschlossen waren. Falls das H5N1-Virus sich tatsächlich von Mensch zu Mensch übertrug und noch dazu ein Killervirus war, musste man ihm mit einem Impfstoff begegnen. Bis Ende Januar würde man genügend Impfstoff produziert haben, um wenigstens die Leute im Labor zu immunisieren.

In der Zwischenzeit suchten Forscher nach einem Virus, an dessen Oberfläche sich zwar die H5- und N1-Proteine befanden – ein Impfstoff daraus würde daher gegen die H5N1-Grippe schützen –, das jedoch aufgrund von Veränderungen anderer Gene auch in Hühnereiern gedieh. LaMontagne versuchte die Pharmabetriebe zur Produktion eines H5N1-Serums zu bewegen, aber die Firmen zögerten, weil sie mit einigem Recht befürchteten, dass das Virus sich in ihren Betrieben verbreiten und sämtliche Grippeviruskulturen kontaminieren würde. »Sie hatten Angst, ihr konventioneller Impfstoff könne Schaden nehmen«, bemerkte LaMontagne. »Hätten wir eine Epidemie, dann wäre das etwas anderes«, fügte er hinzu, aber da noch keine Epidemie in Sicht war, zögerten die Pharmabetriebe. Dabei wusste man genau, dass es neun bis zwölf Monate dauern würde, selbst wenn man auf der Stelle mit der Impfstoffherstellung beginnen würde, bis ausreichend Impfstoff zur Verfügung stand, um die gesamte Nation zu schützen. Und bis dahin konnte es zu spät sein. »Da kommt ein gewaltiges organisatorisches Problem auf uns zu«, sagte LaMontagne.

Während die Wissenschaftler mit dem H5N1-Virus experimentierten, widmete sich Shortridge Hongkongs Vögeln. Er hatte Angst vor dem, was passieren könnte, falls das Vogelgrippevirus sich in einem Patienten mit einem menschlichen Virus vermischte und ein neues Virus von beispielloser Infektiosität entstünde.

»Wir hatten es mit einem äußerst virulenten Erreger zu tun, und eine unserer größten Sorgen galt der Gefahr, in der wir schwebten, falls das Virus sich in einem Menschen mit einem der gerade vorherrschenden Grippeviren vereinen sollte. Eine Katastrophe«, sagte Shortridge.

Er dachte sofort an die »schwimmenden Märkte«, auf denen in Hongkong Geflügel verkauft wird. Jeden Tag werden aus den umliegenden Farmen in Kisten Millionen von Hühnern angeliefert. Die Vögel werden vor den Augen der Kunden getötet; oft geschieht dies innerhalb der Hotel- und Geschäftsviertel, wo infizierte Personen das Virus an Reisende weitergeben und so eine weltweite Epidemie entfachen könnten.

»Die Leute hier bevorzugen frisches Geflügel«, erzählte Shortridge. »Die Hygiene besteht aus einem kalten Wasserguss, der die Fleischabfälle fortspült.« Da das Grippevirus in Hühnerinnereien gedeiht, bietet sich dem H5N1-Virus beim Schlachten der Vögel auf den Märkten eine ausgezeichnete Gelegenheit, auf Menschen überzugreifen.

Den gesamten Herbst über schienen die Hühner gesund zu sein. Dann, kurz nach Weihnachten, legten einige Vögel auf den Märkten Hongkongs ein eigenartiges Verhalten an den Tag und gingen ein. Die Krankheit begann mit einem gelblichen Durchfall, äußerte sich dann in einer Erschlaffung der Kämme auf den Köpfen der Tiere. Nach wenigen Tagen fielen die Vögel tot um, mit Blutungen und heftigen Organschäden. Die Ursache dafür war ein Influenzavirus vom Typ H5N1. Wie weit war es verbreitet? Wie viele der Hühner, die man zum Verkauf anbot, waren davon befallen?

Um diese Fragen zu klären, sammelten Shortridge und andere Forscher auf den schwimmenden Märkten Kot, nahmen die Proben mit ins Labor und spritzten sie in Hühnereier, um ein Virus anzuzüchten. John Hultin hatte diese Technik bereits in den Fünfzigern angewandt, als er vergeblich versuchte, mit Hilfe der Gewebeproben, die er den gefrorenen Leichen in Alaska entnommen hatte, das Virus von 1918 zu reaktivieren. Doch während Hultin gescheitert war, hatte Shortridge mit seinen Vogelproben einen spektakulären Erfolg: Jedes fünfte Huhn schien sich mit einem H5N1-Virus infiziert zu haben. »Dies zeigte recht deutlich, dass in Hongkong das Huhn die hauptsächliche Virusquelle für den Menschen war«, sagte er.

Er fand auch heraus, woher diese infizierten Hühner stammten, nämlich aus China. Das Land deckte zu achtzig Prozent den Bedarf an Hühnern in Hongkong, lieferte täglich 80 000 bis 100 000 Vögel in die Stadt. Die Hühner blieben oft tagelang in Kisten eingesperrt, bevor sie zum schwimmenden Markt gebracht und vor den Augen der Kunden geschlachtet wurden. Derlei Gepflogenheiten ließen dem Virus genügend Zeit, um sich unter den Hühnern zu verbreiten und dann auch Menschen zu infizieren.

Noch dazu kamen die Vögel aus der Provinz Guangdong im südlichen China, wo 1968 die Hongkong-Grippe ihren Anfang nahm, erzählte Shortridge. Ihn quälten die Angst vor einer Wiederholung der Katastrophe von 1918 und die Tatsache, dass er als Wissenschaftler mit dafür verantwortlich war, ob die Welt von Krankheit und Tod heimgesucht wurde oder ob man das Unheil noch rechtzeitig abwenden konnte.

»Es war, als hätten wir die Last der ganzen Welt auf uns geladen«, sagte Shortridge. »Entsetzlich.«

Während Shortridge mit seinem Team die Hühner untersuchte, konzentrierten sich Fukuda und seine Mitarbeiter auf die Menschen. Sie wiederholten viele der Tests, die sie bereits vor ein paar Monaten durchgeführt hatten, um dem Tod des dreijährigen Jungen auf den Grund zu gehen.

Ein wichtiger Test betraf das Pflegepersonal. Wenn Personen, die Grippepatienten versorgten, Antikörper gegen das H5N1-Virus in sich trugen, bedeutete dies, dass sie sich infiziert hatten. Zum Vergleich untersuchte Fukuda Blutproben von Ärzten und Krankenschwestern aus anderen Abteilungen, die nicht in die Nähe von Grippepatienten gekommen waren, und aus Krankenhäusern, in denen man keine H5N1-Infizierten aufgenommen hatte. »Wir hatten mit etlichen Krankheitsfällen gerechnet«, sagte Cox. »Grassiert eine gewöhnliche Grippe, geht schon alles drunter und drüber. In Hongkong war noch dazu eine andere Art von Grippe ausgebrochen. Viele Patienten wurden ins Krankenhaus eingeliefert, und wir mussten sie abschirmen. Unsere Sorge wuchs, denn jeder, der an einer Atemwegserkrankung litt, konnte sich mit der Vogelgrippe infiziert haben.« Um auf die Angst, die in der Stadt herrschte, zu reagieren, setzten manche Krankenhäuser einen 24-Stunden-Grippeservice ein, der Menschen rund um die Uhr aufnahm.

Die Forscher sprachen mit Freunden und Verwandten von Grippeopfern. Sie entnahmen ihnen Blut und prüften, ob es das H5N1-Virus beziehungsweise entsprechende Antikörper enthielt. Das war aber noch nicht alles:

»Wir begannen ein paar Analysen«, erklärte Fukuda, »verglichen schwerkranke mit weniger kranken Personen, versuchten herauszufinden, was bei den kränkeren anders war. Wir sahen uns Personen an, die erkrankt waren, und verglichen sie mit solchen, die gesund geblieben waren. Außerdem befassten wir uns mit Menschen, die Grippepatienten ausgesetzt gewesen waren, und verglichen sie mit anderen, die nie mit der Krankheit in Berührung gekommen waren.«

Die Wissenschaftler hätten einen gewaltigen Aufwand betrieben, so Fukuda, und die Analysen seien schwieriger gewesen, als man zuerst angenommen habe. Schließlich gab es mehrere Möglichkeiten, wie ein Mensch sich infiziert haben konnte: Entweder er war unmittelbar mit einem Grippekranken in Kontakt gekommen oder mit einem Menschen, der sich bei jemandem angesteckt hatte und das Virus nur in sich trug. Laut einer sorgfältigen Studie hatten mindestens sieben Prozent der Infizierten eine symptomlose Grippe – das heißt, sie hatten sich angesteckt und waren ansteckend, ohne dass irgendwelche äußeren Anzeichen auf die Krankheit hingewiesen hätten; nicht einmal sie selbst ahnten, dass sie ein Grippevirus in sich trugen. Schließlich gab es noch die Möglichkeit, dass Menschen sich unmittelbar an krankem Geflügel infiziert hatten. »Mit Hilfe dieser Studien wollten wir uns einen Überblick verschaffen«, sagte Fukuda.

Die Wissenschaftler arbeiteten so schnell sie konnten, waren sich der zunehmenden Panik in der Bevölkerung bewusst. »Die Menschen hatten große Angst«, erinnerte sich Shortridge.

»Die Menschen in Hongkong lebten in panischer Furcht«, bestätigte Fukuda. »Die Bemühungen in aller Welt waren wirklich enorm.«

Es dauerte eine Weile, bis die Studien abgeschlossen waren; einige nahmen in der Tat ein ganzes Jahr in Anspruch. Doch als man alle Informationen beisammen hatte, ergab sich ein einheitliches Bild: Es gab keinerlei Hinweise darauf, dass Reisen, der Verzehr von Geflügel, die Besichtigung von Volieren oder das Halten von Haustieren das Risiko einer H5N1-Grippeinfektion erhöhte. »Nur bei Menschen, die eine Woche vor der Erkrankung mit lebendem Geflügel in Kontakt kamen, erhöhte sich das Risiko«, argumentierte Fukuda.

Da beide Forschungsansätze auf den schwimmenden Markt deuteten, gab es nur eine Lösung: Die Hühner mussten geschlachtet werden – und zwar alle.

Als Shortridge eines Tages über den Markt schlenderte, machte er eine unschöne Beobachtung. »Wir sahen ein Huhn, das in seinem Futter pickte, wankte und schließlich tot umfiel. Aus seiner Kloake tropfte Blut. Es war ein grausiger Anblick. Ich hatte so etwas noch nie gesehen.« Und dann beobachtete er das gleiche Verhalten bei einem zweiten und dritten Huhn. »Wir wurden Zeugen von einer Art Hühner-Ebola«, sagte Shortridge und bezog sich dabei auf die entsetzliche virale Hämorrhagie, eine der tödlichsten Virusinfektionen bei Menschen.

»Als ich diese Vögel sterben sah, wurde mir ganz plötzlich klar, wie die Pandemie 1918 gewütet haben musste«, erzählte Shortridge. »Ich dachte: ›Großer Gott, nicht auszudenken, was passiert, wenn dieses Virus den Geflügelmarkt verlässt und sich ausbreitet!‹ Ein entsetzlicher Gedanke. Und meine grauen Zellen arbeiteten wie wild.«

Das große Schlachten begann am 29. Dezember 1997 wie angekündigt: »Wir werden alle Hühner auf den Inseln Hongkong und Kowloon und in den neuen Gebieten töten.«

Das bedeutete für über 1,2 Millionen Hühner von hundertsechzig Farmen und mehr als tausend Einzelhändlern den Tod. Einige Hühner sollten von ihren Besitzern eigenhändig geschlachtet, andere von Regierungsangestellten weggebracht und mit Gas getötet werden. Die Kadaver wurden desinfiziert und auf Mülldeponien vergraben.

Es war ein beispielloses Ereignis. In einem Markt, dem Fai Chai Lam Cheung Kai, begannen die Arbeiter um acht Uhr morgens, zerrten Hühner, Enten, Tauben und Wachteln aus ihren Käfigen, die zu hohen Stapeln aufgerichtet waren. Mit scharfen Messern schlitzten sie den Vögeln die Kehlen auf und warfen die Kadaver in Plastikmülltonnen. Das Unternehmen dauerte ganze zehn Minuten. Das Ergebnis: Einhundert tote Vögel.

An nur einem Tag wurden 770 000 Vögel geschlachtet. Die übrigen waren bis zum Abend des zweiten Tages tot. Trotzdem meinten Beamte in Hongkong, die Prozedur habe länger gedauert als nötig. Noch dazu waren nicht genügend Gasflaschen für die Vernichtung der Hühner verfügbar. Und obwohl das Ministerium für Landwirtschaft und Fischereiwesen zusätzlich 1300 Helfer angeheuert hatte, waren die meisten Hühnerschlächter eigentlich Hundefänger oder Parkwächter. »Ein Großteil unserer Mitarbeiter war noch nie mit einem lebenden Huhn in Berührung gekommen«, sagte Lessie Wei, der Direktor der zuständigen Behörde. »Die Leute mussten erst angelernt werden. Einige sind mittlerweile richtige Experten im Schlachten von Hühnern.«

Die Geflügelmärkte in Hongkong blieben einen Monat lang geschlossen, und die Regierung stellte Vögel aus China unter Quarantäne, um sicherzugehen, dass sie nicht noch einmal das H5N1-Virus nach Hongkong einschleppten. Außerdem veranlasste die Regierung, dass Hühner nicht länger in hölzernen Käfigen gehalten werden durften. Deshalb sitzen sie jetzt in Plastikkäfigen, die leichter zu desinfizieren sind. Man schien die Situation wieder im Griff zu haben, denn von über 200 000 Hühnern, die getestet worden waren, trug keines das H5N1-Virus in sich.

Shortridge und Webster entwickeln derzeit ein Überwachungssystem für Grippeviren in Hongkongs Vögeln und Schweinen. »Seither«, sagte Webster, »ist das H5N1-Virus von dieser Erdhalbkugel spurlos verschwunden.«

In England, so der britische Virologe John Oxford, hatten Krankenhäuser sogenannte »Pandemiepläne« aufgestellt. Wer am Flughafen Heathrow aus Hongkong mit einer Atemwegserkrankung ankam, wurde vorsichtshalber unter Quarantäne gestellt. Die Panik vor H5N1, sagte er, »war eine Art Generalprobe.«

Nancy Cox war erleichtert, blieb aber dennoch auf der Hut. Das Vorgehen der Wissenschaftler in Hongkong war ein Triumph der Epidemiologie, weil das, was eine tödliche Pandemie hätte werden können, im Keim erstickt werden konnte.

»In Hongkong lässt sich üblicherweise im Februar die höchste Grippeaktivität verzeichnen«, sagte Cox. »Unsere größte Sorge war, dass jemand sich zugleich mit einem H5N1-Virus und einem menschlichen Stamm infizierte und aus beiden Viren eine Hybride entstand. Wir befürchteten, dass ein Virus auftauchen könnte, das sich im Menschen vermehrte, sich von Mensch zu Mensch übertrug und genauso gefährlich war wie die Vogelgrippe.«

»Diese Episode mit der Vogelgrippe«, schloss Cox, »rüttelte viele Menschen auf, die vergessen hatten, wie tödlich Influenza sein kann. Die Erfahrung hat uns wohl alle gelehrt, wie wichtig es ist, stets wachsam zu sein und die Maßnahmen zur Abwehr einer Pandemie neu zu überdenken.«

9
Von Alaska nach Norwegen

Im Frühjahr 1996, als Jeffery Taubenberger und Ann Reid immer noch ziemlich enttäuscht waren wegen ihrer vergeblichen Bemühungen, in Roscoe Vaughans Lungengewebe virales Genmaterial zu entdecken, und ein Jahr, bevor der kleine Junge in Hongkong an Grippe sterben würde, bahnte sich eine andere Art von Drama an. Es betraf Kirsty Duncan, eine wild entschlossene junge Frau, gänzlich unbekannt in Spezialistenkreisen und ohne besondere virologische oder epidemiologische Vorbildung, die einzig und allein von dem leidenschaftlichen Wunsch beseelt war, das Geheimnis der Grippe von 1918 zu lüften. Im Mai 1996 war Duncan auf eine entlegene Insel Spitzbergens gereist, weniger als 800 Meilen vom Polarkreis entfernt, und stapfte einen Hügel hinauf zu einem einsamen Friedhof. Der Boden war schneebedeckt, die Luft eiskalt, obwohl die langen Tageslichtstunden auf den Frühling verwiesen. Die Landschaft war baumlos, sodass Duncan den Friedhof bereits von fern deutlich sehen konnte, Reihen weißer Kreuze auf einem Hügel.

»Ich stieg langsam den steilen Pfad hinauf. Ich wusste, dass es die letzte Reihe war«, erzählte Duncan. Dann stand sie davor: sechs weiße Kreuze und ein Grabstein. Auf dieser winzigen Insel lagen sieben junge Männer in der gefrorenen Erde begraben. Sie waren im September 1918 im Schiff aus Norwegen gekommen, um sich im Bergwerk ein Zubrot zu verdienen. Auf der Reise waren sie jedoch an Grippe erkrankt und starben, bevor sie noch Gelegenheit hatten, den Fuß in ein Kohlebergwerk zu setzen.

Duncan stand vor ihren Gräbern, in feierlicher Andacht. Die Bergleute waren der Grippe in jungen Jahren erlegen; der jüngste war achtzehn und der älteste in Duncans Alter gewesen, achtundzwanzig. Die Wissenschaftlerin hatte nach all den Jahren ihre Gräber gefunden, und während sie auf dem hart gefrorenen Boden stand, schöpfte sie neue Hoffnung, dass die Körper der Bergleute ununterbrochen gefroren waren und das schreckliche Grippevirus in ihrem Gewebe intakt geblieben war. Falls auch nur die geringste Chance bestand, das Virus von 1918 zu finden, dann in den Leichen dieser jungen Bergleute, die all die Jahre ungestört in der Erde geruht hatten.

Duncan hatte lange überlegt, ob es ethisch vertretbar sei, die Gräber zu öffnen. Doch wenn es ihr gelänge, das Grippevirus von 1918 zu entdecken, brächte sie die Wissenschaft um einen großen Schritt weiter. Man wäre imstande, einen Impfstoff herzustellen und antivirale Medikamente zu testen. Auf diese Weise wäre die Menschheit dem Virus, falls es zurückkehren sollte, nicht mehr schutzlos ausgeliefert.

Nachdem sie sich letztendlich dazu durchgerungen hatte, die Gräber zu öffnen, war Duncan zu dem kleinen Ort Longyearbyen auf dem Svalbardarchipel in der Norwegischen See gereist, um die Gräber der Bergleute aufzusuchen.

Duncan war Geographin und befasste sich mit klimatischen Veränderungen und deren Einfluss auf die menschliche Gesundheit. Ihr Leben veränderte sich 1992, während eines beiläufigen Gesprächs mit ihrem damaligen Ehemann.

»Ich war mit einem Kinderarzt verheiratet, wir kamen auf

die Grippe von 1918 zu sprechen, und da erwähnte er Alfred Crosbys Buch«, erinnerte sich Duncan und bezog sich dabei auf *America's forgotten Pandemic.*

Um den Zusammenhang zwischen Klima und Grippe zu erforschen, las sie dieses Werk und war über das vernichtende Ausmaß der Grippe entsetzt.

»Die Bestattungsinstitute hatten nicht genügend Leichenwagen und benutzten daher Straßenbahnen. Eine Straßenbahn in Montreal konnte zehn Särge transportieren«, sagte Duncan. »Die Bilder waren verheerend. Für mich stand fest, dass ich herausfinden wollte, was diese Krankheit verursacht hat.«

Sie begann ihre Forschung, indem sie Medline konsultierte, eine elektronische Datei, die Artikel aus medizinischen Fachzeitschriften enthält, und kopierte sich jeden Aufsatz, der die Grippe zum Thema hatte. Auf den Namen Taubenberger stieß sie dabei nicht, denn er hatte seinen Artikel noch nicht veröffentlicht. Außerdem telefonierte sie mit Grippeexperten und fragte, ob es eventuell Gewebeproben von Opfern der Spanischen Grippe gebe, die das Virus enthalten könnten. »Alle sagten mir ›Nein, nichts mehr da‹«, erzählte Duncan.

Doch so leicht ließ Duncan sich nicht entmutigen. »Ich habe Geographie und Anthropologie studiert und überlegte mir daher, wie biologisches Gewebe sich konservieren ließ: in extremer Trockenheit, extremer Nässe, extremer Kälte. Am Erfolg versprechendsten erschien mir, wenn ich mich auf die kalten Gebiete konzentrierte.« Sie beschloss daher, in Gegenden mit Dauerfrost nach Grippeopfern zu suchen.

Duncan begann ihre Suche in Alaska, wo die Grippe von 1918 mit besonderer Heftigkeit gewütet hatte. Crosby hatte geschrieben, dass das Virus in manchen Inuitsiedlungen bis zu neunzig Prozent der jungen Erwachsenen getötet hatte;

nur Dörfer, die konsequent jeden Kontakt mit der Außenwelt vermieden hatten, waren verschont geblieben. Wie Johan Hult in vierzig Jahre vor ihr war auch sie zu der Überzeugung gelangt, dass das Virus am wahrscheinlichsten in den Körpern von Inuit erhalten war, die 1918 an der Grippe gestorben und im Dauerfrost begraben lagen.

Und so schrieb sie als Erstes an das statistische Bundesamt in Alaska und ließ sich die Daten sämtlicher Personen zusenden, die 1918 gestorben waren. Die Antwort war überwältigend, aber nicht sehr hilfreich. Duncan erhielt 2000 Todesurkunden zugeschickt, aber sie wusste nicht, auf welche Grippeopfer sie sich konzentrieren sollte. »Ich wusste nicht, wie viele Personen davon im Dauerfrostbereich gestorben waren«, erzählte sie. »In den USA gab es keine geeigneten Landkarten von den Permafrostgebieten.«

Und wenn sie sich statt auf Alaska auf Island konzentrierte?, überlegte Duncan, besann sich aber eines Besseren. »Die geothermale Energie dort lässt keine Konservierung zu«, meinte sie.

Sie dachte an Sibirien und Russland, aber auch da hatte sie kein Glück. »Ich schrieb den russischen und sibirischen Behörden, erhielt jedoch keine Antwort«, erklärte Duncan.

Da fielen ihr 1994 die norwegischen Inseln ein. Einer ihrer Freunde hatte eine Expedition über einen Gletscher in Svalbard geführt, einem Inselarchipel, der zu Norwegen gehört und etwa 600 Meilen nördlich des Festlands in der Norwegischen See liegt. Als er Duncan von seiner Reise erzählte, erwähnte er Dauerfrost. »›Das ist es‹«, dachte Duncan und begab sich in die Bibliothek der University of Toronto, um sich über besagtes Gebiet zu informieren, besonders über die Hafenstadt Longyearbyen. Sie fand nur zwei Bücher in englischer Sprache und las, dass die Bevölkerung Spitzbergens im ausgehenden siebzehnten Jahrhundert vor allem vom

Walfang gelebt hatte, mit 200 bis 300 Booten und 10000 bis 20000 Einwohnern. Der Kohleabbau hatte erst 1906 begonnen, als der Amerikaner John Monroe Longyear die Arctic Coal Company auf der Insel gründete. Zehn Jahre später gab es in der Gegend bereits sechs Kohlebergwerke. Die Bergleute lebten mit ihren Familien in der neu entstandenen Stadt Longyearbyen, die auch Saisonarbeiter anzog, norwegische Bauern oder Fischer, die die kalten Wintermonate in den Kohleminen verbrachten.

In Norwegen war die Grippe ausgebrochen. Norweger waren wegen des Kohleabbaus nach Spitzbergen gereist. Auf diesem Wege mochte die Grippe nach Spitzbergen gelangt sein, sodass nicht auszuschließen war, dass Grippeopfer im Dauerfrost begraben lagen. Was Duncan als Nächstes benötigte, waren Informationen über diese etwaigen Opfer.

Sie schrieb einen Brief an das norwegische Polarinstitut, aber die Antwort, die sie erhielt, war alles andere als ermutigend: Das Krankenhaus sei im Zweiten Weltkrieg verbrannt und mit ihm sämtliche Krankenakten. Kirchenakten gab es nicht, weil die Stadt erst 1920 einen Priester erhalten hatte. Amtliche Dokumente fehlten ebenfalls, weil das betreffende Gebäude, in dem man sie aufbewahrt hatte, im Zweiten Weltkrieg zerstört worden war. »Es sah schlecht für mich aus«, sagte Duncan. Es gab allerdings noch einen Hoffnungsschimmer, nämlich das Kohlebergwerk, das täglich über Personen Buch führte, die nicht zur Arbeit erschienen.

Duncan rief dort an. »Als ich hörte, dass diese Aufzeichnungen verloren gegangen seien, fiel ich aus allen Wolken«, erinnerte sie sich. Dann aber erfuhr sie, dass der Lehrer Kjell Mork aus Longyearbyen sie an sich genommen habe. Duncan telefonierte also mit Kjell Mork, und dieser erklärte sich nicht nur bereit, die Daten für sie ins Englische zu übersetzen, sondern erzählte ihr außerdem, dass sieben der Bergleute an der Grippe gestorben waren.

Die Männer waren am 24. September 1918 in Norwegen aufgebrochen, um den Winter über im Bergwerk zu arbeiten, hatten das letzte Schiff des Jahres bestiegen, das sie in drei Tagen nach Longyearbyen bringen sollte, ehe das Meer zugefroren und nicht mehr schiffbar sein würde. Doch auf der Reise holten die sieben jungen Männer sich die Spanische Grippe und erlagen der grausamen Krankheit wenige Tage, nachdem sie in Longyearbyen von Bord gegangen waren. Ihre Leichen wurden ins Freie gebracht, wo die Temperatur weit unter null Grad betrug. Ihre Namen mit den Geburts- und Sterbedaten wurden auf die sechs Kreuze und den Grabstein geschrieben, die ihre Gräber bezeichneten. Damals war es nicht Brauch, die Toten einzubalsamieren, man bettete sie in schlichte Holzsärge und bestattete sie.

»Nach zweijähriger Suche hatte ich endlich diese Informationen erhalten«, sagte Duncan. Aber würde sie die Gräber finden, und wenn ja, hatte man sie zerstört? Sie schrieb dem Pfarrer, und dieser konnte sie beruhigen: Die Gräber waren gekennzeichnet, und seit 1918 hatte sich niemand daran zu schaffen gemacht.

Niemand konnte mit Gewissheit sagen, wie tief man die Männer begraben hatte – eine wesentliche Frage. Obwohl in einigen Gebieten Svalbards der Boden bis zu einer Tiefe von 500 Metern gefror, schmolz jedes Jahr die oberste, etwa einen halben Meter dicke, sogenannte aktive Schicht und gefror dann wieder. Duncan wandte sich an Archäologen und Historiker, an den Gouverneur von Svalbard und sogar an das dortige Bestattungsinstitut, um sich über die damaligen Begräbnisgepflogenheiten zu informieren. Üblicherweise seien Gräber mindestens zwei Meter tief, hieß es. Allerdings konnte man ihr nicht mit Gewissheit sagen, ob dies auch 1918 in

Svalbard die Regel war. »Svalbard habe sich im Niemandsland befunden, teilte man mir mit«, so Duncan. »Die üblichen Regeln hätten da nicht gegolten. Sie wussten es einfach nicht.«

Andererseits wies einiges darauf hin, dass man die Bergleute unterhalb der aktiven Schicht im Dauerfrostboden begraben hatte, erklärte Duncan. Sie waren im Oktober gestorben, als die oberste Bodenschicht noch aufgetaut war und das Graben dementsprechend leicht fiel. In den Grippegebieten hatten die Menschen eine Heidenangst vor Ansteckung und vergruben daher ihre Toten so tief wie nur irgend möglich. Außerdem wurden Tote, die man in den Dauerfrostbereichen in allzu seichte Gräber gelegt hatte, manchmal, wenn die aktive Schicht im Wechsel gefror und auftaute, an die Oberfläche gedrückt. Im Friedhof in Longyearbyen seien jedoch keine Leichen aufgetaucht, erfuhr Duncan. Die Forscherin schloss daraus, dass die Gräber der Bergleute tief sein mussten. »Bergleute wussten schließlich, wie man tiefe Löcher aushob«, meinte sie.

Duncan hatte ihre Grippeopfer gefunden. Jetzt musste sie ein Team zusammenstellen, das prüfte, ob in diesen gefrorenen Gräbern intakte Körper lagen, falls ja, diese exhumierte, ihren Organen Gewebeproben entnahm und herausfand, ob sich das Virus von 1918 nachweisen ließ. Sie wandte sich an Wissenschaftler, erzählte ihnen von ihrer phantastischen Entdeckung und bat sie, sich ihrem Team anzuschließen. Dann wartete sie auf grünes Licht von Seiten der norwegischen Behörden, um mit der Exhumierung beginnen zu können.

Im Februar 1996 erhielt sie die Zusage der zuständigen Stellen: Der Gouverneur von Svalbard ließ sie wissen, dass alle Verantwortlichen – die norwegische Gesellschaft für medizinische Forschung, der Kirchenrat, der Bischof, der Stadtrat und die Familien der Bergleute – ihr Einverständnis gegeben hätten.

Es war an der Zeit, mit der Planung zu beginnen.

Einer der Ersten, der sich Duncans Projekt anschloss, war Dr. Peter Lewin, Arzt am Kinderkrankenhaus in Toronto und Archäologe mit medizinischem Schwerpunkt. Letzteres bezeichnet Lewin als »exotisches Hobby«. Unter Zuhilfenahme modernster Methoden wie der Computertomographie obduziert er Mumien, um den medizinischen Geheimnissen der Pharaonen im alten Ägypten nachzuspüren. So konnte er beispielsweise in der Mumie von Ramses V. das Pockenvirus nachweisen. Er gehörte zu einem Team, das das Gewebe von Seeleuten untersuchte, die in den vierziger Jahren des neunzehnten Jahrhunderts eine Expedition in die kanadische Arktis unternommen hatten und dabei tragisch ums Leben gekommen waren. Er hatte in Leichen, die man im kanadischen Dauerfrost begraben hatte, nach dem Pockenvirus gesucht, und obwohl er es nicht gefunden hatte, war er der festen Überzeugung, dass ein Virus in gefrorenen Körpern lange Zeit intakt blieb. Bevor er mit Duncan sprach, hatte er sich jedoch nie mit der Spanischen Grippe befasst.

Duncan kam zu Lewin in die Praxis, erzählte ihm von der Grippe und den Bergleuten und der Möglichkeit, einem der tödlichsten Viren überhaupt auf den Grund zu gehen. Lewin war sofort begeistert. »Ich zögerte keine Sekunde«, sagte er, »denn Duncans Pläne deckten sich mit den meinen.« Die Aussicht, einer derjenigen zu sein, die das Grippevirus von 1918 isolierten, begeisterte ihn.

Allmählich nahm das Team Gestalt an, umfasste Experten verschiedener Fachrichtungen: Da waren Dr. Alan Heginbottom, ein kanadischer Geologe; Dr. John Oxford, ein britischer Virologe; Dr. Robert Webster, ein amerikanischer Virologe, und Sir John Skehel, Leiter des National Institute for Medical Research in Mill Hill bei London.

John Oxford trieb die finanziellen Mittel für das Radargerät sowie die Hälfte der Mittel für die Exhumierung der Leichen auf, beauftragte die Necropolis Company mit dem Öffnen der Gräber und machte Duncan mit Rod Daniels bekannt.

Eines allerdings hatte Duncan bislang versäumt: Nachdem sie 60 000 Dollar aus eigener Tasche in ihr Unternehmen gesteckt hatte, war sie noch nie in Longyearbyen gewesen, das heißt, sie hatte die Gräber der Bergleute noch nie gesehen. Sie war daher sehr aufgeregt und bekam weiche Knie, als sie sich im Mai auf den Weg machte.

»Ich hatte Angst, die religiösen Gefühle der Menschen, die dort wohnten, zu verletzen. Was würden sie von meinem Vorhaben halten?«, erzählte sie. Am zweiten Tag suchte sie den Pfarrer der Kirche in Longyearbyen auf, stellte sich vor und sagte: »Ich möchte Sie durch mein Vorhaben nicht beleidigen.« Der Pfarrer habe ihr versichert, dass sie ihn nicht im mindesten gekränkt habe, zumal er um die Wichtigkeit ihrer Mission wisse.

Als sie nach Kanada zurückgekehrt war, hatte Duncan das Gefühl, ihre Pläne nicht mehr länger für sich behalten zu dürfen. Sie musste mit ihrem Vorhaben an die Öffentlichkeit gehen, um zu sehen, was die Leute davon hielten. »Ich wäre auch nicht begeistert, wenn irgendein Wissenschaftler sich da oben klammheimlich an alten Gräbern zu schaffen machte«, erklärte sie. »Ich wüsste gern Bescheid, um sicher sein zu können, dass er verantwortungsvoll handelt und keine Fehler macht. Hätte mein Projekt einen Riesenprotest ausgelöst, dann hätte ich es abgeblasen.«

Aber genau das Gegenteil passierte. Die Menschen nahmen ihren Plan begeistert auf, und viele, die aus eigener Erfahrung wussten, wie schrecklich die Grippeepidemie von 1918 gewesen war, schrieben Duncan oder riefen sie an, um sie in ihrem Vorhaben zu bestärken. »In drei Jahren erhielt ich nur drei Briefe, in denen jemand Bedenken äußerte, und mehr als hundert Briefe von über Neunzigjährigen, die mich baten, der Krankheit auf den Grund zu gehen«, erzählte sie. Sie legte sich die Briefe der Grippeüberlebenden auf ihren Schreibtisch, »damit sie mich daran erinnerten, wozu ich all die Mühen auf mich nahm, warum ich auf keinen Fall aufgeben durfte.«

In der Zwischenzeit hatte die Kunde von Duncans Unternehmen auch Jeffery Taubenberger erreicht. Führende Grippevirologen wie Dr. Robert Webster vom St. Jude Children's Research Hospital in Memphis wurden gebeten, bei diesem phantastischen Projekt mitzuwirken, während Taubenberger und Reid, von denen Grippespezialisten noch nie etwas gehört hatten, in den Lungengewebeproben aus dem pathologischen Lager angestrengt nach Fragmenten viraler Gene suchten. Ein äußerst schwieriges Unterfangen.

Es war nicht leicht für Taubenberger, den Medienrummel mit anzusehen, den man in diesem Frühling um Duncan veranstaltete, zumal er wusste, dass er über menschliches Lungengewebe verfügte, das das Grippevirus von 1918 enthielt. Aber was für einen Sinn hätte es, mit diesem Wissen an die Öffentlichkeit zu gehen? Während Duncan vor Wissenschaftlern und Reportern ihre Pläne kundtat, versuchten Taubenberger und Reid immer noch tapfer die Methoden der Molekularbiologie auszuschöpfen, um die viralen Genfragmente aus dem mit Formaldehyd durchtränkten Lungengewebe des Gefreiten Vaughan zu fischen.

Als das Glück sich in diesem Sommer allmählich zu seinen Gunsten wendete, beschloss Taubenberger, dass es wohl am besten wäre, sich bemerkbar zu machen, aber nicht auf Duncans Weise. Er würde seine Erkenntnisse nach altbewährter akademischer Manier in einer renommierten wissenschaftlichen Fachzeitschrift publizieren. Die Welt sollte, da er erste Erfolge für sich verbuchen konnte, von seiner Tätigkeit erfahren. Und am Schluss würde er noch eine Frage stellen: War es denn sinnvoll, dass Duncan ihr Vorhaben, bei dem gefährliche Grippeviren freigesetzt werden konnten, vorantrieb, wenn er unter absolut sicheren Bedingungen dieselbe Information erhalten konnte?

Taubenberger schickte seinen Artikel im Oktober an die Zeitschrift *Science.* »Wäre Kirsty Duncan nicht gewesen, hätten wir bestimmt noch gewartet«, sagte Taubenberger. »Aber so hatten wir das Gefühl, dass es wirklich an der Zeit war, denen zu zeigen, dass wir schon vor ihnen auf diese Idee gekommen waren.«

Als Taubenbergers Aufsatz endlich erschien, war es März geworden, sodass Duncan erst zu diesem Zeitpunkt etwas über seine Arbeit erfuhr. Plötzlich war Taubenbergers Frage in aller Munde: Warum sollte Duncan weitermachen? Warum sollte sie das Risiko eingehen, Grippeviren freizusetzen, wenn Taubenberger eine andere, weit sicherere Möglichkeit gefunden hatte, an das Genmaterial des Virus zu gelangen?

Aber Kirsty Duncan war der festen Überzeugung, dass ihr Projekt noch immer seine Berechtigung hatte. Schließlich war Taubenbergers Gewebe fast achtzig Jahre lang in Formaldehyd eingelegt gewesen. Wer konnte schon sagen, was in dieser Zeit mit den viralen Genen passiert war? Außerdem stand nicht einmal fest, ob Taubenberger genügend Genfragmente fand, um daraus das vollständige Genom des Virus von 1918 zu rekonstruieren. Duncans Team schrieb auf seiner Webseite über Taubenbergers Aufsatz: »Aus dem im März 1997 erschienenen Aufsatz geht hervor, dass er nur einzelne Bruchstücke des viralen Genoms rekonstruieren konnte.«

Nancy Cox, Leiterin der Grippeabteilung an der Seuchenkontrollbehörde, fand es an der Zeit, Duncan und Taubenberger einander vorzustellen. Sie war gleichsam zwischen die Fronten geraten, weil sie einerseits Duncan versprochen hatte, ihr mit Rat und Tat zur Seite zu stehen, andererseits aber auch mit Taubenberger in Verbindung stand. Taubenberger und Duncan waren sich noch nie begegnet. Wenn sie sich trafen und über ihre Arbeit sprachen, konnten sie sich vielleicht über ihr weiteres Vorgehen einigen.

Das Treffen fand im April 1997 statt, wenige Wochen, nachdem Taubenbergers Aufsatz erschienen war. Die beiden jungen Wissenschaftler entdeckten, dass sie vieles gemein hatten. Für beide war die Welt der Grippe Neuland, und beide hatten sich atemberaubende Projekte vorgenommen. Beide erklärten sich hellauf begeistert von Crosbys Buch über die Grippe von 1918 und waren von seinen Aussagen zu ihrer Forschung angeregt worden. Die Entscheidung, ob Duncan weitermachen solle, erwies sich nicht als schwierig. Eines der Probleme an Taubenbergers Arbeit – hierin stimmte er mit Duncan überein – war die Tatsache, dass er nur eine Probe besaß. Vielleicht war das Grippevirus von 1918 auch unschuldig, und ein anderes Virus war für die tödlichen Folgen verantwortlich. Nur mit mehreren Proben von unterschiedlichen Grippetoten konnte diese Frage gelöst werden. Duncan war vielleicht in der Lage, weitere Proben zu beschaffen.

Somit war man sich einig, dass Kirsty Duncan ihr Projekt vorantreiben sollte, während Taubenberger seinerseits weiterhin versuchen würde, das virale Genom zu rekonstruieren. Er war bereit, sich Duncans Team anzuschließen und ihm mit Hilfe der molekularbiologischen Techniken, die er mit seinen Mitarbeitern perfektioniert hatte, dabei zu helfen, das Virus aus dem Lungengewebe der Bergarbeiter zu isolieren. »Beide beschlossen, ihr Projekt fortzusetzen, und waren der Meinung, dass es ganz nützlich wäre, wenn man mehr als eine Probe zur Verfügung hätte«, erzählte Taubenberger. Einen Monat später distanzierten sich Cox und die übrigen Wissenschaftler der Seuchenkontrollbehörde, ohne Gründe zu nennen, von Duncans Vorhaben: Taubenbergers Projekt lasse die Expedition nach Spitzbergen überflüssig werden. Die Behörde verfüge nur über begrenzte Mittel, die anderweitig benötigt würden. »Wir haben so viele Projekte am Laufen, dass wir unmöglich teilnehmen können«, sagte Cox.

Taubenberger jedoch blieb offiziell ein Mitglied im Team, obwohl er nicht mit Duncan zusammenarbeitete, sondern seine eigene Forschung betrieb, die ihn allerdings immer weniger zufriedenstellte. Er hatte nur wenige Moleküle viraler Gene in der Gewebeprobe des Gefreiten Roscoe Vaughan gefunden und fragte sich, wie er dieses Resultat verbessern konnte.

»Wir hatten viel zu wenig Material«, erzählte er. Als er einsehen musste, dass das Lungengewebe des Gefreiten Vaughan nicht ausreichte, ging er noch einmal ins Lager, holte sich weitere fünfunddreißig Proben und untersuchte auch sie nach Spuren des Grippevirus. Und tatsächlich, bei einer wurde er fündig. Es war das Lungengewebe des Gefreiten James Downs, eines dreißigjährigen Soldaten, der nur zwei Stunden vor dem Gefreiten Vaughan in Camp Upton, New York, gestorben war. Der Gefreite Downs war am 23. September 1918 ins Lazarett gebracht worden und bereits am Morgen des 26. September, um 4 Uhr 30, gestorben. Seine Lunge hatte sich mit Flüssigkeit gefüllt und sonderte laut Obduktionsbericht einen »blutigen Schaum« ab.

Ermutigt durch seinen Fund trat Taubenberger einen zweiwöchigen Urlaub an. Anschließend würde er wie vorgesehen an dem Gewebe des Gefreiten Downs weiterarbeiten. Doch inzwischen häufte sich im Briefkasten seines Büros die Post.

Der Brief wartete auf Taubenberger, als er Ende Juli wieder ins Büro kam. Er war in San Francisco eingeworfen worden und enthielt einen Lebenslauf und mehrere fotokopierte Seiten aus Alfred Cosbys Buch über die Grippeepidemie von 1918. Das Schreiben stammte von einem Mann, von dem Taubenberger noch nie etwas gehört hatte, einem zweiundsiebzigjährigen Pathologen im Ruhestand namens Johan Hultin.

In sorgfältig formulierten Sätzen schilderte Hultin, wie er 1951 nach Alaska gereist war, um gefrorene Leichen von Grippeopfern zu exhumieren, die in der kleinen Ortschaft Brevig in einem Massengrab beigesetzt worden waren. Er erklärte, er habe immer noch Verbindungen nach Alaska und könne, falls Taubenberger Interesse habe, nach Brevig reisen und versuchen, den gefrorenen Leichen, die noch immer in diesem Grab lagen, Lungengewebeproben zu entnehmen. Der Vorschlag war äußerst zurückhaltend formuliert, denn Hultin befürchtete, »dass wir ihn für einen Verrückten halten könnten«, erklärte Taubenberger.

Obwohl er vor Aufregung zitterte, reagierte Taubenberger nicht minder verhalten und schrieb Hultin einen Brief. Die beiden Männer telefonierten miteinander und planten ein Unternehmen, das sich grundlegend von Kirsty Duncans Expedition unterschied. Es sollte möglichst unauffällig, in aller Stille über die Bühne gehen. Hultin würde sämtliche Kosten alleine tragen und keinerlei Aufsehen erregen, für den Fall, dass sein Vorhaben misslingen sollte. Er erinnere sich nur mit Widerwillen an seine Rückkehr aus Alaska im Jahr 1951, erzählte Hultin seinem jungen Kollegen. Ein Reporter der Zeitschrift *Life* habe ihm am Flughafen aufgelauert. Heute war die Presse noch weit aufdringlicher und sensationslüsterner als damals, und Hultin schauderte es bei dem Gedanken, er könne im entlegenen Brevig ein Medienspektakel auslösen.

Er bestand darauf: kein Aufsehen, keine Einladungen, keine Informationen an Journalisten. Er werde die Dorfältesten um Erlaubnis bitten, das Massengrab der Grippeopfer von 1918 noch einmal zu öffnen und, falls sie ihre Zustimmung gaben, die Leichen persönlich exhumieren. Falls es ihm gelänge, einer Lunge Gewebe zu entnehmen, sei er bereit, es dem Armed Forces Institute of Pathology zur Verfügung zu stellen.

Der Unterschied zur Expedition nach Spitzbergen hätte stärker nicht sein können. Duncan ließ die ganze Welt an ihren Plänen teilhaben, und sie scheute weder Zeit noch Mühe, um ihrem Team höchste Sicherheit zu gewährleisten, auch wenn dies das Projekt erheblich verlangsamte, auch wenn es bedeuten sollte, dass man am Ende auf die Exhumierung der Leichen verzichten musste. Ihr Projekt war kostspielig, bis ins Detail durchdacht und würde vor den Augen der ganzen Welt in die Tat umgesetzt werden. Sie hatte mehrere Jahre investiert, um das Unternehmen vorzubereiten, um Genehmigungen einzuholen und ein internationales Expertenteam zusammenzustellen. Hultins Expedition dagegen war ein Einmannunternehmen, mit eigenen Mitteln finanziert und in aller Stille vorbereitet.

Und doch erkannte Taubenberger sofort, dass Hultin mehr Erfahrung hatte im Aufspüren von konservierten Grippeopfern als irgendjemand sonst. Schließlich war er der Einzige, dem dies jemals gelungen war. Nun gab es nur noch zu klären, ob es der Mühe wert wäre, Viren zu züchten, falls es gelänge, sie aus der Lunge von einer der Leichen in Brevig wiederzubeleben. Das war, entschied Taubenberger, ein lächerliches Unterfangen.

»Das Influenzavirus ist sehr empfindlich«, sagte er. »Nach einer Stunde bei Raumtemperatur ist es tot. Also stehen die Chancen lebende Viren zu bekommen im Grunde bei null.« Der Versuch erfordere allerdings die besonderen Schutzvorkehrungen, wie sie in einem Hochsicherheitslabor getroffen werden, wo Laboranten Raumanzüge tragen, um mit lebenden Viren der tödlichsten Art arbeiten zu können. Warum sollte man so etwas einplanen? »›Man braucht doch nur Biopsieproben zu nehmen‹, sagte ich, ›legt sie in Fixative und sucht nach viraler RNA.‹« Die viralen Gene wären zwar noch intakt, aber das Virus selbst wäre tot.

Hultin war begeistert. Seit seiner ersten Reise nach Alaska im Jahr 1951 hatte er immer davon geträumt, einmal dorthin zurückzukehren. Während die Jahre vergingen und Hultin ein erfolgreicher Pathologe wurde, verfolgte er mit Interesse die revolutionären Entdeckungen in der Molekularbiologie und wartete auf den richtigen Moment und die richtige Person, um Brevig zu erwähnen. »Ich beobachtete die Anfänge der Molekulargenetik. In den Achtzigern«, erzählte er, »da wusste ich, dass ich eines Tages eine zweite Chance bekäme.« Er las Artikel über eine neue Methode, die Polymerase-Kettenreaktion, kurz PCR, mit deren Hilfe Molekularbiologen winzige Fragmente genetischen Materials zu entschlüsseln vermochten. Vielleicht, dachte er, konnten sie anhand von Gewebeproben aus Brevig auch das Grippevirus rekonstruieren. Dabei war es unerheblich, ob die Viren noch lebten oder intakt waren. »Ich las Aufsätze über PCR und wusste sofort, dass da etwas Neues im Kommen war«, sagte Hultin, »und da beschloss ich, gut Acht zu geben.«

Im März 1997, als Hultin Taubenbergers Artikel in der Zeitschrift *Science* las, spürte er, dass sein Moment gekommen war. Er versuchte Taubenberger die Entscheidung, mit ihm zusammenzuarbeiten, so leicht wie möglich zu machen. Er war sich im Klaren darüber, dass dieser seine Zweifel haben mochte, ob ein zweiundsiebzigjähriger Pathologe im Ruhestand sich für eine so spektakuläre Aufgabe eignete. Er schlug ihm daher vor, auf eigene Faust nach Brevig zu reisen und ihm das Lungengewebe zu beschaffen. Auf diese Weise brauchte sich Taubenberger nicht zu fragen, ob er sich auf Hultin verlassen konnte oder ob dieser, falls er noch aktive Viren ausgrub, womöglich eine verheerende Seuche auslöste. Hultin war sicher, dass dergleichen nicht passieren konnte. »Ich wusste ja, dass das Virus tot war.« Trotzdem wollte er das Risiko allein tragen, damit Taubenberger nicht mit dem Gesetz oder den Behörden in Konflikt geriet.

»Es sollte keine Verbindung zwischen uns bestehen«, sagte Hultin. »Ich wollte ihm lediglich die Gewebeproben bringen. Ich war so wild darauf, endlich an die Arbeit zu gehen, dass ich sämtliche Hindernisse so schnell wie möglich aus dem Weg räumen wollte. Diese Gelegenheit durfte ich mir auf keinen Fall durch die Lappen gehen lassen.«

Er ging sein Vorhaben noch einmal der Reihe nach durch: Er würde die Reisekosten aus eigener Tasche bezahlen, dann brauchte er keine Finanzierungsanträge zu stellen. Sobald er die Regierung oder eine Firma um Unterstützung bat, würde man sich den Kopf darüber zerbrechen, wer denn eigentlich die Haftung übernahm, wenn er lebende Viren freisetzte. Hultin wollte sich aber keine Steine in den Weg legen lassen.

Er würde außer Taubenberger keinen Menschen in seine Pläne einweihen, um öffentliche Debatten zu vermeiden, bevor er mit den Bewohnern Brevigs sprach. Er würde seine Beziehungen in Brevig spielen lassen und all seine Überredungskünste anwenden, um das alte Grab noch einmal öffnen zu dürfen.

Je mehr er über seine Reise nachdachte, desto mehr gelangte er zu der Überzeugung, »dass ich es allein schaffen konnte. Ich stellte, abgesehen von Taubenberger, niemandem irgendwelche Fragen, und ihn fragte ich nur: ›Würden Sie meine Proben annehmen?‹«

»Mir kam es bei der Sache vor allem auf die Geschwindigkeit an«, sagte Hultin. »Die Influenza konnte erneut ausbrechen, während wir noch darauf warteten, dass die Bürokraten eine Entscheidung trafen.«

Taubenberger erzählte Hultin beiläufig, dass Duncan gerade eine ähnliche Expedition zu den Gräbern norwegischer Bergleute zu unternehmen gedenke. Die Exhumierung sei seit vier Jahren geplant und solle, falls die Prüfung der Bodenbeschaffenheit mittels Radargerät zufriedenstellend ausfiele, im Herbst 1998 stattfinden. Daran gewohnt, dass Forscher nichts übereilen, fragte Taubenberger Hultin, wann er denn vorhabe, nach Alaska zu reisen. Er hatte mit einer Planungsphase von etlichen Monaten gerechnet. Daher verschlug es ihm bei Hultins Antwort ordentlich die Sprache.

»Ich sagte zu ihm: ›Nun ja, diese Woche geht es noch nicht, aber nächste Woche habe ich Zeit. Ich rufe mein Reisebüro an und besorge mir die Tickets‹«, erinnerte sich Hultin.

In der Woche darauf reiste Hultin gen Norden, ohne den Dorfbewohnern Brevigs zu erzählen, aus welchem Grund er sie besuchen wollte. Er reiste allein und wollte sein Anliegen vorbringen, sobald er das Dorf erreicht hatte.

»Man kann mit Inuit eine derart heikle Angelegenheit nicht am Telefon besprechen«, sagte Hultin. »Wenn man in Gräbern toter Vorfahren herumstochern will, kann man das nicht am Telefon abhandeln. Man muss zu den Leuten hingehen und auf eine sehr ruhige, zurückhaltende Weise mit ihnen darüber reden.«

Der Einzige, mit dem Hultin telefonierte, bevor er nach Brevig flog, war der Gemeindebeamte, der für die 240 Bewohner Brevigs die Post und die Anrufe entgegennahm. Er stellte dem Mann nur zwei Fragen: Hatte sich jemand am Grab zu schaffen gemacht? Und wo konnte er schlafen?

Der Gemeindebeamte konnte Hultin beruhigen. Seit der

Pathologe vor sechsundvierzig Jahren im Ort gewesen war, hatte niemand mehr das Grab besucht. In der Schule, sagte er, gebe es vier Luftmatratzen und eine Kochmöglichkeit. Außerdem sei der Raum heizbar, eine Notwendigkeit selbst im August. Zwei der Matratzen seien belegt, weil derzeit zwei Männer im Dorf übernachteten, die eine Satellitenantenne aufstellten. Aber die restlichen zwei seien frei, eine für Hultin und eine für einen weiteren Besucher.

Als Hultin nach Brevig kam, war er enttäuscht. Das Leben dort hatte sich seit 1951 grundlegend verändert. Damals hatten sich die Dorfbewohner noch weitgehend selbst versorgt; viele von ihnen hatten noch die alten Walfang- und Jagdtechniken beherrscht, wie sie seit Generationen vom Vater auf den Sohn weitergegeben wurden. 1997 gehörte dies alles der Vergangenheit an, die meisten Menschen lebten von der Sozialhilfe, und so war das Dorf, das immer noch einsam über der eisgrauen See lag, mittlerweile ein trauriger, hoffnungsloser Ort. Die Bewohner hatten ihren Stolz verloren.

»Es ist wirklich tragisch«, bemerkte Hultin. »Die Leute leben in den Tag hinein, haben eine Menge Kinder, und die Regierung bezahlt.« Die Familien seien enorm groß, so Hultin, was nicht zuletzt auf die Tatsache zurückzuführen sei, dass jeder einzelne Dorfbewohner, selbst Säuglinge und Kleinkinder, jedes Jahr eine bestimmte Geldsumme erhielt – 1996 waren es $1800 –, und zwar von einer Ölfirma, die auf ihrem Land Öl förderte. Aber es gab keine Arbeit, die Leute hatten nichts zu tun.

Mit ihrer Sozialhilfe und dem Geld von der Ölfirma konnten sich die Dorfbewohner Schneemobile und vierrädrige Motorräder leisten. »Jede Familie besitzt mindestens eins von den Dingern, während die meisten Hundeschlitten, Relikte einer älteren, einfacheren Lebensweise, langsam verrotten.«

Vor den Dorfbewohnern ließ Hultin sich jedoch nicht anmerken, dass er der Vergangenheit nachtrauerte. Stattdessen bemühte er sich um die Genehmigung, das Grab zu öffnen, in dem man zweiundsiebzig Dorfbewohner bestattet hatte, die im November 1918 der Grippe zum Opfer gefallen waren. Als Erstes wandte er sich an Brian Crockett, den evangelischen Pfarrer im Dorf. Er und seine Frau Ginger, Lehrerin in Brevig, brachten Hultin zu Rita Olanna, einer einflussreichen Persönlichkeit, die der größten Familie in Brevig vorstand und Mitglied des Dorfrats war.

»Ich zeigte ihr die Fotos meines früheren Besuchs, Kopien von Briefen, die Otis Lee, der damalige Missionar, geschrieben hatte, Kopien von Briefen aus dem Jahr 1918«, sagte Hultin. »Sie entdeckte entzückt, dass die Namen ihrer Tante und ihres Onkels erwähnt wurden. Sie hatte Vorfahren, die 1918 ums Leben gekommen waren.«

Langsam und vorsichtig erklärte Hultin ihr den Grund seines Besuchs. »Ich sagte ihr, dass im November 1918 etwas Schreckliches passiert wäre und ich gekommen sei, um ein zweites Mal das Grab zu öffnen. Die Wissenschaft sei nunmehr in der Lage, ein totes Influenzavirus zu analysieren und einen Impfstoff zu entwickeln, damit jeder, falls es jemals wiederkommen sollte, immun dagegen sei. Es sollte kein Massensterben mehr geben.«

Olanna antwortete, dass sie Hultin verstehe und ihn unterstützen wolle. Auch Pastor Crockett unterstützte ihn, und so berief Olanna eine Sitzung des Dorfrats ein, damit dieser entscheide, ob Hultin weitermachen dürfe.

»Wir trafen uns am frühen Nachmittag. Ich erzählte den übrigen dieselbe Geschichte wie zuvor Mrs. Olanna«, erinnerte sich Hultin. Die Gruppe erteilte ihm die Genehmigung. Und zu seiner Überraschung fragte ihn einer der Dorfräte, ob er Hilfe brauche. Bei seinem Besuch vor sechsundvierzig

Jahren hatte man ihm keine Unterstützung angeboten. Dankbar gestand Hultin, dass er jede Hilfe gebrauchen könne, und so teilte man ihm vier junge Männer zu.

Noch in derselben Stunde, am 19. August 1997, war Hultin am Grab, beseitigte das niedrige Buschwerk, das es überwucherte, und machte sich daran, das Gras zu mähen. Dann trugen die jungen Männer in kleinen Quadraten die Grasnarbe ab, die nach abgeschlossener Arbeit wieder an ihren Platz gelegt werden sollte.

Sobald der Grasteppich abgetragen war, begannen Hultin und seine Helfer zu graben, stachen ziemlich leicht durch den obersten halben Meter Erdreich, der über dem Dauerfrost lag. Sie öffneten ein Rechteck von zwei Metern Breite und neun Metern Länge. Diesmal war alles viel einfacher. »Jetzt hatten wir kräftige Muskeln, Spitzhacken und Schaufeln. Besonders Muskeln«, sagte Hultin. »Diese Männer waren daran gewöhnt, im hartgefrorenen Boden zu graben.« Sie beherrschten eine Technik, die der Arzt als »zersplittern und schaufeln, zersplittern und schaufeln« beschrieb.

Am Nachmittag des dritten Tages stieß das Team auf die erste Leiche. Sie war skelettiert – alles weiche Gewebe war verwest. Hultin zwang sich, ruhig zu bleiben. Schließlich war dies der Bereich, den er 1951 selbst aufgewühlt hatte. Es war nur natürlich, dass die Leichen, die er damals exhumiert hatte, nach sechsundvierzig Jahren verwest waren.

Die Männer arbeiteten völlig ungeschützt, aber Hultin hatte keine Bedenken. »Ich sagte mir, dass das Virus schon vor 46 Jahren tot gewesen war und jetzt erst recht tot sein musste«, erklärte er. Er trug Handschuhe, aber nur um sich die Hände nicht schmutzig zu machen, weil er immer wieder zur Kamera griff. Unbekümmert gruben er und seine Helfer sich durch Schutt und Erde und ignorierten dabei den überwältigenden Verwesungsgeruch. »Ich war überrascht, dass die jungen Männer den Gestank ertragen konnten«, sagte Hultin. »Ich als Pathologe war daran gewöhnt.« Tags darauf war das Glück ihnen hold.

Es war in den dämmrigen Nachmittagsstunden, als Hultin in über zwei Metern Tiefe den Körper einer Frau entdeckte, die ungefähr dreißig Jahre alt gewesen sein mochte. Zu beiden Seiten von ihr lagen Skelette und stark verweste Leichen; ihr Körper jedoch war weitgehend intakt, wenn auch am Verwesen, und ihre Lunge war noch immer gut erhalten und gefroren. Hultin wunderte sich. Warum sie? Warum war ausgerechnet sie der Verwesung entgangen?

»Ich setzte mich auf einen umgestülpten Eimer und sah sie mir an«, sagte Hultin. »Dann ging mir ein Licht auf. Sie war übergewichtig gewesen; eine Fettschicht hatte die Organe vor dem vorübergehenden Auftauen der gefrorenen Erde geschützt«, erklärte Hultin. »Die Körper links und rechts von ihr waren nicht übergewichtig, und sie waren verwest. Ich saß auf dem Eimer und starrte auf diese gut erhaltene Frauenleiche. Und da wusste ich plötzlich, dass sie mir helfen würde, das Geheimnis von 1918 zu lüften. Ich gab ihr den Namen Lucy. Donald Johnson war 1974 in Äthiopien gewesen und hatte ein Skelett entdeckt, das auf die Evolutionsgeschichte des Menschen neues Licht warf. Er hatte es Lucy getauft. Auch ich dachte sofort an den Namen Lucy, weil er vom lateinischen Wort *lux* für Licht stammt. Sie würde Taubenberger helfen, Licht in das Dunkel seiner Forschungen zu bringen.«

Vorsichtig entnahm er ihr beide Lungenflügel – sie waren gefroren –, legte sie auf ein Brett und schnitt sie mit seinem Skalpell in Scheiben. Diese tauchte er in ein Konservierungsmittel, das ihm Taubenberger besorgt hatte, eine Lösung, die verhinderte, dass das Virus in seine Einzelteile zerfiel. Er entnahm auch den Lungen dreier anderer Leichen in Lucys Nähe Gewebe. Diese waren jedoch schon so stark zersetzt, dass er wenig Hoffnung hatte, noch auf Fragmente des Virus zu stoßen, geschweige denn auf den intakten Erreger.

Hultin wusste, dass er die Gewebeproben kühl lagern musste, hielt es aber für pietätlos, die Proben im Schulhaus, wo er übernachtete, in den Kühlschrank zu legen. Stattdessen grub er einen Schacht, der bis hinunter in den Dauerfrostboden reichte, und benutzte ihn als Kühltruhe. Es war ein ungefähr sechzig Zentimeter tiefes Loch, über das Hultin Bretter legte. Am nächsten Tag, fünf Tage, nachdem er mit der Arbeit begonnen hatte, schütteten Hultin und seine Helfer das Grab wieder zu.

Hultin hatte beschlossen, dass er nicht nach noch mehr Körpern suchen wolle. »Wir waren auf sieben skelettierte und drei stark verweste Leichen gestoßen«, sagte er. »Darunter war zufällig der Körper einer übergewichtigen Frau, deren Fettschicht ihr Gewebe konserviert hatte. Die Wahrscheinlichkeit, dass ich noch einmal so jemanden finden würde, war sehr gering. Und ich hatte gute Proben – das konnte ich sehen – gut erhaltenes Lungengewebe. Und wenn kein Virus in den Lungen war? Dann, so Hultin, müsse er noch einmal kommen. Aber damals war er der festen Überzeugung, dass er mehr erreicht hatte, als er sich je hätte träumen lassen.

»Ich empfand es als ein enormes Glück, dass Taubenberger mit seinem Forschungsprojekt begonnen hatte und ich von diesem Dorf wusste und noch in der Lage war, allein so weit zu reisen«, sagte der Arzt.

Nachdem Hultin und die jungen Männer Erde und Gras wieder an ihren Platz geräumt hatten, wollte Hultin noch etwas erledigen. 1951 war das Grab von zwei großen Holzkreuzen gekennzeichnet gewesen, aber 1997 waren keine Kreuze mehr da, das Holz war verfault. »Als ich den Gemeinderat traf, sagte ich: ›Wenn ich Zeit habe und ihr einverstanden seid, stelle ich euch zwei neue Kreuze auf, bevor ich abreise.‹ Ich fragte, ob ich den Werkraum der Schule benutzen dürfe, und schnitzte an einem Abend beide Kreuze.«

Als er fertig war, trat er den Heimflug an. Insgesamt, die Reisekosten mit eingeschlossen, hatte er 3200 Dollar ausgegeben, plus 900 Dollar für seine vier Helfer.

Taubenberger hatte fünf Dollar für Konservierungsmittel beigesteuert, ein Gemisch aus Formaldehyd, Äthanol und Guanidin.

Inzwischen wartete Taubenberger in Washington fieberhaft auf Neuigkeiten von Hultin. Er war immer noch verblüfft, dass bislang alles wie am Schnürchen geklappt hatte.

Nacht für Nacht schickte Hultin ihm ein Fax: »Schlafe auf Matratze im Schulhaus«, »Ein Dorfbewohner hat mir für 2 Dollar Lachs verkauft, ich muss also nicht hungern«, »Habe die Genehmigung.«, »Habe Grab geöffnet. Skelette gefunden. Lucy entdeckt«.

Es ging alles so schnell. »Er hat wirklich keine Zeit vergeudet«, sagte Taubenberger. Was für ein Gegensatz zu Kirsty Duncans Team, das sechs Monate gebraucht hatte, um die erfahrensten Totengräber ausfindig zu machen und anzuheuern. Hultin, so Taubenberger, »ist einfach mit der Spitzhacke losgezogen. Er hat innerhalb von drei Tagen ein Loch in den gefrorenen Boden gegraben. Er ist schon ein Teufelskerl!«

Hultin nahm seine Proben mit nach San Francisco, in einer gut isolierten Kühltasche. Er hatte Bedenken, sie Taubenberger zu schicken. Sie waren unersetzlich. Nicht auszudenken, wenn sie unterwegs verloren gingen. Am besten, man teilte sie auf und schickte sie in vier separaten Päckchen. Gesagt getan. Ein Päckchen schickte er aus San Francisco mit Federal Express, das nächste tags darauf mit UPS. Am dritten

Tag sandte er das dritte Päckchen ab, mit dem Expressdienst der Post. Das letzte Päckchen schickte er am vierten Tag mit Federal Express, diesmal von der Ortschaft Tracy aus, durch die er zufällig fuhr, zwischen San Francisco und Stockton. Alle vier Päckchen kamen unversehrt in Taubenbergers Labor an.

Hultin hatte sein Versprechen erfüllt. Jetzt blieb nur noch, die Grippeopfer registrieren zu lassen. »Ich ließ mir die Telefonnummer der evangelischen Mission in Nome geben, auf der Sewardhalbinsel gelegen, und wies die dortige Sekretärin an, Namen und Alter der zweiundsiebzig Grippeopfer zu korrigieren beziehungsweise zu ergänzen.« Er ließ zwei Messingschilder anfertigen und befestigte sie im September 1998 am größeren der beiden Holzkreuze.

Taubenberger öffnete in der Zwischenzeit mit spitzen Fingern seine wertvollen Päckchen. Ann Reid begann mit der Laborarbeit. Nach einer Woche waren sie soweit – sie hatten den ersten handfesten Beweis, dass es Genfragmente des Virus in den Gewebeproben gab, die Hultin Lucys Lunge entnommen hatte. Wie Hultin vermutet hatte, ließen sich in dem stark verwesten Gewebe der anderen Grippeopfer keine Virusfragmente mehr nachweisen.

Taubenberger rief Hultin an, um ihm die gute Nachricht mitzuteilen und ihn zu fragen, wie er es mit der Presse halten solle. Vielleicht sollte man lieber nicht an die Öffentlichkeit gehen?

»Wir wollten ehrlich sein, behutsam mit dem Thema umgehen. Eigentlich hatten die Menschen in Brevig das Sagen, man würde ihnen die Entscheidung überlassen. Hultin sollte mit ihnen reden.« Taubenberger bat Hultin, die Dorfbewohner zu fragen, wie er sich verhalten solle. »Wir fragten sie: Was sollen wir tun? Die Presse benachrichtigen? Einen Artikel darüber schreiben?« Er ließ ihnen sagen, dass sie Gefahr liefen, falls die Presse von der Sache Wind bekam, in den Blickpunkt der Öffentlichkeit zu geraten, von Journalisten aus aller Welt belagert zu werden, die ihnen ihre Mikros vor die Nase hielten und sie mit Fragen bombardierten. »Vielleicht gefällt euch das nicht«, gab der Arzt zu bedenken.

Von September bis Januar hielten die Bewohner Brevigs Rat. Hultin erinnerte sie von Zeit zu Zeit mit einem Anruf oder per Fax, dass er ihre Antwort brauchte. In der Zwischenzeit lief Kirsty Duncans Projekt weiter.

Duncan hatte keine Ahnung, dass Hultin nach Alaska gereist war und von einem Grippeopfer gefrorenes Lungengewebe geholt hatte. Taubenberger hatte Skrupel, sie darüber zu informieren, fühlte sich zum Schweigen verpflichtet, bis sich die Bewohner des Dorfes Brevig entschieden hatten. Duncan wusste lediglich, dass Taubenberger im Besitz einer Gewebeprobe aus dem pathologischen Lagerhaus war und anfing, aus einzelnen Fragmenten ein virales Gen zusammenzusetzen. Doch mittlerweile hatten Taubenberger und Reid ein paar Daten mehr. Ihre Arbeit ging jetzt schnell voran. Sie hatten in einer zweiten Gewebeprobe aus dem Lagerhaus Spuren des Virus von 1918 gefunden, nämlich in den Lungenzellen des Gefreiten Downs. Sie hatten die Zusammensetzung des viralen Hämagglutinin-Gens in den Gewebeproben von Roscoe Vaughan, James Downs und der Inuitfrau Lucy gefunden, die Johan Hultin exhumiert hatte. Nichts davon jedoch war an die Öffentlichkeit gedrungen, weil Taubenberger sich streng an die Regeln der Wissenschaft hielt: Gib deine Ergebnisse erst preis, wenn sie von einer Zeitschrift rezensiert, angenommen und tatsächlich publiziert worden sind.

Weil Duncan also keine Ahnung hatte von Taubenbergers neuen Erkenntnissen, legte ihr Team weiterhin größten Wert auf Sicherheit. Lewin zum Beispiel entwarf einen Spezialbohrer, der sich besonders gut eignete, gefrorenen Leichen Gewebe zu entnehmen. Man würde eine Methode zum Einsatz bringen, die man entwickelt hatte, um die Jahresringe eines Baums zu prüfen. Zuerst hatte man erwogen, den Leichen gleichsam einen Bohrkern zu entnehmen, verwarf dann jedoch diese Idee, weil man befürchtete, mit dem Bohrer das Gewebe zu erhitzen und ein virushaltiges Aerosol freizusetzen. Also beschlossen sie, die Gewebeprobe mit Hilfe eines von Hand betriebenen Bohrers zu entnehmen. Sie hatten die Methode an gefrorenen Schweinen ausprobiert und dabei die Technik verfeinert.

Im Oktober 1997 machte sich Duncans Team mit Hilfe von Radargeräten an eine erste Untersuchung der Gräber in Spitzbergen. Die Radarwellen drangen in den Boden ein, bis sie auf Widerstand trafen. Die Bilder auf dem Radarschirm zeigten jedoch weder Leichen noch Särge, sondern verwiesen lediglich auf Störfelder, auf Bereiche, in denen das Erdreich aufgewühlt worden war, zum Beispiel bei einem Begräbnis oder durch Tiere. Die Kunst bestand darin, mittels einer Interpretation der Bilder zumindest annähernd die Lage der toten Bergleute zu bestimmen. Schließlich galt es herauszufinden, ob die Leichen innerhalb des Dauerfrostbereichs lagen oder in der aktiven Schicht, die je nach Jahreszeit auftaute und wieder gefror.

»Wenn sie wirklich in einer Tiefe zwischen zwei und drei Metern begraben liegen«, sagte Lewin, »kann man mit einiger Sicherheit davon ausgehen, dass sie nach wie vor gefroren sind und wir ausgezeichnete Informationen über das Virus erhalten.« Die Radarstudie sollte darüber entscheiden, ob das Team im darauffolgenden Jahr nach Spitzbergen reisen oder das Projekt aufgeben würde.

Falls die Leichen im gefrorenen Bereich lagen, würden die

Wissenschaftler sich überlegen, wie sie sich selbst und die Welt vor einer möglichen Freisetzung der gefährlichen Viren schützen konnten. Sie würden Raumanzüge tragen, sagte Lewin, und die Proben in luftdichten Behältern aufbewahren, »damit wir während der Exhumierung nicht versehentlich Keime freisetzten«.

»Das Ganze ist ausgesprochen gefährlich«, sagte Lewin. »In diesem tiefgefrorenen Zustand besteht der Hauch einer Chance, dass das Virus noch lebt und man sich damit infiziert. Deshalb müssen wir Vorkehrungen treffen, wenn wir mit den Leichen und deren Gewebeproben umgehen.«

Die Radarstudie wurde wie geplant durchgeführt. Als die Spezialisten ihre Geräte über die Gräber der norwegischen Bergleute bewegten, hätten die Bilder gezeigt, dass alles in Ordnung war, berichteten die Wissenschaftler. Man habe auf dem Bildschirm erkennen können, »dass es in etwa zwei Metern Tiefe ein Hindernis gab«, sagte Duncan. Falls es sich bei diesem Hindernis um die Körper der Bergleute handeln sollte, hieße das, dass sie innerhalb des Dauerfrostbereichs lagen.

Es waren nun schon beinahe zwei Jahre vergangen, seit Duncan die Erlaubnis erhalten hatte, die Gräber der Bergleute zu öffnen, und nach den Ergebnissen der Radarmessung sah es tatsächlich so aus, als könne die Forscherin das Projekt, das sie schon so viel Zeit, Energie und Gefühle gekostet hatte, tatsächlich realisieren. Sogar die Regierung der Vereinigten Staaten hatte ihr eine finanzielle Unterstützung in Aussicht gestellt. Bevor die Behörde jedoch Gelder zur Verfügung stellte, mussten Duncan und Dr. Robert Webster, der Grippespezialist am St. Children's Research Hospital in Memphis, einer Konferenz beiwohnen, die am 4. Dezember 1997 an den National Institutes of Health stattfand, und ein paar ungeklärte Fragen beantworten.

Taubenberger war ebenfalls gekommen, obwohl er sich am 7. September per Fax aus Duncans Team verabschiedet hatte. Er könne ihr Unternehmen nicht mehr unterstützen, hatte er erklärt, weil er von Presseseite gehört habe, dass sie für ein Interview Geld verlange – ein Vorwurf, den Duncan vehement zurückwies. Taubenberger ließ sich jedoch nicht mehr umstimmen. Angeblich ließ ihm das Gerücht keine andere Wahl, denn derartige Praktiken, so der Wissenschaftler, ließen sich mit seiner Stellung als Regierungsbeamter nicht vereinbaren.

Eine Reihe namhafter Wissenschaftler hatte sich im Konferenzsaal eingefunden – ein Virologe, ein Epidemiologe, ein Spezialist für Atemwegserkrankungen, ein Seuchenexperte. Neben Kirsty Duncan, Robert Webster und Jeffery Taubenberger nahmen teil: Dr. Robert Couch, ein Mikrobiologe und Grippeexperte am Baylor College of Medicine, Dr. Nancy Cox, Leiterin der Influenzaabteilung an der Seuchenkontrollbehörde, Dr. Donald A. Henderson, Professor an der School of Hygiene and Public Health der Johns Hopkins University, Dr. Peter B. Jahrling, wissenschaftlicher Berater des Militärischen Forschungsinstituts für ansteckende Krankheiten in Frederick, Maryland, Dr. William Jordan, Spezialist für ansteckende Krankheiten am Institut für Allergien und ansteckende Krankheiten, Dr. Edwin Kilbourne, Grippespezialist am New York Medical College, Dr. Brian Mahy, Leiter der Abteilung für Virusinfektionen an der Seuchenkontrollbehörde, Dr. John LaMontagne, Leiter der mikrobiologischen Abteilung am Institut für Allergien und ansteckende Krankheiten, Dr. Pamela McInnes, Leiterin der Abteilung für Atemwegserkrankungen am Institut für Allergien und ansteckende Krankheiten, Dr. Timothy O'Leary, Vorsitzender der zellpathologischen Abteilung des Armed Forces Institute of Pathology, Ann Reid, Taubenbergers Kollegin, und Dr.

John S. Spika, Epidemiologe am Bureau of Communicable Diseases in Ottawa.

Interessante Themen standen auf der Tagesordnung: »Sicherheitsmaßnahmen«, Robert Webster, zehn Minuten. »Wie können sich die Beteiligten vor Ansteckung schützen?«, Robert Couch, fünfzehn Minuten. Außerdem »Maßnahmen gegen eine Verbreitung des Virus außerhalb der Insel« und »Entwicklung eines Plans für den Fall einer Katastrophe«.

Im Laufe des Nachmittags konzentrierte sich die Gruppe immer mehr auf die Frage, inwiefern das Spitzbergen-Team der Wissenschaft von Nutzen sein könne. Taubenberger hatte die Frage gestellt. Mit welchem Argument wolle das Team rechtfertigen, Gräber zu öffnen, da doch Taubenberger bereits Teile des viralen Genoms sequenziert hatte? Und wie hoch schätze man eigentlich das Risiko beim Öffnen der Gräber?

Das Spitzbergen-Team hielt dagegen, dass Taubenberger nur eine einzige Gewebeprobe zur Verfügung hatte, um sich über das Virus zu informieren, nämlich diejenige des Gefreiten Vaughan, die letzten März Thema eines Aufsatzes in der Zeitschrift *Science* gewesen war.

Taubenberger war hin und her gerissen. Die Dorfbewohner Brevigs hatten sich noch nicht entschieden, an die Öffentlichkeit zu gehen. Aber dieses Team war eindeutig falsch informiert. Er beschloss daher, sein Schweigen zu brechen.

»Ich sagte, dass wir nicht eine, sondern drei Proben hätten. Die Hämagglutininfolge sei vollständig und die Sequenzen bei allen drei Proben identisch. Meine Aussage schlug ein wie eine Bombe. Keiner im Saal hatte davon gewusst. Die Experten waren der Meinung gewesen, der Artikel in *Science* sei mein einziger Trumpf. Dass ich die vollständige Hämagglutininfolge hatte, verschlug ihnen die Sprache. Alles schwieg. Ich erzählte, dass sämtliche drei Proben von Opfern der zweiten Krankheitswelle stammten. Diese wichtige Information durfte ich ihnen nicht vorenthalten«, sagte Taubenberger. Doch nach kurzem betretenen Schweigen habe die Gruppe um Kirsty Duncan ihr Gespräch wieder aufgenommen, berichtete Taubenberger, »als hätte ich kein Wort gesagt. Man überging uns ganz einfach.«

»Es war die eigenartigste Konferenz, die man sich nur vorstellen kann«, erinnerte sich Taubenberger. »Sie versuchten mich dazu zu bewegen, ihnen die Hämagglutininfolge zu verraten. Auf diese Weise wären sie imstande gewesen, einen Impfstoff herzustellen, der sie beim Öffnen der Gräber für alle Fälle vor dem Virus schützte.«

Einige schlugen vor, ein Spezialzelt der Sicherheitsstufe 4 über dem Grab zu errichten, der größtmögliche Schutz für Menschen, die mit tödlichen Erregern wie dem Ebolavirus oder dem Lassafieber umgehen.

Einer der Anwesenden, Peter Jahrling, war ein Experte für solche Vorrichtungen, denn er arbeitete in einem der wenigen Hochsicherheitslabors, die es auf der Welt gab. Jahrling sagte, er sei überrascht gewesen, als Robert Webster aus Duncans Gruppe ihm von dem Spitzbergen-Projekt erzählt habe, zumal es ihn an ein Unternehmen der Russen erinnerte – diese hätten Leichen aus dem Dauerfrostboden gegraben, um nach dem Pockenvirus zu suchen, ein Projekt, das Mitte der neunziger Jahre begonnen hatte. »Als ich dasselbe Ansinnen im Zusammenhang mit der Grippe hörte, klang es schon ein bisschen weniger verrückt. Obwohl das Influenzavirus weit weniger stabil ist als das Pockenvirus, war ich der Meinung, dass das Team durchaus Chancen auf Erfolg hatte«, meinte Jahrling.

Doch als er hörte, dass die Gruppe ein Hochsicherheitszelt über dem Grab der Bergleute in Erwägung zog, glaubte er seinen Ohren nicht zu trauen. Diese sogenannten BL4-Einrichtungen für das so genannte *biocontainment level 4* – die höchste Sicherheitsstufe überhaupt – erfordern einen gewaltigen Aufwand. »Ich klärte sie darüber auf, welcher technische Aufwand und welche Sicherheitskontrollen für eine solche Anlage erforderlich seien«, sagte er. »Ich zeigte ihnen Bilder solcher Labors. Im Freien ließ sich so etwas unmöglich verwirklichen. Welche Vorrichtungen konnte man in die gefrorene Tundra schaffen?«

Jahrling schlug vor, dass die Forscher Kapuzen tragen sollten, die ihre Atemluft filterten, Wegwerfkittel und Chirurgenhandschuhe. »Dazu noch eine Menge Bleichmittel, und man ist einigermaßen sicher«, sagte er. Aber das Team ließ nicht so leicht locker. Konnte man denn nicht mehr tun?

»Schließlich fragten sie mich, ob man nicht etwas Ähnliches wie ein BL4-Zelt errichten könne. Was für ein absurder Gedanke!«

Andererseits ging keiner der Anwesenden allen Ernstes von einem sehr hohen Ansteckungsrisiko aus. Einige Wissenschaftler glaubten sogar, es bestehe nur der milliardste Bruchteil einer Milliardstel Chance, dass die Leichen der Bergleute lebende Viren enthielten, eine Zahl, die Duncan noch immer verblüfft, weil sie sich fragt, wie jemand so präzise Berechnungen anstellen kann.

Dann zeigte Duncans Team die Radaraufnahmen von den Gräbern. Taubenberger stellte sie in Frage. Den Radaraufnahmen zufolge lägen die Leichen nicht im Dauerfrostboden, sondern ganz nahe an der Oberfläche, wo das Erdreich von Zeit zu Zeit auftaue. Worum ging es denn bei dieser Expedition? Aber Robert Webster hielt dagegen, dass nur Spezialisten diese Aufnahmen interpretieren könnten. Unglücklicherweise waren keine da. Taubenberger, bemerkte er, sei schließlich kein Experte. Nur Edwin Kilbourne, der erfahrene Grippeforscher, schloss sich Taubenbergers Einwänden an;

auch er bezweifelte, dass man in den Leichen auf Spitzbergen noch Virenfragmente finden würde, ganz zu schweigen von intakten Viren. Wie Taubenberger war auch Kilbourne von der Erkenntnis verunsichert, dass die Tundra seit 1918 immer wieder aufgetaut war, denn dies ließ die Hoffnung schwinden, noch auf genetisches Material zu stoßen. »Die Wahrscheinlichkeit, konserviertes Gewebe zu bekommen, war doch denkbar gering«, meinte Kilbourne. Er fragte, warum das Team auf einer derart komplizierten Ausrüstung beharrte, um die Leichen zu exhumieren? Wenn der Boden 1918 so weich war, dass Spitzhacken genügten, um ihn zu bearbeiten, wie konnte dann jemand annehmen, dass die Bergleute im Dauerfrostboden liegen könnten?

Wenn die Leichen der Bergleute seit 1918 mehrmals aufgetaut waren, bestand keinerlei Hoffnung, das Virus in ihnen zu finden, erklärte Kilbourne der Gruppe und erinnerte seine Kollegen an die allgegenwärtigen Bakterien, deren Enzyme für den Verwesungsprozess verantwortlich waren. Diese Enzyme zersetzen nicht nur Körperzellen, sondern auch die Viren darin, außer die Bakterien sind tiefgefroren und ihre Enzyme daher außer Gefecht gesetzt.

Je mehr Kilbourne hörte, desto besorgter wurde er, fragte sich aber, ob er vielleicht zu pessimistisch war.

»Ganz zum Schluss kam ans Licht, welchen Aufwand man bereits betrieben hatte«, erzählte Kilbourne, womit er unter anderem auf das Radargerät anspielte, verkniff sich aber seine harten Worte. »Ich dachte mir, wenn die Chance besteht, dass ihr etwas findet, dann macht ruhig weiter. Aber ich hatte nicht den Eindruck, als sei das Projekt besonders gut durchdacht.« Nachdem er wieder daheim war, schrieb Kilbourne einen langen Brief an den Organisator der Konferenz, Dr. John LaMontagne, »um ihm mein Ausscheiden aus der Gruppe mitzuteilen«.

Duncan und Webster erhielten die finanzielle Unterstützung der Regierung, einen Zuschuss von 150000 Dollar. Was Taubenberger anbelangte, so war er reichlich verärgert über die Art und Weise, wie man ihn während der Sitzung behandelt hatte. Nancy Cox und Ed Kilbourne hatten seine Neuigkeit, dass er insgesamt drei virushaltige Gewebeproben besaß, zur Kenntnis genommen. Nicht so Duncan und Webster. (Webster behauptet auch heute noch steif und fest, dass Taubenberger mit keinem Wort eine dritte Probe erwähnte.) Taubenberger begab sich wieder in sein Labor und machte sich erneut an die Arbeit. Wie lange, fragte er sich, sollte er Hultins Unternehmen noch für sich behalten?

In Hongkong hatte die Krise mit der Vogelgrippe inzwischen ihren Höhepunkt erreicht. Man stand kurz davor, sämtliche Hühner der Stadt zu töten, und Wissenschaftler wie Webster, Kilbourne und Cox erkannten wieder einmal, wie hilflos die Welt einem neuen tödlichen Grippestamm ausgeliefert war.

Im darauffolgenden Monat, bevor Duncan zu einem Treffen mit ihrem Team nach London aufbrach, beschloss Taubenberger, sie über Hultins Reise nach Alaska und über die Gewebeproben, die er geholt hatte, zu unterrichten. Duncan war verblüfft.

»Jeff rief mich am Freitag an, um drei Uhr nachmittags. Er begann die Unterhaltung mit den Worten: ›Kirsty, ich hoffe, du nimmst es mir nicht übel, aber ich muss dir etwas sagen.‹« Und er erzählte ihr von Hultins Aktion.

»Es war niederschmetternd«, sagte Duncan. Sie fühlte sich von Taubenberger hinters Licht geführt. »Ich dachte wirklich, wir wären Freunde. Ich habe so was noch nie erlebt.«

Taubenberger dagegen ist nach wie vor der festen Überzeugung, dass er die heikle Lage so offen und ehrlich meisterte wie nur irgend möglich und dass er Duncan mit seinem Geständnis eine echte Chance gegeben hatte, ihre Expedition noch einmal gründlich zu überdenken. Duncans Hauptargument zugunsten der Spitzbergen-Mission hatte sich auf den Umstand bezogen, dass Taubenbergers Virusfragmente jahrzehntelang mit Formaldehyd getränkt waren – das Virus hatte sich durch dieses lange chemische Bad womöglich verändert. Deshalb würde sie Viren aus gefrorenem Gewebe beschaffen. Nun hatte Taubenberger sie wissen lassen, dass er – dank Hultins Einsatz – nun endlich im Besitz dieses heiß begehrten Lungengewebes von 1918 war. Er bat sie, ihn mittels einer Konferenzschaltung an dem Gespräch in London teilnehmen zu lassen, damit er dem gesamten Team von Hultins Unternehmen berichten konnte. Duncan rief Taubenberger von London aus an und sagte ihm, es täte ihr Leid, aber eine Konferenzschaltung sei aus technischen Gründen nicht möglich. Sie behauptete, sie habe ihre Teamkollegen gefragt, ob sie mit Taubenberger sprechen wollten, und diese hätten verneint.

Fünf Tage vor dem Treffen in London hatten die Einwohner Brevigs beschlossen, eine Presseerklärung abzugeben. Taubenbergers Team entschied sich nun ebenfalls, an die Öffentlichkeit zu gehen. Bevor Taubenberger die Verlautbarung an die Presse schickte, informierte er Nancy Cox von der Seuchenkontrollbehörde, Ed Kilbourne und Dr. Dominick Iacuzio von den National Institutes of Health über den Inhalt dieser Pressemitteilung. Auch Duncan wusste Bescheid; Taubenberger hatte ihr die Verlautbarung per Fax zugesandt.

In der Zwischenzeit hatte Duncans Team beschlossen, die Expedition nach Spitzbergen voranzutreiben. Die erstaunliche Nachricht von Hultins Unternehmen nahm ihnen jedoch den Wind aus den Segeln.

Doch John Oxford, der Virologe vom Royal London Hospital, war alles andere als dafür, das Ganze abzubrechen. Die

Mitglieder der Expedition würden in einem anderen Teil der Welt an Gewebeproben von Grippeopfern kommen; diese Proben würden sie im Unterschied zu Hultin nicht konservieren, da sie mit frischem Lungengewebe arbeiten wollten. Außerdem würden sie auch von anderen Organen Proben entnehmen, um weitere Informationen zu sammeln.

Duncan brach am 14. August 1998 nach Spitzbergen auf. Nach fünf Jahren spannender Planung war nun endlich die Stunde der Wahrheit gekommen. Neue wissenschaftliche Erkenntnisse sind immer ein wenig Glückssache. Hultin hatte zwar Lucy entdeckt, aber ebenso gut hätte er nur noch ihre Gebeine finden können. Und Duncan konnte nur Schädel und Knochen oder aber die gut erhaltenen Leichen junger Bergleute finden. Beides war eine Frage des Schicksals.

Die Forscherin sagte sich immer wieder ihren Leitsatz vor: Wer nicht wagt, der nicht gewinnt. »Obwohl alles dafür sprach – Geschichte, Archäologie, Kirche, Technik –, dass da unten etwas war, war ich durchaus darauf gefasst, überhaupt nichts zu finden.

Bei der Planung und den Schutzmaßnahmen hatte man kein Detail außer Acht gelassen. Die Gruppe beschloss, bei jeder Phase extreme Vorsicht walten zu lassen. So würden die Forscher, wenn sie den gefrorenen Leichen Gewebe entnahmen, äußerst behutsam vorgehen, damit kein Aerosol entweichen konnte. Und sie würden spezielle Schutzkleidung tragen.

Duncan bestand darauf, dass man den Toten die nötige Ehrerbietung entgegenbrachte. Die Forscher mussten sich daher unmittelbar nach ihrer Ankunft auf der kleinen Insel auf dem Friedhof einfinden und in einer Schweigeminute der jungen Bergleute gedenken, die hier begraben lagen.

Es gab fast keinen privaten Augenblick. Duncan hatte Presseleute aus der ganzen Welt eingeladen – Dokumentarfilmer, Reporter, ein Kamerateam, das im Auftrag der Sendung Nova jede Träne, jedes andächtige Neigen des Kopfes, jeden versonnenen Blick aufzeichnete. Sie sollten während der gesamten Exhumierung auf Spitzbergen bleiben, wurden jedoch ausdrücklich gebeten, sich von den Gräbern fern zu halten. Sie würden jeden Tag dieser Expedition aufzeichnen, wobei jeder Teilnehmer eine persönliche Stellungnahme abgeben sollte.

Die Exhumierung begann mit einer sorgfältigen Vorbereitung des Bodens. Das Forscherteam errichtete einen Zaun um das Gelände, um ungestört arbeiten zu können. Als dies getan war, entfernte man vorsichtig die Kreuze von den Gräbern, wickelte sie ein und legte sie beiseite. Als Nächstes breitete man blaue Matten auf dem empfindlichen Boden aus. Schließlich schleppte man die siebzehn Tonnen Ausrüstung den Hügel hinauf. Man verknipste Unmengen von Film, um die Position eines jeden Kieselsteins, eines jeden Grabsteins zu dokumentieren, damit man, sobald die Exhumierung abgeschlossen war, das Gelände wieder in seinen ursprünglichen Zustand bringen konnte.

Die einzige Bedingung für die Exhumierung von Seiten der Ortsansässigen war, dass man keine Fahrzeuge mit Rädern oder Schienen auf das Friedhofsgelände bringen durfte. Die sechzehn Männer des Teams und Duncan begannen die Ausrüstung mit Hilfe von Seilzügen und per Hand den Berg hinaufzutransportieren. Man schaffte die Zelte auf den Friedhof, von denen das eine eine halbe Tonne, das andere eine Viertel Tonne wog. Zehn Leute brauchten ganze fünf Stunden dazu. Auch die Grabwerkzeuge musste man auf den Friedhof schleppen, was beinahe vier Stunden in Anspruch nahm. Dann wurde ein großes hellblaues Zelt über den

Friedhof gebreitet, das tags darauf aufgestellt werden sollte und in dem sich sogar eine chemische Dekontaminierungsdusche befand. Die Forscher packten ihre medizinische Ausrüstung aus und stellten einen mit Propangas betriebenen Generator auf. Das Obduktionsteam probte das An- und Ausziehen der Schutzkleidung – Raumanzüge mit Sauerstoffvorrat, reißfeste Handschuhe, Ärmelschoner, Schürzen, Knieschoner, Thermalstrümpfe und Stiefel.

Am vierten Tag arbeitete das Team bei eiskaltem Regen, baute überdachte Zugänge zum Gelände. Die Männer steckten einen Bereich ab, in dem sie die Rasenstücke und die Randsteine lagern würden, die sie entfernen mussten, und schafften Holz und Werkzeug in ihren Arbeitsbereich. Am späten Nachmittag hielt der evangelische Pastor Jan Hoifodt auf dem Friedhof eine Andacht ab. Dann begann das Öffnen der Gräber. Man entfernte vorsichtig die Grasnarbe von den Gräbern und breitete sie fein säuberlich, sodass sie später ohne weiteres wieder an ihren ursprünglichen Standort gelegt werden konnte, auf den dafür vorgesehenen Bereich.

Der nächste Tag war ein Sonntag, und viele Gruppenmitglieder gingen am Morgen in die Kirche; die Arbeit begann erst am Nachmittag. Während es unablässig regnete, trugen Teammitglieder eine Kühltruhe den Hügel hinauf und stellten sie unter dem Zelt auf. Sie legten elektrische Leitungen und wurden beinahe mit dem Bau des Geländes fertig, auf dem sie das Erdreich lagern wollten, das sie aus den Gräbern schaufeln würden.

Tags darauf fand das Team die Särge.

Es ging alles sehr schnell. Statt tief hinuntergraben zu müssen, stieß man unmittelbar unter der Erdoberfläche, in der sogenannten aktiven Schicht, auf die Holzkisten. Jeder war verblüfft, und um Duncan scharte sich ein Schwarm Reporter. Was hatte das zu bedeuten? War das Unternehmen eine Katastrophe? War alles nur ein witzloses Medienspektakel? Wie war das möglich? Das Radargerät hatte doch angezeigt, dass die Särge weit unterhalb der aktiven Schicht lagen; so war man davon ausgegangen, dass das Team gut erhaltene gefrorene Leichen finden würde! Hatte Lewin nicht ein Jahr zuvor selbst gesagt, dass die Leichen, sollten sie in der aktiven Schicht liegen, höchstwahrscheinlich schon stark verwest waren?

Duncan ließ sich in ihrer Presseerklärung nicht die leiseste Spur von Verzweiflung anmerken. »Wir sind alle mächtig gespannt, wie es in den Särgen aussieht«, sagte sie. In einem Interview sieben Monate später weigerte sie sich nochmals kategorisch, die Mission als gescheitert zu betrachten. »Es hätte ja auch gut sein können, dass wir überhaupt nichts finden«, sagte sie.

Bestürmt von einer beharrlichen Journalistenschar und zehn Dokumentarfilmern, bezog Duncan in Presseverlautbarungen und endlosen Telefoninterviews Stellung. Jeden Morgen stand sie um Viertel vor sieben auf und schrieb eine Mitteilung für die Pressekonferenz um neun Uhr morgens. Nachdem sie den ganzen Tag am Ausgrabungsort gearbeitet hatte, fand sie bei ihrer Rückkehr einen Stapel rosafarbener Zettel vor, Nachrichten von Journalisten. Von ihrem Zimmer aus telefonierte sie schließlich mit der Presse und legte danach den Hörer neben die Gabel, weil sonst die ganze Nacht über das Telefon geklingelt hätte.

Sie machte ihren privaten Frieden mit den Bergleuten, indem sie ins Zelt ging, nachdem man die Särge geöffnet hatte. Eigentlich hätte sie nicht dabei sein sollen, wenn ein Pathologe und zwei Assistenten sich an den Leichen zu schaffen machten, um Gewebeproben zu entnehmen, da man das Risiko, ein tödliches Virus freizusetzen, möglichst gering halten wollte. Die Forscher sollten ursprünglich, um sich zu schützen, ein noch nicht freigegebenes Antivirenmedikament einnehmen, einen Neuraminidasehemmstoff, den die Firma Hoffmann-LaRoche hergestellt hatte. Aber nun, da die Särge so nah unter der Oberfläche lagen, war das Risiko, auf intakte Viren zu stoßen, gleich null, deshalb brauchte man sich auch nicht mehr zu schützen. »Ich musste einfach dabei sein«, sagte sie. Im Zelt war es still.

Der Pathologe habe den Leichen Gewebeproben entnommen, erzählte Duncan, weigerte sich aber, diese zu beschreiben. »Ich darf diese Information nicht an Sie weitergeben«, meinte sie. »Die Angehörigen der Opfer haben Vertrauen zu mir. Wenn man meine Großeltern exhumiert hätte, hätte ich auch nicht gewollt, dass jeder erfährt, in welchem Zustand ihre Leichen waren.« Im März 1999 sagte sie, die Laboranalyse der Gewebeproben hätte erst vor kurzem begonnen, deshalb könne sie noch nicht sagen, ob das Virus nachgewiesen worden sei. Aber sie sei stolz auf ihre Expedition, weil sie gezeigt habe, dass man ein solches Unternehmen auch unter sicheren Bedingungen und auf ethisch vertretbare Weise betreiben könne.

Ja, sagte Duncan, das Ganze habe eine halbe Million Dollar gekostet, wovon ein Großteil Spendengelder waren. Aber, betonte sie, »Sicherheit hat nun mal ihren Preis«.

Lewin ist einer der wenigen, die nach wie vor der Überzeugung sind, dass das Projekt ein Erfolg gewesen sei.

»Wir wussten, dass uns nicht viel Zeit bleiben würde«, sagte er. »Und dann klappte alles wie am Schnürchen, einfach toll, ein Vorbild für künftige Unternehmen dieser Art.« Besonders stolz ist er auf die Rücksicht, die das Team an den Tag legte. »Wir trafen Vorkehrungen, für die uns die einheimische Bevölkerung sehr dankbar war«, sagte Lewin. »Wir haben nicht nur auf das Gelände geachtet, sondern zudem dafür gesorgt, dass für die Bevölkerung keinerlei Gefahr bestand. Wir wussten ja nicht, worauf wir stoßen würden. Ich fand das alles sehr spannend.«

Nur was hat das Team eigentlich genau gefunden? Das Problem, so Lewin, sei der überaus warme Sommer gewesen, der wärmste seit langem. Das gesamte Gebiet sei aufgetaut. Die Särge mitsamt den Leichen seien aus dem Dauerfrostbereich gedrückt worden. »Sie waren schon mächtig verfault.«

Trotzdem entnahm man den Leichen Gewebeproben. »Über hundert, das ist eine Menge. Das Ganze wird gerade analysiert; eine sehr schwierige Prozedur.« Auf die Frage, welche Proben man mitgenommen habe, erwiderte Lewin, dass die meisten vom Hirngewebe stammten, dass jedoch auch Muskel- und Lungengewebe darunter sei.

»Dieses Material war nicht wie bei einer frischen Leiche im Leichenschauhaus«, erklärte Lewin. Die Leichen, fügte er hinzu, »waren nicht ununterbrochen gefroren. Die letzten zwei oder drei Jahre waren sie über einen Zeitraum von mindestens sechs Monaten immer wieder aufgetaut.«

Ob Grippeviren im Gewebe vorhanden waren, wollte Lewin nicht sagen. »Wir haben beschlossen, so lange keine Stellungnahme darüber abzugeben, bis wir etwas Definitives zu berichten haben.« Das Team ist außerdem nicht bereit, seine Gewebeproben mit anderen Wissenschaftlern zu teilen. »Wir wollen kein Gewebe aus der Hand geben, solange wir nicht ganz sicher sein können, dass keine Infektionsgefahr mehr besteht«, sagte er.

John Oxford bewertet das Erreichte etwas anders.

»Wir waren ziemlich enttäuscht, das muss man einfach sagen. Besonders die Virologen. Ich hatte mir vorgestellt, auf sieben ausgezeichnet erhaltene junge Bergleute zu stoßen.

Stattdessen fanden wir sieben Gerippe mit Gewebefetzen. Am Ende hatten wir nichts weiter als ein paar biologische Proben«, die man an ein britisches Regierungslabor schickte, das mit Hochsicherheitsvorrichtungen ausgestattet ist, um tödliche Viren wie Ebola zu studieren.

Aber Oxford hat nicht viel Hoffnung.

»Die Hirnproben sind noch am besten erhalten. Und wenn man bedenkt, dass gar nicht sicher ist, ob das Gehirn überhaupt etwas mit der Grippe zu schaffen hatte, dann ist die Hoffnung, Virusinformationen aus sechs Gehirnen zu erhalten, ganz schön weit hergeholt.«

Duncan jedoch wollte noch nicht aufgeben. »In der Wissenschaft dreht sich alles um Versuch und Irrtum«, sagte sie. »Manchmal erhält man eine Antwort, manchmal auch nicht. Und im Augenblick wissen wir noch gar nichts.«

Den Umgang mit Wissenschaftlern und Beamten empfindet die junge Frau allerdings als enttäuschende Erfahrung.

»Jeder von denen verfolgte sein eigenes Ziel«, sagte Duncan. »Die meisten Mitglieder des Teams waren Grippespezialisten und hatten eine Menge zu gewinnen oder zu verlieren. Ich suchte lediglich nach einer Antwort, und ich spielte mit hohem Einsatz«.

10
Rätsel und Theorien

An der Schwelle zum neuen Jahrtausend hatten die Wissenschaftler zwei ungelöste Rätsel und eine Hand voll Theorien über die Grippe von 1918.

Das erste Rätsel war: Woher kam diese Grippe? Sie schien aus dem Nichts gekommen zu sein und hatte Menschen auf der ganzen Welt getötet. Es gab keine eindeutige Quelle für den tödlichen Virenstamm, und die Geschichten und Mythen, die sich um die Herkunft der Grippe rankten, kamen den meisten Experten ziemlich weit hergeholt vor. Die am weitesten verbreitete Theorie, in Umlauf gebracht durch den Dokumentarfilm *Influenza 1918*, lautete, dass die Grippe in Fort Riley in Kansas ausgebrochen sei, wo man Soldaten in der Nähe von Schweinen untergebracht habe. Es sei das Verbrennen des Schweinemists gewesen, hieß es, die gewaltigen schwarzen Rauchschwaden, die die Grippe ausgelöst hätten.

Grippeexperten schütteln nur verächtlich den Kopf. »Die Behauptung, der Mist sei schuld, ist Mist«, sagte Jeffery Taubenberger.

Das Grippevirus konnte sich nicht auf diesem Weg verbreitet haben. Es sei ein empfindliches Virus, behaupten Grippeexperten, das außerhalb des Körpers nicht lange überleben könne. Es gebe keinen Grund zur Annahme, dass Schweine die Krankheit auf Menschen übertragen hätten – mindestens so wahrscheinlich sei da die Behauptung, dass Menschen Schweine angesteckt hätten. Und alle Indizien sprächen dafür, dass der tödliche Virusstamm ebenso gut aus Europa nach Amerika gelangt sein könne.

Wie ist das Rätsel dann zu lösen?

Es war spät im August 1998, und John Oxford, ein Mitglied in Kirsty Duncans Team, war auf Spitzbergen angelangt, um der Exhumierung der Bergleute beizuwohnen. Er war mehr passiver denn aktiver Teilnehmer, hatte auf dem Friedhof nicht viel zu tun. Er sprach mit unzähligen Reportern der allgegenwärtigen Fernsehteams, mit Rundfunk- und Presseleuten aus aller Herren Länder, die in Scharen auf der einsamen norwegischen Insel eingefallen waren. Doch irgendwann zog er sich aus der Menge zurück, um nachzudenken über diese Expedition, die ein Versuch war, der Grippe von 1918 auf die Spur zu kommen.

Die Geschichte der unglücklichen jungen Männer, die gestorben waren, noch ehe sie Gelegenheit hatten, ihre Arbeit im Bergwerk zu beginnen, ging Oxford nicht mehr aus dem Kopf. Er hatte das Bild deutlich vor Augen, wie die sieben Männer, bereits fiebernd, vom Schiff wankten, das sie aus Norwegen in die nasskalte Dunkelheit Spitzbergens gebracht hatte. Er hörte ihren keuchenden Atem, als ihre Lungen sich langsam mit Flüssigkeit füllten. Und er stellte sich vor, wie sie qualvoll zugrunde gingen und feierlich in der gefrorenen Erde des einsam gelegenen Friedhofs beigesetzt wurden.

Oxford, ein Mann mit feinen Zügen und einem gewissen Hang zur Schwermut, wurde diese Gedanken nicht mehr los. Was würde geschehen, wenn das Grippevirus zurückkam? Woher sollte man wissen, dass es wieder da war, dass es sich in aller Heimlichkeit in eine europäische Kleinstadt oder geschäftige chinesische Großstadt eingeschlichen hatte, mit einem Reisenden ein Flugzeug bestieg, der nieste, hustete und es auf andere Passagiere übertrug? Wie sollte man es rechtzeitig finden und aufhalten?

Oxford erinnerte sich an den Alarm in Hongkong im vergangenen Winter, als das gefährliche Vogelgrippevirus ausgebrochen war. Ihn schauderte bei dem Gedanken, wie knapp die Welt einer weiteren schrecklichen Pandemie entgangen war. Trotz aller Fortschritte in der Molekularbiologie und der Genetik in den Jahren seit 1918 schien die Welt noch immer auf Gedeih und Verderb einer grausamen genetischen Laune ausgeliefert zu sein, die eine gewöhnliche Grippe in einen bösartigen Killer verwandeln konnte.

Als auf Spitzbergen ein kalter Regen fiel, blieb Oxford in seiner Unterkunft, stärkte sich mit heißem Tee, las Bücher über das Jahr 1918 und dachte über Grippeepidemien und ihre Opfer nach.

Als sich langsam nicht mehr leugnen ließ, dass Duncans Unternehmen gescheitert war, erkannte Oxford, dass die einzige Hoffnung, das Virus von 1918 doch noch zu finden, bei Jeffery Taubenberger lag. Während er noch über den unglücklichen Zufall nachsann, durch den die Leichen der norwegischen Bergleute so nah an die Oberfläche gepresst worden waren, ging ihm mit einem Mal ein Licht auf.

»Da waren all diese jungen Menschen auf verschiedenen Kontinenten, die an derselben Krankheit litten, derselben Virusinfektion«, erkannte Oxford. Wie sollte dieses Virus, das außerhalb des menschlichen Körpers höchstens ein paar Stunden überleben konnte und sich über direkten Kontakt, durch Speichel- oder Sekrettröpfchen, auf die Atemwege übertrug, buchstäblich an einem Tag Menschen auf der ganzen Welt infizieren? Vielleicht, dachte sich Oxford, war das Virus ja schon vorher da, schwelte überall auf der Welt in Dörfern und Städten. Vielleicht war das Influenzavirus von 1918 schon vor 1918 entstanden. Das Problem glich der Frage nach dem Huhn und dem Ei. Das Virus musste irgendwoher gekommen, irgendwann entstanden sein. Wenn nicht 1918, wann dann?

Oxford ist ein traditioneller Virologe, der sein gesamtes Berufsleben damit zubrachte, die Grippe von 1918 zu begreifen. Er hatte sich einen Namen gemacht, war gleichsam das britische Pendant zu Jeffery Taubenberger und Johan Hultin, weltweit zwei der wenigen Virologen, die ernsthaft nach Lungengewebe von Opfern der Grippe von 1918 gesucht hatten. Doch im Unterschied zu Taubenberger und Hultin hatte Oxford schon immer Virologie betrieben und kannte die Grippe von 1918 seit seinen frühesten Jahren als Wissenschaftler.

Das Jahr 1918 hat für Oxford einen ganz besonderen Klang. Er wurde viel später geboren – 1942 –, aber sein Vater hatte im Ersten Weltkrieg bei der Luftwaffe gedient und war 1918 in Frankreich gewesen. Fast in jedem Jahr hatte er seinen Sohn zu einer Gedenkfeier mitgenommen, die am elften November um elf Uhr nachts das Ende des Kriegs und den erlösenden Frieden feierte.

»Das Jahr 1918 war ein ganz besonderes Jahr«, sagte Oxford. Und das lag nicht zuletzt an der Grippe, dieser Krankheit, die, wie er immer sagte, »aus der Asche des Kriegs« entstanden war.

Sämtliche Virologen seiner Generation wüssten über die Grippe von 1918 Bescheid, sagte Oxford. »Immerhin hatte es noch nie zuvor eine Seuche gegeben, die so weit verbreitet war, weiter noch als der gefürchtete Schwarze Tod.« Er schätzt die Anzahl der Toten weltweit auf etwa hundert Millionen, das sind weit mehr als die üblicherweise geschätzten zwanzig bis vierzig Millionen. Schließlich seien allein in Indien zwanzig Millionen Menschen gestorben, weshalb man unmöglich von zwanzig bis vierzig Millionen Toten weltweit sprechen könne. Bei so vielen Opfern musste die Grippeepidemie tiefe Wunden im Leben gewöhnlicher Menschen hinterlassen haben, wenn diese auch selten zur Sprache kamen.

»Eine Person stirbt, und das Ereignis schlägt Wellen bis in die nächste Generation. Multipliziert man dies mit hundert Millionen, sieht man allmählich die Auswirkungen der Grippe«, sagte Oxford. Er musste herausfinden, woher dieses Virus gekommen war und wie man es aufhalten konnte, falls es jemals wiederkam. Er hatte einen Großteil seines Lebens der Grippevirologie gewidmet, hatte nur einen einzigen, am Ende vergeblichen Abstecher in ein anderes Gebiet unternommen.

Oxford hatte seine virologische Ausbildung an der Universität Sheffield begonnen, unter der Anweisung von Sir Charles Stuart-Harris, Mitglied des Forscherteams, das 1933 in London das erste menschliche Influenzavirus isoliert hatte. Stuart-Harris hatte täglich die Frettchen untersuchen müssen, nachdem das britische Team entdeckt hatte, dass die bissigen Tiere fast als einzige für menschliche Influenzaviren empfänglich waren und sämtliche Symptome zeigten, die auch uns Menschen quälen: Fieber, Schnupfen, Muskelschmerzen, allgemeines Krankheitsgefühl.

Oxford hatte davon gewusst, aber weil er noch sehr jung gewesen war, war er nicht auf die Idee gekommen, seinen Chef über seine damalige Erfahrung zu befragen. Jetzt ist es zu spät. Stuart-Harris starb 1997. »Ich hätte eine Million Fragen an ihn, aber er ist fort«, sagte Oxford.

Stattdessen konzentrierte sich Oxford, während er mit Stuart-Harris zusammenarbeitete, auf die Grippeepidemie von 1968. Er war Mitglied eines Teams, das Impfstoffe und Medikamente entwickeln sollte, um zu verhindern, dass sich die Krankheit auf die gesamte Weltbevölkerung ausbreitete.

»Es war eine Feuerübung«, sagte Oxford. Diese Grippeepidemie war natürlich irgendwann zu Ende, und nach einer Flaute erschien das HI-Virus und drängte das Influenzaproblem in den Hintergrund.

»Die Influenza wirkte immer weniger aufregend«, sagte Oxford.

Das Influenzavirus hatte man ja bereits 1933 entdeckt, dank Professor Wilson Smith, Sir Christopher H. Andrewes und Sir P. P. Laidlaw, die Frettchen mit der menschlichen Grippe infizierten. Und die Gene der menschlichen Grippe kannte man seit 1968. Influenza hatte ihren Schrecken verloren. Von nun an gab es immer weniger Epidemien.

»Viele Influenza-Experten – auch ich – wandten sich dem HI-Virus zu«, bemerkte Oxford, einem völlig neuen, unberechenbaren Virustyp, von dem keiner der Wissenschaftler ahnen konnte, wie er sich entwickeln würde. Als junge Männer krank wurden und entsetzliche Qualen durchlitten, bevor sie starben, bestand für die Forscher eine wissenschaftliche wie moralische Verpflichtung, das Virus zu erforschen und einen Weg zu finden, ihm Einhalt zu gebieten. Als das Virus in Afrika ganze Völker dezimierte und in Europa und Amerika eine Generation auszulöschen drohte, betrachteten immer mehr Ärzte und Virologen die Erforschung des HI-Virus als eine private Herausforderung. Sie beantragten Forschungsgelder, die plötzlich im Überfluss vorhanden waren, stellten ihre Laboratorien ganz auf die Erforschung des Virus um und schrieben es sich auf die Fahnen, dem grausamen Killer Einhalt zu gebieten.

John Oxford war einer dieser vielen Abtrünnigen, die voller Zuversicht glaubten, dass sie mit Hilfe der neuesten molekularbiologischen Erkenntnisse und Möglichkeiten schon bald imstande sein würden, Medikamente und Impfstoffe gegen HIV zu entwickeln und damit Millionen von Menschen das Leben zu retten.

»Virologen sind immer ganz wild auf ein neues Virus«, bemerkte Oxford. »Und die Influenzaspezialisten haben sich wohl gedacht, ›Hier ist eins, das schaffen wir. Ein Kinderspiel.‹« Da haben sie sich gehörig verrechnet.

Oxford wandte sich allmählich wieder der Grippe von 1918 zu, obwohl er wusste, dass er allein sein würde auf weiter Flur und keinerlei Hilfe erhalten würde. Die anderen Virologen arbeiteten entweder am HIV oder an den »Krankenhausviren«, wie Oxford sie nennt, weil betroffene Personen nur stationär behandelt werden können, zum Beispiel bei Herpes oder Hepatitis. »Die gewöhnliche Wald- und Wieseninfluenza«, versicherte Oxford, »ist kein Krankenhausvirus.«

Interessant wäre herauszufinden, überlegte sich der Wissenschaftler, wie sich eine gewöhnliche Influenza in ein Krankenhausvirus verwandeln konnte. Um diese Frage zu klären, galt es das Virus von 1918 unter die Lupe zu nehmen. Eines Tages erwähnte Oxfords Kollege, Dr. Rodney Daniels, das pathologische Lager des Royal London Hospital, an dem sie beide arbeiteten. In all den Jahren hatte sich kein Mensch dafür interessiert. Tief unten, im Keller des Pathologiegebäudes, befand sich eine riesige Sammlung klinischer Gewebeproben, die bis auf das Jahr 1900 zurückreichten. Daniels sagte zu Oxford: »Warum wirfst du nicht mal einen Blick auf diese alten Proben? Vielleicht ist ja ein interessanter Grippefall dabei. Es liegt doch direkt vor deiner Nase, das solltest du dir nicht entgehen lassen.«

Das Lager ist ein schwüler, finsterer Raum mit verschiebbaren Regalen, auf denen gewöhnliche Holzkisten stehen. In diesen Kisten befinden sich Hunderttausende numerierter Kartons, die Gewebeproben von Patienten enthalten, die stationär behandelt wurden. Auch Proben von Personen sind darunter, die 1918 starben, also ein bescheidenes britisches Äquivalent zu Taubenbergers riesigem pathologischen Lager. Ohne etwas von Taubenbergers Arbeit zu ahnen, verfolgte Oxford ein ähnliches Ziel.[1]

Die Proben von 1918 waren von Dr. H. M. Turnbull aufbewahrt worden, der während des Ersten Weltkriegs im Krankenhaus gearbeitet hatte und hilflos mit ansehen musste, wie junge Soldaten krank wurden und der Grippe erlagen. Ohne zu ahnen, weshalb die Krankheit so tödlich war, nahm er bei der Obduktion aus den Lungen und Gehirnen der Soldaten so viele Proben wie er nur konnte, und konservierte sie in Wachs.

Oxford suchte also nach Gewebe von Grippeopfern.

»Da waren mächtig dicke Bände aus dem Jahr 1918, welche die Obduktionsnummern enthielten«, erzählte er, die sämtliche Patienten identifizierten, deren Gewebe konserviert worden war. Jeder Obduktionsnummer folgte ein ausführliches pathologisches Gutachten.

»Es enthielt Angaben über den exakten Zeitpunkt seines Todes, über Beruf und Alter und über die Todesursache. Der Pathologe nahm die lebenswichtigen Organe heraus, zerteilte sie und betrachtete sie unter dem Mikroskop. Dann erst stellte er seine Diagnose, die er mit mikroskopisch kleiner Handschrift in ein Buch eintrug«, erklärte Oxford. Das Verfahren war ziemlich beschwerlich. »Man brauchte kein Genie zu sein, um zu erkennen, dass eine Menge junger Leute an

Lungenentzündung starben. Ich musste sämtliche Obduktionsberichte durchgehen und alle Personen herauspicken, die an Lungenentzündung gestorben waren, mir die entsprechenden Obduktionsnummern notieren, flugs in den Keller hinuntersteigen«, sagte Oxford, »und die entsprechenden Proben hervorkramen.«

In den vergangenen Jahren hat Oxford ein paar Studenten eingestellt, die ihre vorlesungsfreie Zeit damit verbringen, im Krankenhauskeller herumzustöbern und nach Gewebeproben von Opfern der Grippe von 1918 zu suchen. Taubenberger dagegen brauchte hierfür nur seinen Computer zu konsultieren und eine Bestellung einzureichen. Bereits nach wenigen Tagen hatte er die Probe auf seinem Schreibtisch stehen. Oxfords Assistenten dagegen mussten alte Bücher wälzen, sich sodann in den Keller des Krankenhauses begeben, um dort nach langwieriger, beschwerlicher Suche endlich die entsprechende Schachtel zu finden, die mit etwas Glück die gewünschte Probe enthielt. Eine sorgfältige Prüfung der Aufschrift sagte ihnen schließlich, ob sie einen Treffer gelandet hatten.

Oxford fand acht Gewebeproben von Patienten, die 1918 an der Grippe gestorben waren. Er hatte keine Ahnung, dass Taubenberger dasselbe Ziel verfolgte. Allerdings schienen Oxfords Proben keine viralen Fragmente mehr zu enthalten.

Diese Arbeit mit den Gewebeproben aus dem Keller seines Krankenhauses machten Oxford zu einem der wenigen Experten – oder Möchtegernexperten – der Grippe von 1918. Duncan erfuhr von Oxfords Forschung und nahm ein Jahr, bevor ihr Team nach Spitzbergen reiste, Kontakt mit ihm auf. Der Wissenschaftler lud die junge Frau zu sich nach London ein, um sich ausführlich mit ihr über ihr Projekt zu unterhalten. Die beiden hätten sich vom ersten Augenblick an verstanden, so Oxford, und er habe mit Begeisterung an der

Expedition teilgenommen. Er stimmte auch mit ihr überein, was das Thema Sicherheit anbelangte.

»Natürlich war auch ich der Meinung, dass Vorsicht geboten war, falls diese sieben Körper noch gut erhalten waren. Immerhin hat dieses Virus 100 Millionen Menschen umgebracht, da wollten wir natürlich nicht dafür verantwortlich sein, dass es zurückkam«, sagte er. »Wir machten also eine sorgfältige Sicherheitsanalyse. Obwohl wir es für ziemlich unwahrscheinlich hielten, dass sich irgendjemand anstecken könnte – wie sollte man sich an einer tiefgefrorenen Leiche infizieren? –, hielten wir es aus wissenschaftlicher Sicht für unerlässlich, alle nur erdenklichen Vorsichtsmaßnahmen zu treffen.«

Aufgrund dieser Vorsichtsmaßnahmen ging die Exhumierung, nachdem die Gruppe endlich auf Spitzbergen angekommen war, nur sehr langsam und mühsam voran, sodass Oxford eine Menge Zeit hatte, Tee zu schlürfen und nachzudenken. Und während die Gräber geöffnet wurden und er in der Hütte saß, kam ihm plötzlich der Gedanke, dass die bösartige Grippe – die berüchtigte Spanish Lady – womöglich schon vor 1918 ihre Keime auf der ganzen Welt verteilt hatte. Um diesen Gedanken weiterzuverfolgen, musste er als Erstes in der medizinischen Fachliteratur nach irgendeinem Hinweis suchen, der seine Annahme bestätigte. Sollte er Recht behalten, würde er in den Lungengewebeproben von Personen nach dem Virus suchen, die vor 1918 an einer Grippe gestorben waren. »Ich spreche daher nicht von der Spanischen Grippe von 1918«, sagte Oxford, »sondern von der Grippe von 1916 oder 1917.«

Oxford reiste nach Hause und eilte in die Bibliothek, um nach alten Veröffentlichungen zu suchen, die Fallstudien von Leuten schilderten, die vor 1918 an einem Virus erkrankt waren, das demjenigen von 1918 glich. Er brauchte nicht lange zu suchen. 1916 und 1917 hatten Ärzte bei Soldaten in einem britischen Camp eine Krankheit diagnostiziert, die so etwas wie eine tödliche Atemwegserkrankung zu sein schien. Das Lager hieß Aldershot Barracks und war etwas außerhalb von London gelegen. Ähnliche Fälle gab es auch in britischen Armeelagern in Frankreich. Die Krankheit wurde Katarrh genannt, nicht Influenza, aber ihre Symptome hatten eine unheimliche Ähnlichkeit mit denen der Grippe von 1918. Die Betroffenen hatten eine Zyanose entwickelt – bläulich angelaufene Ohren und Lippen aufgrund des Sauerstoffmangels –, und viele von ihnen waren gestorben. Oxford weist darauf hin, dass 1918 Krankenschwestern und Ärzte bei Grippepatienten, die eingeliefert wurden, anhand der Zyanose sofort erkennen konnten, ob diese sterben würden.

Am 14. Juli 1917 erschien ein Artikel im *British Medical Journal.* »Eitrige Bronchitis«, lautete sein Titel, und darunter stand, »Eine Fallstudie in einem französischen Stützpunkt der britischen Armee«. Die Autoren, Stabsärzte im Britischen Heer, berichteten von einer Krankheit, deren »Symptome von klinischem und pathologischem Interesse« seien.

Die Krankheit tauchte zum ersten Mal im Dezember 1916 im Lager auf; einen Monat später hatte sie sich zu einer »kleinen Epidemie« ausgeweitet, wie es hieß. Ihre Symptome waren Oxford auf unheimliche Weise vertraut – die britischen Ärzte hätten auch die Grippe von 1918 beschreiben können: Einige Patienten werden mit einer Temperatur von ungefähr 39,5 Grad Celsius ins Lazarett gebracht; sie husten blutigen Schleim. Der Puls dieser Patienten ist beschleunigt, sie zeigen schon bald Anzeichen einer Zyanose, ersticken, wenn ihre Lungen sich mit Flüssigkeit füllen. Andere erkranken weniger schwer und erholen sich wieder, aber erst nach einigen Wochen auszehrenden Fiebers.

Weniger wissenschaftlich, aber dafür sehr bewegend sind

die persönlichen Geschichten, die Oxford zu sammeln begann. Eine Frau zum Beispiel erzählte ihm, dass ihr Vater in Toronto gewesen sei, als der Erste Weltkrieg ausgebrochen war, sich aber freiwillig gemeldet habe und 1915 nach England kam. Ihr Vater habe ihr immer wieder von einer beängstigenden Krankheit in den Armeelagern erzählt. Eine Menge Soldaten, sagte er, holten sich die Grippe, und viele von ihnen starben. Doch da man ihnen während des Krieges Schweigen geboten hatte, ließen die Soldaten keine Nachrichten über Krankheit und Tod nach außen dringen.

Je mehr Oxford darüber nachdachte, desto logischer erschien ihm ein früheres Ausbruchsdatum für die Grippe von 1918. Die Theorie passte gut zu einem weiteren medizinischen Geheimnis, einer erschreckenden Hirnerkrankung, die zwischen 1916 und 1926 in Europa und Nordamerika aufgetaucht war. Diese Krankheit, eine Art Schlafkrankheit, bekannt als *Encephalitis lethargica*, tötete rund fünf Millionen Menschen, bevor sie genauso plötzlich verschwand, wie sie gekommen war. Einige Leute behaupteten, sie sei eine Folge der Grippe, doch wenn dem so war, wie konnte sie dann vor der Grippeepidemie beginnen? Dies wäre nur denkbar, wenn die Grippe schon vor 1918 begonnen hätte.

Die Schlafkrankheit wurde als Erstes von einem Wiener Arzt beschrieben, Baron Constantin von Economo, in einem 1917 erschienenen Artikel. »Seit Weihnachten«, schrieb von Economo, »konnten wir in der psychiatrischen Klinik eine Reihe von Fällen beobachten, welche sich in keine unserer üblichen Diagnosen fügen. Dennoch weist die neue Krankheit gewisse Ähnlichkeiten mit bereits bekannten Leiden auf, was ihren abrupten Ausbruch und gewisse Symptome anbelangt, die uns zwingen, sie in ein klinisches Bild einzuordnen. Wir haben es hier gleichsam mit einer Schlafkrankheit mit ungewöhnlich langem Verlauf zu tun.«[2]

Die Betroffenen schliefen rund um die Uhr, und obwohl man sie aufrütteln konnte, obwohl sie Fragen beantworteten und Befehlen gehorchten, vermittelten sie den Eindruck von Schlafwandlern.

»Überlässt man sie sich selbst, fallen sie sofort wieder in ihren Dämmerzustand zurück«, schrieb Economo über diese Patienten. Einige starben bereits nach wenigen Wochen, bei anderen dauerte es mehrere Monate, bis sie in Tiefschlaf und schließlich ins Koma fielen. Patienten mit diesem längeren Krankheitsverlauf überlebten zuweilen, erholten sich aber nie mehr vollständig. Wenn die Krisis vorüber war und sie nicht mehr krank waren, saßen sie regungslos da, waren sich ihrer Umgebung zwar bewusst, blieben aber völlig apathisch und teilnahmslos, wie erloschene Vulkane, so von Economo. Viele entwickelten eine Form der Parkinsonschen Krankheit, eine neurologische Störung, die auftritt, wenn ein Teil des Gehirns, der für die Motorik zuständig ist, beschädigt wird. Sie saßen da wie eingefroren, waren zu keiner Bewegung oder Reaktion fähig, während ihre Gedanken und Gefühle unergründlich hinter maskenartigen Gesichtern verborgen blieben.

Als von Economo Nachforschungen anstellte, was die Krankheit verursachte, suchte er nach Mikroorganismen in den Gehirnen toter Patienten. So fand er heraus, dass die Gehirne ein Virus enthielten, das auf Affen übertragbar war. Aber er war außerstande, das Virus zu isolieren und zu bestimmen.

Von Economo beobachtete, dass einige der Betroffenen, bei weitem nicht alle, ganz zu Anfang an einer Atemwegserkrankung litten. Er hob besonders hervor, dass er die neue Krankheit nicht für eine Folge der Grippe hielt, die in Europa um sich griff. Andere medizinische Forscher behaupteten in den darauffolgenden Jahren jedoch ausdrücklich, dass die

Schlafkrankheit eine besondere Folge der Grippe von 1918 war.

1982 stützten sich R. T. Ravenholt und William H. Foege, zwei Wissenschaftler an der Seuchenkontrollbehörde in Atlanta, auf epidemiologische Daten aus Seattle, Washington und Samoa.

In Seattle hatten Wissenschaftler eine direkte Verbindung zwischen der Grippe und dem Tod von 142 Menschen beobachtet, die der *Encephalitis lethargica* erlegen waren. Die örtliche Presse unterstützte die Querverbindung zur Spanischen Grippe. In der Ausgabe des 29. November 1919 der *Seattle Times* erschien ein Artikel, der zwei Krankheitsfälle beschrieb. »Dies ist der erste Fall eines Leidens, das derzeit in England grassiert und vereinzelt in entlegenen Gegenden der Vereinigten Staaten beobachtet wurde. Man weiß zwar noch nicht mit endgültiger Sicherheit, ob die Krankheit auf die Spanische Grippe zurückzuführen ist, doch eines ist gewiss: Beide Patienten aus Riverton hatten im vorigen Jahr Influenza«, hieß es im Artikel, der sich auf die Bewohner eines Vororts von Seattle bezog.

Außer den 142 Personen, die vor *Encephalitis lethargica* an Grippe erkrankt waren, erlagen weitere achtzehn den Folgen der *Encephalitis lethargica*; bei ihnen konnte man den Beginn der Krankheit nicht genau bestimmen. Dennoch gab es beunruhigende Verbindungen. Von einer einundsechzigjährigen Frau, die 1924 starb, hieß es zum Beispiel in der Todesanzeige, sie sei einer Grippe erlegen, die von 1918 bis 1924 eine Lähmung hervorgerufen habe.

Die meisten Wissenschaftler stellten derartige Beweise in Frage, zumal sie in eine logische Falle zu führen schienen, nämlich zu der Annahme, dass, wenn ein Ereignis dem anderen folgt, es notgedrungen von Ersterem verursacht wurde. In eine ähnliche Schlinge geriet, wer behauptete, der Schweineinfluenzaimpfstoff verursache körperliche Beschwerden. Wenn man Millionen Menschen immunisierte, war es doch ganz natürlich, dass rein zufällig einige Personen kurz nach der Impfung einem Gehirnschlag oder Herzinfarkt erlagen. Dies hieß noch lange nicht, dass der Impfstoff ihren Schlaganfall oder Herzinfarkt verursacht hatte. 1918 hatten die meisten Menschen die Grippe. Auch wenn *Encephalitis lethargica* nichts mit der Grippe zu tun hatte, wollte es der Zufall, dass die meisten Leute, die daran erkrankten, zuvor bereits die Grippe gehabt hatten. Um das Argument plausibel zu machen, brauchten die Wissenschaftler mehr als das zufällige Zusammentreffen der Hirnentzündung Encephalitis und der bösartigen Grippe. Sie brauchten handfeste Beweise.

Wie sich herausstellte, gab es einen Ort auf der Welt, wo man durch Zufall ein Experiment durchgeführt hatte, das womöglich Licht in die Angelegenheit brachte. Es fand auf den Samoainseln statt.

Die Grippe gelangte am 7. November 1918 nach Westsamoa, an Bord der *Talune* aus Auckland, die in den Hafen des tropischen Paradieses eingelaufen war. In den folgenden zwei Monaten starben auf der Insel 8000 Menschen an der Grippe, ein Fünftel der Bevölkerung.

Die Erfahrung auf Westsamoa sollte der Bevölkerung des nur hundert Meilen weit entfernten Amerikanisch-Samoa eine Warnung sein. Die Einwohner hatten große Angst vor der Krankheit, und um sich vor ihr zu schützen, brachen sie jeden Kontakt zur Außenwelt ab. Dank dieser strengen Quarantäne gelang es den Einwohnern Amerikanisch-Samoas, der Grippe zu entgehen.

Nun stellte sich die Frage, woher die *Encephalitis lethargica* kam. Trat sie unabhängig von der Grippe von 1918 auf? Die Daten stützen die Theorie, dass der Grippevirusstamm bei besonders anfälligen Menschen Encephalitis auslösen konnte. In Westsamoa starben zwischen 1919 und 1922 neunundsiebzig Menschen an *Encephalitis lethargica.* In Amerikanisch-Samoa waren es dagegen nur zwei.

Die Beweise seien zwar augenfällig, aber noch nicht überzeugend, findet Oxford, wenn auch nur schwer zu widerlegen. Und das bringt ihn wieder zurück zu den Gewebeproben im pathologischen Lager seines Krankenhauses. Eventuell brachten sie Licht ins Dunkel. War der Grippestamm von 1918 schon früher da? Hat er das Gehirn angegriffen?

Oxford ließ seine Studenten erneut im Krankenhauskeller nach Lungengewebe von Menschen suchen, die 1916 und 1917 an der Grippe gestorben waren. Er hat einige viel versprechende Proben gefunden und wird sie Jeffery Taubenberger zur Analyse schicken, sobald dieser die Untersuchungen seiner eigenen Proben abgeschlossen hat. Taubenberger hat in der Zwischenzeit die Datei des AFIP nach Proben aus den Jahren 1916 und 1917 durchgesehen, aber keine gefunden.

Während John Oxfords Studenten im verstaubten Keller nach Gewebeproben suchten, fragte sich auch Kennedy Shortridge in Hongkong, ob die Spanische Grippe womöglich schon vor 1918 im Umlauf gewesen sein könnte. Er hatte keine Gewebeproben zur Verfügung, aber er ging das Problem auf andere Weise an. In der molekulargenetischen Forschung von Jeffery Taubenberger und Ann Reid, argumentierte er, fände er deutliche Hinweise.

Shortridges Interesse wurde 1997 entfacht, als es beinahe zur Tragödie gekommen wäre, weil das Vogelgrippevirus H5N1 Menschen infiziert und getötet hatte. Konnte die Grippe von 1918 dasselbe getan haben? Das Einzige, was die

Katastrophe noch einmal verhindert hatte, war die blitzschnelle Reaktion der Verantwortlichen in Hongkong. Dennoch bleibe die Tatsache bestehen, so Shortridge, dass die Welt, »hätte man nicht 1,5 Millionen Hühner und anderes Geflügel geschlachtet, womöglich von einer weiteren Pandemie heimgesucht worden wäre.«[3]

Was bei Influenzapandemien vor allem ins Auge falle, betonte Shortridge, sei die Tatsache, dass eine jede in der chinesischen Provinz Guangdong ihren Anfang nehme, dem ehemaligen Gebiet Kanton im Süden Chinas, in der Nähe von Hongkong. Sogar die allererste Grippeepidemie habe dort begonnen, behauptete der Wissenschaftler, und zwar im September und Oktober 1888. War es denkbar, dass die Grippe von 1918 im südlichen China als Vogelgrippe begann?

Den Forschungsergebnissen von Taubenberger und Reid zufolge war dieser Gedanke gewiss nahe liegend. Sobald sie erkannten, dass es ihren molekularen Angelhaken tatsächlich gelang, Fragmente der viralen Gene herauszufischen, mussten sie sich überlegen, auf welches Gen sie sich zuerst konzentrieren sollten. Sie entschieden sich für das nahe liegendste, das Hämagglutinin-Gen, welches in infizierten Personen eine Immunreaktion auslöst und von dem man annahm, dass es den Schlüssel für die tödliche Natur des Virus von 1918 enthielt. Es sollte auch Shortridge helfen, seine Fragen zu beantworten: Woher kam das Virus? Nahm es in Vögeln seinen Ursprung, wie die H5N1-Hongkong-Grippe? Oder griff es von Schweinen auf Menschen über, wie die Schweineinfluenza von 1976?

Um diese Frage zu beantworten, musste Taubenbergers Team die Hämagglutinin-Gen-Folgen des Grippevirus von 1918, des Vogelgrippevirus und des Schweinegrippevirus miteinander vergleichen. Dann bestimmte ein Computerprogramm den einfachsten genetischen Weg, um das Hämagglutinin-Gen eines Vogelgrippevirus in dasjenige der Grippe von 1918 und um das Hämagglutinin-Gen des Schweinegrippevirus in dasjenige der Grippe von 1918 umzuwandeln. Wie viele Mutationen waren höchstens nötig, wie viele Mutationen mindestens?

Aus den Genfolgen konstruierte das Computerprogramm theoretische Familienstammbäume. »Man kann diese Programme auf verschiedene Arten nutzen«, sagte Taubenberger. Es gibt immer mehrere Wege zum Ziel. Ganz gleich, welchen Weg das Team einschlug, das Ergebnis blieb das Gleiche: Die Grippe von 1918 ähnelte einer Vogelgrippe, konnte aber nicht direkt von einem Vogel auf den Menschen übergegangen sein, war zweifellos zuerst angeglichen und modifiziert worden, und zwar im Menschen oder im Schwein.

Shortridge nimmt an, dass das Virus von 1918 sich innerhalb von fünfzig Jahren allmählich von einer Vogelgrippe in eine auf Menschen übertragbare Grippe verwandelt hat. Nach und nach musste ein Virusstamm entstanden sein, der für alle Menschen auf der ganzen Welt tödlich war – nur nicht für die Bevölkerung im südlichen China, weil diese schon zu lange mit dem Stamm gelebt hatte. Als er sich die Daten des Jahres 1918 aus dem südlichen China ansah, entdeckte er, dass die Grippe von 1918 hier nicht so tödlich wirkte wie in anderen Gebieten.

»Dieses Virus hatte schon sehr lange sein Unwesen getrieben«, sagte Shortridge, »vielleicht zusammen mit anderen Viren.«

Falls Shortridge Recht hat, löst seine Antwort auf die Frage, woher die Grippe kam, auch das Rätsel, wie das Virus nach Europa gelangen konnte: Im Ersten Weltkrieg hoben chinesische Arbeiter in französischen Militärlagern Schützengräben für die Alliierten aus, schleppten dabei die Grippe ein und verursachten die Epidemie, die sich auf der ganzen Welt ausbreitete.

Aber nicht jeder lässt sich von den Beweisen, die Oxford und Shortridge anführen, überzeugen.

Jeffery Taubenberger zum Beispiel ist ebenfalls der Meinung, dass das Grippevirus von 1918 schon früher in Umlauf gewesen sein könnte, und bringt dabei seine eigenen Erkenntnisse vor. Als er und sein Team das Hämagglutinin-Gen sequenzierten und rätselten, wie es entstanden sein mochte – durch Mutationen früherer Influenzaviren –, kamen sie zu dem Schluss, dass das Virus von 1918 irgendwann zwischen 1900 und 1915 aufgetaucht war und Menschen befallen hatte. Überdies sei es beunruhigend, sagte Taubenberger, dass zwischen 1915 und 1917 die Sterblichkeitsrate bei Influenza in den USA kontinuierlich angestiegen, wieder leicht gesunken und 1918 schließlich gewaltig nach oben geschnellt sei. Was er jedoch nicht beantworten kann, ist die Frage, ob die langsame Zunahme der Grippetoten vor 1918 auf den Beginn der Influenzapandemie von 1918 zurückzuführen ist, oder ob sich darin nur die bescheidenen Veränderungen eines weit weniger gefährlichen Grippestamms spiegeln.

Taubenberger können die Informationen, die Oxford über die Todesfälle in britischen Militärlagern fand, nicht überzeugen. »Die ›eitrige Bronchitis‹ in dem von John angeführten Artikel klingt mir nicht nach der Spanischen Grippe, denn die Symptome, die der Verfasser beschreibt, decken sich meiner Ansicht nach nicht mit den pathologischen Befunden der Grippe von 1918«, sagte er.

Auch Shortridges Theorie, dass die Spanische Grippe in China ihren Anfang nahm, zweifelt Taubenberger an. »Ich bin auf keinerlei Hinweise gestoßen, die diese Theorie stützen könnten.« In der Tat, so Taubenberger, zeige ein »hervorragender Aufsatz«, der 1919 im *National Medical Journal of China* in englischer Sprache erschienen war, dass die Grippeepidemie von 1918 zumindest in dem chinesischen Ort Harbin demselben Muster gehorchte wie in den USA und in Europa: Im Frühjahr 1918 gab es eine erste Infektionswelle, ausgelöst von einem Grippevirus, das zwar im höchsten Maße ansteckend, aber nicht besonders gefährlich war. Im Herbst folgte ihm dann in einer zweiten Welle das tödliche Virus. Dieses Herbstvirus befiel auch in China Schweine, tötete sie dort ebenso wie in den Staaten.

»Daraus lässt sich schließen, dass die Grippe bis zum Frühling bereits auf dem gesamten Erdball verbreitet war«, sagte Taubenberger. Nichts spreche dagegen, fügte er hinzu, dass die Grippe in Amerika begonnen habe und nicht in China. Beides sei möglich.

Für Taubenberger liegt die Frage, woher das Virus kam und warum es unbemerkt geblieben war, falls es vor 1918 existiert haben sollte, nach wie vor im Dunkeln. Den wichtigsten Hinweis fände man wohl im konservierten Lungengewebe von Personen, die vor 1918 an Influenza gestorben waren. Diesen Schatz hofft er in den pathologischen Lagerbeständen der Armee zu finden.

Es gibt noch ein zweites Rätsel zu lösen: Warum tötete die Grippe vorzugsweise junge Menschen zwischen zwanzig und vierzig? Diese Besonderheit bereitet den Virologen Kopfzerbrechen, weil sie völlig aus dem Rahmen fällt. Jedes andere Influenzavirus wird vorwiegend alten Menschen und Kindern zum Verhängnis, gesunden Erwachsenen dagegen kann es nicht ernstlich schaden.

Das Geheimnis sei leicht zu lüften, behauptet Peter Palese,

der Vorsitzende der mikrobiologischen Abteilung an der Mount Sinai School of Medicine in New York.[4]

Palese, ein besonnener Mann in mittleren Jahren, mit hellblauen Augen und einer Brille mit Drahtgestell, saß an einem hellen Frühlingstag am Schreibtisch seines Büros in New York vor einem großen Fenster mit Blick auf den East River und erzählte, wie er sich seine Ansichten über die Grippe gebildet hatte.

Palese hat seine gesamte wissenschaftliche Karriere der Grippe und den Geheimnissen des Virus gewidmet. Er war ursprünglich Chemiker und fand Substanzen, die imstande sind, jenes Enzym mit Namen Neuraminidase, mit dessen Hilfe sich Grippeviren aus der Zelle befreien, zu blockieren. Diese Arbeit führte ihn schließlich zu dem Thema, das ihn seither nicht mehr losgelassen hat, der Frage, wie so ein Grippevirus funktioniert.

1976 erhielt er eine Stelle an der Mount Sinai School of Medicine und arbeitete dort unter Kilbourne, dem damaligen Leiter der mikrobiologischen Abteilung. Er hatte staunend miterlebt, wie renommierte Grippeforscher die Impfung propagierten, die vor Schweineinfluenza schützen sollte. Palese persönlich hielt dies für einen Fehler, denn er war der Überzeugung, dass das Fort-Dix-Virus für die menschliche Bevölkerung keine Gefahr darstellte. Es sei ein Schweinevirus gewesen, sagte er, und bevor ein Schweinevirus sich auf Personen übertrage, müsse es sich genetisch so verändern, dass es sich in der menschlichen Lunge vermehren könne. Palese hielt es für das Beste, einen Impfstoff gegen Schweineinfluenza herzustellen und zu lagern, für den Fall, dass das Virus entgegen aller Wahrscheinlichkeit eine tödliche Epidemie auslösen sollte. Er behielt seine Meinung jedoch für sich, denn als Nachwuchswissenschaftler stand es ihm nicht zu, der Regierung gute Ratschläge zu erteilen.

»Ich war doch nur ein unbedeutender kleiner Assistent«, sagte Palese. »Wer hätte mir schon zugehört?«

Stattdessen konzentrierte er sich auf seine Forschung, die sich mit den Erbanlagen und der biochemischen Zusammensetzung von Influenzaviren beschäftigte.

Als man Palese fragte, warum die Grippe von 1918 seiner Meinung nach vor allem junge Erwachsene getötet hatte, antwortete er mit einem bekannten Phänomen: Viruserkrankungen sind für Teenager grundsätzlich gefährlicher als für Kinder, für junge Erwachsene gefährlicher als für Teenager. Man denke nur einmal an Masern oder Windpocken. Sie hätten sich wie ein Lauffeuer unter den amerikanischen Ureinwohnern und den Inuit verbreitet und Erwachsene wie die Fliegen getötet. Bei infizierten Kindern sei die Krankheit um einiges milder verlaufen. Die Tatsache, dass die Sterblichkeitskurve als Funktion des Alters steil ansteige, überrasche daher nicht. Je älter jemand war, desto gefährlicher war für ihn ein neues Virus.

Die Frage war lediglich die, warum die Sterblichkeitssrate bei Menschen über vierzig steil nach unten fiel. Palese nahm an, dass vor dem Virus von 1918 ein ähnliches, aber weit weniger tödliches Virus in Umlauf war und dass infizierte Personen einen gewissen Immunschutz dagegen entwickeln konnten.

Jeffery Taubenberger gelangte zu demselben Resultat. Doch jetzt steht er vor der grundlegenden Frage, dem Schlüssel des Krimis: Was ließ die Grippe von 1918 so tödlich werden?[5]

Diese Frage führte Taubenberger zu den drei Theorien, die die Virulenz der Grippe auf plausible Weise erklären sollten. Er widerlegte eine nach der anderen.

Die erste Hoffnung war das Hämagglutinin-Gen. Schließlich war es eines der zwei Proteine an der Virusoberfläche. Das Virus benutzt es, um sich Zugang zu den Zellen zu schaffen, und wenn das körpereigene Abwehrsystem eine Grippeinfektion verhindert, dann blockiert es die Hämagglutin-Proteine des Virus.

Besagtes Protein ist auch der Grund, weshalb Grippeviren im menschlichen Respirationstrakt auftauchen. Wenn Grippeviren Zellen infizieren, muss ihr Hämagglutinin-Protein von einem bestimmten Zellenzym gespalten werden. Da nur in Zellen des Respirationstrakts ein solches Enzym zu finden ist, kann das Virus sich nur in diesen Zellen einnisten.

Die erste Hypothese im Zusammenhang mit der Grippe von 1918 ging davon aus, dass eine Veränderung im Hämagglutinin-Gen des Virus es diesem gestattete, auch von Zellenzymen außerhalb der Lunge gespalten zu werden. So wäre es imstande gewesen, auch andere Organe zu befallen, ein möglicher Grund dafür, weshalb es so tödlich war. Es hätte zum Beispiel Hirnzellen befallen und *Encephalitis lethargica* auslösen können.

Taubenberger wagte kaum zu hoffen, als er mit Ann Reid vorsichtig die Hämagglutinin-Gen-Folge des Grippevirus von 1918 rekonstruierte. Sollte sich die erste Hypothese, die sie untersuchten, bereits als die richtige erweisen? Es wäre zu schön, um wahr zu sein.

Aber zu ihrer Enttäuschung fanden sie keinerlei Unregelmäßigkeiten im Bereich, der für das Hämagglutinin-Protein zuständig war. Am 16. Februar 1999 veröffentlichten sie einen Aufsatz in der Zeitschrift *Proceedings of the National Academy of Sciences* und gaben die Gen-Sequenz an. Falls das Virus sich im Gehirn oder anderem Körpergewebe festsetzen konnte, dann tat es das nicht mit Hilfe eines abweichenden Hämagglutinin-Gens.

Nachdem diese Theorie sich als falsch erwiesen hatte,

nahm sich Taubenberger eine weitere beliebte Hypothese vor: Ein abweichendes Neuraminidase-Gen ermögliche es dem Virus, sich außerhalb der Lunge zu verbreiten. Zu dieser Vorstellung hatten Versuche an Mäusen geführt, die normalerweise resistent sind gegen das Influenzavirus. Wenn Wissenschaftler systematisch und wiederholt ein menschliches Grippevirus unmittelbar in das Hirn der Nager injizierten, mutierte das virale Neuraminidase-Gen irgendwann und verursachte eine tödliche Encephalitis. Aus dieser Beobachtung zog man den Schluss, dass die Grippe von 1918 dank einer ähnlichen Veränderung in der Lage gewesen sei, sich im menschlichen Gehirn einzunisten. Man stellte also kühn eine Verbindung her zwischen der von Economos-Krankheit und der Spanischen Grippe.

Die Mutation schuf indirekt die Voraussetzung dafür, dass Enzyme in Hirnzellen das Hämagglutinin-Protein des Virus spalten konnten, und erfüllte somit dieselbe Aufgabe wie eine Mutation im Hämagglutinin-Gen. Doch diese Veränderungen in den Neuraminidase-Genen der Viren, die man Mäusen zuführte, waren sehr ungewöhnlich und noch nie bei einem natürlich vorkommenden Grippevirus beobachtet worden. Dennoch war es möglich, dass sie der Grund waren für die Gefährlichkeit der Infektion von 1918. Taubenberger und Reid nahmen sich daher dieses Gen vor, sobald sie die Arbeit mit dem Hämagglutinin abgeschlossen hatten.

Die Wissenschaftler fanden jedoch keinerlei Anzeichen eines mutierten Neuraminidase-Gens. »Wir konnten keinen molekularen Beweis dafür entdecken, dass das Virus in der Lage war, die Lunge zu verlassen«, sagte Taubenberger. »Irgendwie scheinen wir mit nahe liegenden Mutationen kein Glück mehr zu haben, deshalb suchen wir jetzt nach dem Außergewöhnlichen.« Als Nächstes würden die beiden deshalb eine von Paleses Theorien prüfen.

Palese kam beinahe durch Zufall auf eine Lösung.

Er und seine Kollegen experimentierten mit einer Art künstlichem Grippevirus – sie hatten im Labor einzelne Grippevirus-Gene verändert und dann Viren mit einem mutierten Gen angezüchtet, während man die übrigen Gene intakt gelassen hatte. Sie hatten nicht etwa vor, Monsterviren zu schaffen, sondern wollten herausfinden, ob diese Methode für die Impfstoffherstellung von Belang sein konnte. Man war bereits imstande, so genannte attenuierte Viren anzuzüchten, die dank der an ihnen vorgenommenen genetischen Veränderungen keine Infektion auszulösen vermochten, aber die Immunabwehr aktivierten.

Palese und seine Kollegen Dr. Adolfo García-Sastre und Dr. Thomas Muster von der medizinischen Fakultät der Universität Wien wollten ein Grippevirus untersuchen, dem das NS1-Gen fehlte, auf dessen Anweisung das Virus ein Protein herstellt, das sich in den Viruspartikeln verbirgt. Man wusste noch nicht, welche Funktion dieses NS1-Protein innehatte, und gedachte ihm auf diese Weise auf die Spur zu kommen.

Zur großen Überraschung der Wissenschaftler waren die Grippeviren auch ohne funktionierende NS1-Gene imstande, sich in bestimmten Mäusen einzunisten – und sie zu töten. Diesen Mäusen fehlte die Fähigkeit, das Protein Interferon zu produzieren, welches von weißen Blutkörperchen zur Abwehr von Viren hergestellt wird. Sobald eine Zelle von einem Virus befallen wird, dringt normalerweise Interferon in die Zelle und verhindert das Wachstum des Virus und dadurch auch die Ausbreitung der Infektion.

Es sah ganz danach aus, als sei das NS1-Protein der Grippeviren imstande, das Interferon zu blockieren. Wenn das Interferon gleichsam die Raketenabwehr des Körpers war, war das NS1 die Raketenabwehr des Virus.

Palese zog aus seinen Beobachtungen den nahe liegenden Schluss: Ein Influenzavirus mit einer Art übermächtigem NS1-Protein könnte außerordentlich tödlich sein, weil es das Interferon aus der Bahn warf. Ein solches Grippevirus wäre ein regelrechter Killer. Vielleicht war dies, so Palese, das Geheimnis der Grippe von 1918?

»Ich rief Taubenberger an und sagte ihm, dass ich die NS1-Sequenz des Virus von 1918 brauchte«, erzählte Palese.

Und wenn sich seine Theorie als falsch erwies?

»Daran möchte ich im Augenblick nicht denken, aber dann müsste man eben nochmal von vorn anfangen«, sagte Palese.[6]

Taubenberger bezweifelt, dass die Lösung im NS1 liegen soll. Er beeilt sich zwar, die gewünschte Gensequenz für Palese zu finden, bleibt jedoch skeptisch:

Falls das Virus von 1918 eine einfache genetische Veränderung aufwies, mit deren Hilfe es imstande war, der Immunabwehr des Körpers zu trotzen, warum hatte sich diese Veränderung dann in nachfolgenden Virengenerationen nicht gehalten? Der Darwinschen Theorie zufolge würde man doch erwarten, dass die Viren eine Mutation wie diese beibehalten hätten, zumal sie ihnen einen gewaltigen Vorteil verschaffte.

»Falls das NS1 von 1918 tatsächlich imstande war, die Interferonreaktion zu blockieren, warum sollten die Nachkommen dieser Killerviren durch weitere Mutationen eine derart ›positive Veränderung‹ wieder aufgeben?«, fragte Taubenberger.

Er hat seine eigenen Hypothesen und glaubt nicht daran, dass die Grippe von 1918 mit einer einfachen Mordwaffe ausgestattet war.

Seine erste – und bevorzugte – Erklärung ist, dass das Virus neu war; etwas in dieser Art war jungen Menschen noch nie zuvor begegnet, und so hatten sie noch keine Antikörper dagegen gebildet. Außerdem gedieh dieses Virus besonders gut in menschlichen Lungenzellen und vermehrte sich rasch. Bald wimmelte es in den Lungen Betroffener von Viren, sie bekamen eine bösartige Lungenentzündung, bei der es, wenn allzu viele Lungenzellen zerstört wurden, zu einem Einsickern von Flüssigkeit und zu Blutungen kam. Kurzum, das Resultat deckte sich haargenau mit den Symptomen der tödlichen Grippe von 1918.

Taubenberger hält es, falls es sich so verhalten sollte, wie eben beschrieben, für recht unwahrscheinlich, dass das Virus wegen einer einzigen Mutation zum Killer wurde. Er tippt vielmehr auf »mehrere sanfte Veränderungen, die bewirkten, dass alle genetischen Anweisungen gut aufeinander abgestimmt waren«. Das Problem sei, setzte er hinzu, »dass wir, zumal wir den Großteil dieser Interaktionen nicht begreifen, sachte Veränderungen in den Genen nicht sofort bemerken, besonders wenn wir unser Augenmerk immer nur auf ein Gen richten«.

Andererseits befinde sich ein Grippevirus, das so erstaunlich gut auf das Töten von Menschen spezialisiert sei, an der äußersten Grenze des Virenmöglichen, und dies bedeute, dass jede weitere Mutation seine Gefährlichkeit schmälere. Man müsse sich darunter ein »vollkommen ausgewogenes Virus« vorstellen, sagte Taubenberger, dessen empfindliches Gleichgewicht sich bei der kleinsten Störung wieder auf das Herkömmliche zubewege.

Verknüpfe man die beispiellose Virulenz des Erregers mit der Tatsache, dass jeder, der die Grippe überlebt habe, immun dagegen geworden sei – das Virus sei daher, sofern es nicht aussterben wolle, zur Mutation gezwungen –, nehme es nicht

Wunder, dass das Virus von 1918 wieder verschwunden sei, so Taubenberger.

Aber da gibt es noch eine andere Erklärung, die er zwar für weniger wahrscheinlich hält, aber nicht von der Hand weisen kann. Die Bevölkerung von 1918 hatte vielleicht eine besondere Immunreaktion auf die Grippe, die ein früherer Zusammenstoß mit einem Influenzavirus, wahrscheinlich 1890, also achtundzwanzig Jahre zuvor, ausgelöst haben mochte.

Sollten Säuglinge und Kleinkinder, die der Grippe von 1890 ausgesetzt gewesen waren, mit der Produktion einer Armee von Antikörpern reagiert haben?, fragte Taubenberger. Und wenn das Grippevirus von 1918 ein ähnliches Oberflächenprotein besaß und die Antikörper gegen die Grippe von 1890 auch das Grippevirus von 1918 attackierten? Falls dies der Fall gewesen wäre, hätte nicht das Grippevirus, sondern das Immunsystem selbst den Tod so vieler Menschen verursacht. Diese übertrieben heftige Reaktion auf das Virus von 1918 mochte bewirkt haben, dass Horden weißer Blutkörperchen und Flüssigkeit die Lunge des Patienten überschwemmten. Je gesünder die Menschen waren und je besser ihr Immunsystem funktionierte, desto wahrscheinlicher war es, dass das Virus von 1918 sie tötete.

Falls diese Hypothese zutreffen sollte, so Taubenberger, hieße das, dass das Grippevirus von 1918 nicht eigentlich tödlich war, sondern nur zum falschen Zeitpunkt kam. Aber »um das Rätsel zu lösen, müsste man das Virus von 1890 in Augenschein nehmen«. Seine einzige Hoffnung ist das Gewebeprobenlager der Armee.

Irgendwie ist es enttäuschend. Wissenschaftler haben zwar den Massenmörder aufgespürt, aber welche Waffe er benutzt hat, das wissen sie immer noch nicht.

»Wir haben zwar den Täter gefunden, aber wir wissen noch nicht, wie er den Mord begangen hat«, sagte Taubenberger.

Falls diese Geschichte erfunden wäre, würden Indizien zum Täter und der Täter zur Waffe führen. Aber dies hier ist die Naturwissenschaft, hier geht es nicht immer ordentlich und sauber zu. In der Wissenschaft kann jede neue Erkenntnis einen Wust neuer Fragen aufwerfen. Vielleicht ist es aber gar nicht von Belang, ob die Tatwaffe entdeckt wird oder nicht. Die Medizin hat Ärzte inzwischen mit dem nötigen Rüstzeug ausgestattet, um eine mörderische Influenza zu bekämpfen. Heute gibt es Antibiotika gegen Bakterien, die Lungenentzündung verursachen. 1918 befielen sie die Lunge geschwächter Grippeopfer, die ihnen nichts mehr entgegensetzen konnten. Nie mehr werden massenhaft junge Menschen an bakteriellen Infekten im Gefolge eines Influenzavirus sterben. Heute gibt es zudem Medikamente, die eine Reihe von Grippeinfektionen eindämmen und möglicherweise auch den Angriff einer tödlichen Grippe abwehren können. Seit Firmen das Hämagglutinin-Gen der Grippe von 1918 in Händen haben, können sie sogar einen Impfstoff herstellen, der die Menschen vor dem Virus schützen würde, falls es je zurückkäme.

Aber sich mit diesem Ergebnis abzufinden ist schwer.

Sähe eine neue Killergrippe genauso aus wie die Grippe von 1918? Oder sollte uns dieser Erreger nur vor Augen führen, was geschah, als ein Grippevirus zum absoluten Todfeind wurde? Wird das nächste Influenzavirus wieder tödlich sein?

Jeffery Taubenberger ist der Meinung, dass man nicht wissen kann, wie das nächste Grippevirus beschaffen sein wird. Wir können nur hoffen und auf der Hut sein, um der grausamen Krankheit nicht unvorbereitet zu begegnen.

Vielleicht ist in China bei einem unschuldigen Zusammentreffen zwischen einem Kind und einem Vogel gerade ein neues bösartiges Virus entstanden. Oder vielleicht hat sich eben ein junger Mensch mit zwei unterschiedlichen Grippevirusstämmen angesteckt. Sie vermischen sich in der Lunge des Betreffenden, gruppieren ihre Gene neu. Und aus diesem Hexengebräu entsteht dann ein neues Virus, eine Chimäre, die wie das Grippevirus von 1918 mit einer wirksamen Mordwaffe ausgestattet ist.

Vielleicht holt gerade jetzt, da wir nur noch müde lächeln, wenn von der Grippe, jener alltäglichsten aller Infektionen, die Rede ist, schon wieder eine zum vernichtenden Schlag aus. Nur sind wir diesmal, zumal wir die Vergangenheit kennen, besser gerüstet, um ihr zu begegnen.

11
Epilog: Der Vogelgrippe auf der Spur

Jeff Taubenberger erlebte seinen Triumph am 6. Oktober 2005, zehn Jahre, nachdem er sich in den Kopf gesetzt hatte, das Grippe-Virus zu finden, das 1918 auf der ganzen Welt gewütet hatte. An diesem Tag erschienen in zwei führenden wissenschaftlichen Zeitschriften, *Science* und *Nature*, Artikel, die das Ziel jener unglaublichen Reise verkündeten. In der Zeitschrift *Nature* hieß es, Taubenberger und sein Team hätten den vollständigen genetischen Code des Grippevirus von 1918 entschlüsselt. Und in *Science* stand zu lesen, dass Taubenberger und seine Mitarbeiter – in einem Hochsicherheitslabor der *Centers for Disease Control and Prevention* – das Virus tatsächlich rekonstruiert hätten, um es an Labormäusen und Kulturen menschlicher Lungenzellen zu testen.

Allen Widrigkeiten zum Trotz war Taubenberger tatsächlich erfolgreich gewesen. Zum ersten Mal in der Geschichte war es gelungen, ein seit langem ausgestorbenes Virus wiederzubeleben. Und die Entdeckung kam genau zur rechten Zeit. Eine Vogelgrippe wie jene, die 1997 in Hongkong aufgetreten war, erregte zunehmend die Gemüter, und Politik und Öffentlichkeit waren voller Angst. Bis zum Herbst 2005 waren mindestens 116 Menschen an einer Vogelgrippe vom Typ H5N1 erkrankt und 60 von ihnen verstorben. Infizierte Vögel tauchten sowohl in Europa als auch in Asien auf, Zugvögel trugen das Virus in elf Länder. Doch hatten die Vogelviren nicht die erforderlichen genetischen Veränderungen vollzogen, um eine Übertragung von Mensch zu Mensch zu ermöglichen. Fast alle Personen hatten sich direkt an einem Huhn, einer Ente oder einem anderen Vogel angesteckt und das Virus nicht weitergegeben. In asiatischen Vögeln lassen sich Hunderte Virusarten vom Typ H5N1 nachweisen. Die dringende Frage damals lautete, welcher dieser Stämme auch dem Menschen gefährlich sein könnte und wie sich erkennen ließe, wann ein Virus imstande sei, Menschen zu infizieren, sich von Mensch zu Mensch zu verbreiten und zu töten. Schließlich wollte man nicht erst abwarten, bis eine Pandemie auf dem Weg und nicht mehr aufzuhalten wäre. Hier kam nun das Grippevirus von 1918 ins Spiel.

Mit seiner Hilfe, so hoffte man, würde sich eine Art Karte erstellen lassen, auf der eventuelle Entwicklungsschritte und Risiken eingezeichnet wären, oder eine Kontrollliste, wie Taubenberger es ausdrückte, von sämtlichen genetischen Veränderungen, die ein Vogelvirus für die gefährliche Metamorphose vollziehen müsste. Zudem könnten Wissenschaftler verschiedene Möglichkeiten testen, wie dem Virus beizukommen wäre; mit ein wenig Glück ließe sich vielleicht eine Schwachstelle entdecken, die ein Vogelvirus davon abhalten könnte, Menschen zu infizieren.

Der Weg zu diesem Tag im Oktober war steinig gewesen, und zuweilen schien Taubenbergers Sache schon verloren. Immer wieder, so der Wissenschaftler, hätten ihn Zweifel gequält, ob es überhaupt möglich sei, das vollständige Genom des Virus von 1918 zu entschlüsseln.

Er erinnert sich an das Jahr 1996, als Ann Reid in den daumennagelgroßen Gewebeproben aus der Lunge eines Soldaten, der 1918 in South Carolina verstorben war, Fragmente des Grippevirus nachweisen konnte. Die Menge an Lungengewebe war so gering, das Virus so zerrissen gewesen, dass sie fürchten mussten, das gesamte Material aufgebraucht zu haben, ehe sie alle viralen Gene gefunden hätten. Dann hatte Taubenberger das Virus im Lungengewebe eines zweiten Soldaten gefunden und war wieder zuversichtlicher gewesen. Den eigentlichen Durchbruch aber hatte erst Johan Hultins Reise nach Alaska und seine Entdeckung des im Permafrostboden begrabenen Grippeopfers gebracht, in dessen Lunge sich nach wie vor Fragmente des Virus von 1918 fanden. »Er brachte uns fast die ganze Lunge«, erzählte Taubenberger. Obwohl diese viralen Gene in noch schlechterem Zustand waren als die im Lungengewebe der Soldaten, standen doch hundertmal mehr Virusfragmente zur Verfügung, mit denen das Team arbeiten konnte. Entsprechend groß war die Freude über Hultins Ausbeute, zumal sie bedeutete, dass die Wissenschaftler, zumindest theoretisch, imstande wären, die Aufgabe zu erfüllen.

Sie entschlüsselten ein virales Gen nach dem anderen und stellten immer wieder dieselbe Frage: Warum war dieses Virus so tödlich? Der erste Hinweis kam vom Gen NS1, dessen Rolle Peter Palese für entscheidend gehalten hatte. Mit Hilfe von NS1, nahm man an, konnte das Influenza-Virus den Angriff des Immunsystems eindämmen, das Immunsystem daran hindern, befallene Zellen zu zerstören. Man wusste allerdings nicht, welcher Bestandteil des NS1-Gens so hochwirksam war, und so blieb nach Ansicht Taubenbergers nur eine Möglichkeit, wie sich herausfinden ließe, ob das NS1-Gen des Grippevirus von 1918 das Immunsystem besonders wirksam außer Kraft gesetzt habe: Es galt ein Virus zu konstruieren, das das NS1-Gen von 1918 enthielt, und es an Labortieren zu testen.

2001 war es so weit: Man ersetzte das normale Gen eines

Mäusegrippevirus mit dem NS1-Gen von 1918. Dieses Mäusevirus löst normalerweise eine so überwältigende Immunreaktion aus, dass der Angriff des Immunsystems für die Tiere tödlich endet. Das veränderte Virus, mit dem NS1-Gen von 1918, tötete die Mäuse nicht.

Die Wissenschaftler testeten das veränderte Mäusegrippevirus auch an Kulturen menschlicher Lungenzellen, indem sie mit Hilfe der Gen-Chip-Technik herauszufinden versuchten, was mit den Interferon-Genen geschah, die für die anfängliche Immunreaktion gebraucht werden. Zellen, die von Viren mit dem NS1-Gen von 1918 befallen waren, brachten ihre Interferongene bei weitem nicht so stark zum Einsatz wie Zellen, die mit gewöhnlichen Viren infiziert waren.

Doch Taubenberger war noch nicht zufrieden. Die Ergebnisse seien zwar provokant, sagte er, doch was hätten sie wirklich zu bedeuten? »Man kann schließlich ein Mäusevirus nicht mit einem menschlichen gleichsetzen. Die Veränderungen geben uns zwar Aufschluss darüber, was das NS1-Gen bei Mäusen bewirkt, aber sie beantworten noch nicht die Frage, was 1918 mit den Menschen geschah.«

Als nächstes folgten Experimente mit den Oberflächenproteinen des Virus von 1918, Hämagglutinin und Neuraminidase. Man kombinierte das Hämagglutinin-Gen von 1918 mit einem Mäusevirus, das normalerweise für die Mäuse nicht tödlich ist. Das mit dem 1918er Gen veränderte Virus aber war tödlich. Dasselbe geschah, als man das Neuraminidase-Gen von 1918 mit einem Mäusevirus kombinierte. Die infizierten Labormäuse starben. Die Oberflächenproteine von 1918 waren also eindeutig tödlich für die Mäuse. Die Vogelviren vom Typ H5N1 sind ebenfalls tödlich für Mäuse. Da sie auch schon Menschen getötet haben, eigneten sich Labormäuse gut als Versuchstiere für tödliche Grippeviren. Doch weil Taubenberger ein sehr vorsichtiger Wissenschaftler ist, wollte er absolute Gewissheit. Mit Sicherheit konnte er allerdings behaupten, dass ein Virus, das normalerweise nur Vogelzellen befiel, infolge zweier Veränderungen im Hämagglutinin-Protein sich in ein Virus verwandeln konnte, das nur menschliche Zellen befiel. Eine dieser Veränderungen ermöglichte es dem Erreger, in die Zelle einzudringen, die andere ließ es statt der Vogelzellen menschliche Zellen bevorzugen. Keine dieser genetischen Veränderungen war in den Vogelviren vom Typ H5N1 in Asien nachzuweisen.

In der Zwischenzeit machte Taubenberger eine seltsame Beobachtung im Zusammenhang mit der Grippe von 1918. Er besah sich die Sequenz des Hämagglutinin-Gens. Es glich zwar dem Hämagglutinin einer Vogelgrippe, wies aber bei der Spezifizierung einiger Aminosäuren im Hämagglutinin-Protein einen ungewöhnlichen Code auf. Der genetische Code war degeneriert, so dass beim Lesen Fehler auftreten konnten. Vogelgrippeviren benutzten normalerweise stets denselben Code für die Aminosäuren des Hämagglutinin. Nicht so das Virus von 1918. Dafür gab es zwei Erklärungen, dachte Taubenberger: Erstens, Vogelgrippe-Stämme haben sich über die Jahrzehnte weiterentwickelt und 1918 einfach andere Codes benutzt. Zweitens, das Grippevirus von 1918 kam von einem Vogel, den noch niemand verdächtigt hatte. Wie, fragte sich der Wissenschaftler, ließe sich wohl herausfinden, welche der beiden Möglichkeiten die wahrscheinlichere wäre? »Wir mussten einsehen, dass wir auf diesem Weg nicht weiterkämen«, sagte Taubenberger. Schließlich seien die Vögel aus dem Jahr 1918 längst tot, und ihre Viren mit ihnen gestorben.

Ein paar Jahre später erwähnte dann Tom Flanning, ein Wissenschaftler in Taubenbergers Team, dass ein Freund von ihm am *Smithsonian Museum of Natural History* arbeite, wo man über eine Sammlung alter Vogelpräparate verfüge. Er werde seinen Freund anrufen und ihn fragen, ob es dort eventuell auch Wasservögel aus dem frühen zwanzigsten Jahrhundert gebe. »Man verwies uns an James Dean, den Leiter der Vogelabteilung«, sagte Taubenberger, »und der war sofort Feuer und Flamme.« Dean schickte Taubenberger eine Liste sämtlicher Vögel in seiner Sammlung – es waren Hunderte, jeder mit Gattungsbezeichnung und exakten Angaben, wann und wo er gefunden worden war. Welchen sollte er wählen?

Taubenberger zog einen der führenden Vogelgrippe-Experten zu Rate, den Wissenschaftler Richard Slemons aus Ohio, der entdeckt hatte, dass Vogelgrippeviren den Verdauungstrakt der Tiere befielen. Grippeviren seien üblicherweise in Vögeln nachzuweisen, die noch kein Jahr alt seien, sagte Slemons, vor allem gegen Ende des Sommers. Er ging die Museumsliste durch und konnte sie auf vierzig Tiere beschränken – Enten, Gänse und Küstenvögel –, die seiner Meinung nach als Versuchstiere in Frage kämen. Da Wasservögel und Küstenvögel erwiesenermaßen von Grippeviren befallen seien, sollte man doch diese zuerst untersuchen. Anhand von Slemons' Liste der aussichtsreichsten Tiere schickte das Museum 25 Präparate. Die Wissenschaftler entnahmen den Kloaken der Vögel kleine Gewebeproben. Dann suchte Taubenberger in diesen Proben nach Grippeviren. In sechs Vögeln konnte er das Virus nachweisen. Vier dieser sechs Tiere waren von Alexander Wetmore gesammelt worden, einem der berühmtesten Ornithologen in der Geschichte Amerikas, der früher das Smithsonian Museum geleitet hatte. Er hatte die Vögel 1915 und 1916 am Bear River in Utah gesammelt, um den schädlichen Einfluss von Blei auf Vögel zu untersuchen.

Und die Gensequenz der Viren in diesen Vögeln unterschied sich nicht von der heutiger Viren – die Bausteine hatten sich nicht verändert. Die Viren hatten sich nicht einmal weiterentwickelt. Menschliche Influenzaviren verändern sich jedes Jahr, mutieren leicht, so dass sich auch Personen anstecken können, die erst vor kurzem an Grippe erkrankt waren und Antikörper dagegen gebildet hatten. Die veränderten Viren können diesen Antikörpern ausweichen, weshalb man die Grippeimpfung jedes Jahr wiederholen muss. Bei einem Virus, das sich nicht verändert, wie den Windpocken, hält eine Impfung ein Leben lang vor. Einer der Gründe, warum die Vogelgrippeviren sich nicht verändert haben, so Slemons, bestehe darin, dass die Immunreaktion der Vögel gegen Grippe nicht besonders ausgeprägt sei und das Virus es infolgedessen nicht besonders eilig habe zu mutieren. Außerdem lebten die Vögel nur ein paar Jahre, weshalb den Viren in jedem Jahr eine neue Vogelpopulation zur Verfügung stehe. Und schließlich seien Vögel chronisch mit mehreren Virusstämmen zugleich infiziert, die in friedlicher Coexistenz lebten. »Sie tragen eine riesige Menge an Viren mit sich herum. Und weil es so viele sind, steht kein Virus unter selektivem Druck.«

Wenn sich Vogelviren also nicht fortentwickeln und die Entenviren von 1915 und 1916 genauso aussehen wie die Entenviren heute, woher kam dann das Virus von 1918? Oder war es am Ende doch ein Vogelvirus? Schließlich hatte Taubenberger sich nur einen Teil der genetischen Sequenz des Virus angesehen. Vielleicht ergäbe sich ein anderes Bild, wenn er endlich das vollständige Virus vor Augen hätte.

Langsam ging die Arbeit voran, und plötzlich wurden Fragen, die fast hypothetisch gewirkt hatten, beängstigend aktuell. Sobald sie sein Genom vollständig entschlüsselt hätten, könnten die Wissenschaftler, theoretisch, das Virus von 1918 rekonstruieren. Doch es war das tödlichste Virus aller Zeiten, eine natürliche Biowaffe! Sollten sie es wirklich auferstehen lassen? Und sollten sie seine Gensequenz veröffentlichen, damit jedermann mit entsprechenden Kenntnissen die Möglichkeit hätte, das Virus für eigene Zwecke nachzubauen?

Taubenberger sagte, ihm sei die ethische Problematik durchaus bewusst gewesen. »Wir stellten uns gleich zu Beginn des Projekts die Frage, ob wir die Sequenz veröffentlichen, das Virus rekonstruieren sollten«, sagt er. Doch am Ende überwogen die Vorteile. »Herauszufinden, wie die Pandemie von 1918 entstand und warum sie so verheerend war, ist für unser Gesundheitswesen wichtiger als die Sorge, jemand könnte mit dem Virus Übles im Schilde führen. Natürlich gehen wir damit ein gewisses Risiko ein. Doch die Chancen für die öffentliche Gesundheit wiegen es bei weitem auf. Nur wenige sind wirklich der Meinung, dass diese Experimente überhaupt nicht stattfinden dürften«, fügt Taubenberger hinzu, doch zu Beginn des Projekts seien er und sein Team auch allein gewesen: »Wir hatten keinerlei offizielle Unterstützung«, sagt er. Vielleicht dachte deshalb niemand daran, dass das Projekt gelingen würde.

Doch die Entscheidung, das Virus zu rekonstruieren, konnte Taubenberger natürlich nicht allein treffen. Er brauchte unter anderem die Erlaubnis des *Recombinant DNA Advisory Committee* der *National Institutes of Health.* Dort beriet man sich im Jahr 2003 über die Frage, ob man tödliche Viren, auch das Grippevirus von 1918, anhand ihrer Genfolgen wiederherstellen dürfe. Welche Vorsichtsmaßnahmen hätten Wissenschaftler zu treffen?

Welches Labor sollten sie benutzen, um die Welt vor einer versehentlichen Freisetzung des Virus zu schützen? Man kam zu dem Schluss, dass das Labor mit einem Unterdrucksystem ausgestattet sein müsste, damit die Luft zwar hinein, aber nicht mehr hinaus gelangen könne. Die Wissenschaftler sollten einen Schutzanzug mit eigener Luftzufuhr tragen, sich auf ihrem Weg nach draußen einer Säuredusche unterziehen und im Labor unter einer Abzugshaube arbeiten. Ein solches Labor stand an den *Centers for Disease Control and Prevention* zur Verfügung, also wurde das Virus hier wiederhergestellt. Es war ein Labor der Sicherheitsstufe 3. Darüber gab es nur noch Stufe 4 für tödliche Viren, gegen die noch kein Heilmittel, kein Impfstoff zur Verfügung stand. Dem Virus von 1918 ist mit den heutigen Grippemitteln durchaus beizukommen: Dies gilt sowohl für die neueren Medikamente, Tamiflu und Relenza, als auch für die älteren Präparate Amantadin und Rimandatin. Außerdem, so Taubenberger, seien die Menschen heutzutage teilweise immun gegen den Erreger von 1918, weil heutige Grippeviren, wenn auch nicht annähernd so aggressiv, in gewissem Sinne direkte Abkömmlinge des Virus von 1918 seien. Daher könnten Antikörper gegen neuere Viren auch diejenigen von 1918 teilweise blockieren. »Es wäre daher sehr unwahrscheinlich«, meint Taubenberger, »dass das Virus von 1918 noch einmal eine Pandemie auslösen könnte.« Dies bedeute allerdings nicht, räumt er ein, dass das Virus von 1918 keinerlei potentielle Bedrohung darstelle. Kurz nachdem das Team die Rekonstruktion des Virus bekannt gegeben hatte, bezeichneten es die *C.D.C.* als einen »*select agent*«, der unter das Gesetz gegen den Bioterrorismus falle, was bedeutete, dass es nur an Personen ausgehändigt werden durfte, die nachweislich imstande waren, die erforderlichen Sicherheitsmaßnahmen einzuhalten, den Erreger sicher zu verwahren.

Außerdem stellte man sich in den *C. D. C.* die Frage, ob es ethisch vertretbar sei, die Gensequenz zu veröffentlichen. Tagungen wurden abgehalten, und Verantwortliche der *C. D. C.*, der *National Institutes of Health* und des Verteidigungsministeriums meldeten sich zu Wort. Die endgültige

Entscheidung des *National Scientific Advisory Board for Biosecurity* fiel zugunsten einer Veröffentlichung der Genfolge aus, da die Vorteile, wie es hieß, definitiv die Nachteile aufwogen.

Das Virus wurde von einem Team rekonstruiert, in dem auch Terrence M. Tumpey von den *C. D. C.* arbeitete, der es an Labormäusen und menschlichen Lungenzellen testete. Die Ergebnisse waren verblüffend: Anders als gewöhnliche menschliche Influenzaviren war das wiederhergestellte Virus imstande, die Mäuse zu töten, und drang zudem viel tiefer in die Lungen der Tiere ein als gewöhnliche Influenzaviren. Es befiel auch menschliche Lungenzellen, sogar jene entlang der Luftsäcke, die normalerweise nicht von Influenzaviren befallen werden. Dies könnte erklären, warum die Lungen der Grippepatienten von 1918 sich mit Flüssigkeit füllten, bis die Grippeopfer regelrecht ertranken.

Was die vollständige Gensequenz betraf, so wurde Taubenbergers Verdacht bestätigt. Es handelte sich um ein Vogelvirus, das direkt auf den Menschen übergesprungen war. Und dafür waren nicht viele genetische Veränderungen nötig gewesen – Abweichungen bei nur 25 bis 30 der 4000 Aminosäuren des Virus verwandelten Letzteres in einen Killer. Bisher weisen die Vogelgrippeviren in Asien, vom Typ H5N1, nur wenige dieser Veränderungen auf, was Taubenberger und andere Wissenschaftler vor die Frage stellte: Könnten die Vogelviren in Asien schon bald eine Pandemie auslösen, oder nicht?

Peter Palese zum Beispiel hält die Angst vor H5N1 für Panikmache und fürchtet eine Wiederholung der Schweinegrippe-Hysterie mitsamt ihren unangenehmen Folgen. 1992 ergaben Blutuntersuchungen bei Menschen im ländlichen China, dass mindestens 35 Millionen Menschen Antikörper gegen die Grippeviren vom Typ H5N1 gebildet hatten, sich demnach mit einem Vogelvirus infiziert hatten, ohne ernsthaft zu erkranken. Und obwohl diese Viren bereits über zwölf Jahre in China grassieren, ist es noch zu keiner Übertragung von Mensch zu Mensch gekommen. »Das Virus ist nun seit über zwölf Jahren unterwegs, aber immer noch nicht auf die menschliche Bevölkerung übergesprungen«, sagt Palese. »Ich glaube nicht, dass es dazu überhaupt imstande ist.«

Taubenberger dagegen meint, er könne für beide Möglichkeiten Argumente finden. »Wir haben nicht genügend Informationen darüber, wie das System funktioniert, um uns sicher festzulegen«, sagt er. »H5N1 wird entweder eine Pandemie auslösen oder nicht. Eine dieser Möglichkeiten trifft zu. Wir wissen nur nicht, welche.«

»Es ist ein aggressives Virus, äußerst virulent, sowohl für domestizierte als auch für wild lebende Vögel. Besorgniserregend ist die Tatsache, dass die Hälfte aller Menschen, die es befallen hat, gestorben ist. Außerdem weist es einige Gemeinsamkeiten mit dem Virus von 1918 auf. Doch die Tatsache, dass es in Asien seit Jahren im Umlauf ist und keine Pandemie ausgelöst hat, spricht wiederum gegen seine Gefährlichkeit. Vielleicht gibt es da noch einige biologische Schranken, die wir nicht verstehen.«

Eigenartig sei, so Taubenberger, dass die drei letzten Pandemien von anderen Hämagglutinin-Subtypen als H5 ausgelöst wurden. Es gibt immerhin 16 Hämagglutinin-Subtypen. Das Virus von 1918 war vom Typ H1. Die Pandemien der Jahre 1957 und 1968 wurden von H2 beziehungsweise H3 ausgelöst. Und serologische Studien an Menschen, die bereits vor 1918 lebten und einem Virus ausgesetzt waren, der schon vor 1918 eine Pandemie hervorgerufen hatte, haben Antikörper gegen H3 im Blut. Dies bedeutet, dass bisher nur die Typen H1, H2 und H3 Pandemien ausgelöst haben. »Ist dies purer Zufall oder gibt es dafür eine biologische Ursache?«, fragt sich Taubenberger. »Ich finde es auch seltsam, dass diese Subtypen bei Enten nicht überwiegen.«

Woher also wird die nächste Pandemie kommen?

Taubenberger fragt sich, ob sie nicht von einem Vogel ausgehen könnte, den noch niemand verdächtigt hat und dessen Grippevirus denselben merkwürdigen Aminosäuren-Code aufweist wie das Virus von 1918. Er hat sich mit Wissenschaftlern in Alaska zusammengetan, um Zellen aus der Kloake von Zugvögeln zu bekommen. Diese untersucht er auf Grippeviren, die dem Stamm von 1918 ähneln. Vielleicht finde man ein solches Virus auch in einem anderen Tier, meint er, denn die Tatsache, dass der Erreger ein Vogelvirus war, müsse nicht zwangsläufig bedeuten, dass er von einem Vogel übertragen wurde. Woher kam nun das Virus von 1918?

»Ich kann mich nicht einmal auf eine Hemisphäre festlegen«, sagt Taubenberger. »Irgendwoher muss es aber gekommen sein. Vielleicht finden wir es in Tauben. Oder in Singvögeln.«

»Es ist unheimlich, richtig unheimlich«, sagt Taubenberger. »Ich möchte so wenig dogmatisch wie möglich sein, mich einfach nur an die Fakten halten. Das hier ist unser Ergebnis. Die Frage lautet nur: Was hat es zu bedeuten?«

»Wahrscheinlich hat außer uns noch niemand groß darüber nachgedacht. Aber wir starren nun schon seit zehn Jahren auf die Sequenz des Virus und zerbrechen uns den Kopf darüber«, sagt Taubenberger.

Für ihn ist die Geschichte also noch nicht vorbei, sie hat nur eine andere Wendung genommen.

»Dass wir das vollständige Genom des Virus von 1918 entschlüsselt haben, ist ein großer Erfolg«, sagt Taubenberger. »Aber wir sind noch nicht annähernd am Ziel.«

Anmerkungen

1. Das Seuchenjahr

1 Gespräch der Autorin mit Alfred Crosby am 28. August 1998.
2 *Philadelphia Inquirer*, 21. September 1918.
3 Gerald F. Pyle, *The Diffusion of Influenza: Patterns and Paradigms*, Totowa, N. J.: Rowman & Littlefield, 1986, S. 50.
4 Edwin D. Kilbourne, *Influenza*, New York, Plenum Medical Book Co., 1987, S. 26.
5 Website: raven.cc.ukans.edu/kansite/ww_one/medical/pasrons.htm.
6 Richard E. Shope, »Old, Intermediate and Contemporate Contributions to Our Knowledge of Pandemic Influenza«, *Medicine* 23 (1944), S. 422–423.
7 Pyle, *The Diffusion of Influenza*, S. 30.
8 Alfred W. Crosby, *America's Forgotten Pandemic*, Cambridge, Cambridge University Press, 1989, S. 203.
9 Richard Collier, *The Plague of the Spanish Lady*, London, Allison & Busby, 1996, S. 7–8.
10 Edward M. Coffman, *The War to End All Wars: The American Military Experience in World War I*, New York, Oxford University Press, 1968, S. 80.
11 Shope, »Old, Intermediate and Contemporary Contributions«, S. 419.
12 Crosby, *America's Forgotten Pandemic*, S. 18.
13 Collier, *Plague of the Spanish Lady*, S. 8.
14 Richard E. Shope, »The R. E. Dyer Lecture. Influenza. History, Epidemiology and Speculation«, *Public Health Reports*, 73, no. 2 (1958), S. 168–169.
15 Collier, *Plague of the Spanish Lady*, S. 8.
16 Crosby, *America's Forgotten Pandemic*, S. 27.
17 Pyle, *The Diffusion of Influenza*, S. 41.
18 Shope, »R. E. Dyer Lecture«, S. 169.
19 Crosby, *America's Forgotten Pandemic*, S. 30, 40.
20 *British Medical Journal*, 22.–29. Dezember, 1979, S. 1632–1633
21 Crosby, *America's Forgotten Pandemic*, S. 3.

22 Simon Flexner und James Thomas Flexner, *William Henry Welch and the Heroic Age of American Medicine*, Baltimore, Johns Hopkins University Press, 1941, S. 376.
23 Victor C. Vaughan, *A Doctor's Memories*, Indianapolis, Bobbs-Merrill, 1926, S. 431–432.
24 Crosby, *America's Forgotten Pandemic*, S. 7.
25 *Ibid.*, S. 7.
26 Vaughan, *A Doctor's Memories*, S. 383–384.
27 Flexner and Flexner, *William Henry Welch*, S. 376–377.
28 Crosby, *America's Forgotten Pandemic*, S. 48.
29 *Ibid.*, S. 48–49.
30 *Ibid.*, S. 71–77, und Pyle, *The Diffusion of Influenza*, S. 49.
31 Bradford Luckingham, *Epidemic in the Southwest, 1918–1919*, El Paso, Texas Western Press, University of Texas at El Paso, 1984, S. 2.
32 Shope, »R. E. Dyer Lecture«, S. 169.
33 Kilbourne, *Influenza*, S. 15.
34 *Ibid.*
35 Katherine Anne Porter, *Fahles Pferd und fahler Reiter*, Frankfurt, Fischer Taschenbuch Verlag 1968. Die Information, dass die Novelle autobiographisch ist, hat mir Alfred Crosby im Laufe eines Gesprächs anvertraut, das ich am 28. August 1998 mit ihm führte. Er hatte sich mit Porter vor ihremTod in Verbindung gesetzt.
36 Kilbourne, *Influenza*, S. 15.
37 Website http://www.emory.edu/ENGLISH/LostPoets/McCrae.htn.
38 Pyle, *The Diffusion of Influenza*, S. 51.
39 Coffman, *The War to End All Wars*, S. 82–83.
40 *Ibid.*
41 Luckingham, *Epidemic in the Southwest*, S. 34.
42 *Ibid.*, S. 20.
43 Website http://www.leland.stanford.edu/-uda/flu.html.
44 Luckingham, *Epidemic in the Southwest*, S. 10.
45 Thomas Wolfe, *Schau Heimwärts, Engel!*, New York, Charles Scribner's Sons, 1929, S. 452–65.
46 Crosby, *America's Forgotten Pandemic*, S. 7.
47 Interview mit seiner Tochter, Mrs. William Meade Wheless, 27. April 1998.
48 *Order of Battle of the United States Land Forces in The World War. Zone of the Interior: Territorial Departments. Tactical Divisions Organized in 1918. Posts, Camps, and tations*, Band 3, Teil 2, Washington D.C.: Center of Military History, United States Army 1988, S. 796, und *The Medical Department of the United States Army in the World War*, Band 5: *Military Hospitals in the United States*, aufbereitet unter der Leitung von Generalmajor M.W. Ireland, M.D., Gesundheitsinspekteur der Armee, von Oberstleutnant Frank W. Weed, M.C., Armee der Vereinigten Staaten.

2. Krankheit und Tod in der Geschichte

1 Die Seuche in Athen, vgl. *Thukydides, Geschichte des Peloponnesischen Krieges*, herausgegeben und übertragen von Georg Peter Landmann, München (dtv) 1977, S. 149 ff.
2 Roy Porter, *The Greatest Benefit to Mankind: A Medical History of Humanity*, New York (W. W. Norton) 1997, S. 401–442.
3 Mc Neill, *Plagues and People*, New York, Anchor Books, 1989, S. 175.
4 Robert S. Gottfried, *The Black Death: Natural and Unnatural Human Disaster in Medieval Europe*, (The Free Press) 1985, S. 15.
5 *Ibid.*, S. 45.
6 Giovanni Boccaccio, *Das Dekameron*, deutsch von Albert Wesselski, Insel Verlag 1972, S. 10–19.
7 R. J. Morris, Cholera 1832: *The Social Response to an Epidemic*, London (Croom Held) 1976, S. 11, 15, 16, 21 f, 122 f, 145, 197.
8 Kenneth Todar, University of Wisconsin, Abteilung für Bakteriologie, Website www.bact.wisc.edu/Bact330/lecturecholer.
9 Roy Porter, *The Greatest Benefit to Mankind. A Medical History of Humanity*, New York (W. W. Norton) 1997, S. 436, und Interview mit Gerald Geison, Professor für Geschichte an der Princeton University.
10 McNeill, *Plagues and Peoples*, S. 289.
11 Victor C. Vaughan, *A Doctor's Memoirs*, Indianapolis (Bobbs-Merrill) 1926, S. 384.
12 *Ibid.*, S. 432.
13 Alfred W. Crosby, *America's Forgotten Pandemic*, Cambridge (Cambridge University Press) 1989, S. 320.
14 *Ibid.*, S. 154f.
15 *Ibid.*, S. 157.
16 Robert B. Asprey, *The German High Command at War: Hindenburg and Ludendorff Conduct World War I*, New York (William Morrow) 1991, S. 466.
17 Simon Flexner und Thomas Flexner, *William Henry Welch and the Heroic Age of American Medicine*, Baltimore (Johns Hopkins University Press) 1941, S. 377.
18 Donald Smyth, *Pershing, General of the Armies*, Bloomington (Indiana University Press) 1986, S. 207.
19 Crosby, *America's Forgotten Pandemic*, S. 314.
20 *Ibid.*, S. 321.
21 *Ibid.*, S. 315.
22 Bradford Luckingham, *Epidemic in the Southwest: 1918–1919*, El Paso (Texas Western Press, the University of Texas, El Paso) 1984, S. 2.
23 *Ibid.*, S. 4.
24 *Ibid.*
25 Crosby, *America's Forgotten Pandemic*, S. 311.

3. Von Seeleuten und Abenteurern

1 Richard E. Shope, »The R. E. Dyer Lecture. Influenza: History, Epidemiology, and Speculation«, *Public Health Reports*, 73, Nr. 2 (Februar 1958): S. 170, 171, und Alfred W. Crosby, *America's Forgotten Pandemic*, Cambridge (Cambridge University Press) 1989, S. 267f, 280ff.
2 T. Yamanouchi, K. Skakami, S. Iwashima, »The Infecting Agent in Influenza«, *Lancet*, 196 (7. Juni 1919), S. 971.
3 Gerald F. Pyle, *The Diffusion of Influenza: Patterns and Paradigms*, Totowa, N. J. (Rowman & Littlefield 1986), S. 43.
4 Richard E. Shope, »Old, Intermediate, and Contemporary Contributions to Our Knowledge of Pandemic Influenza«, *Medicine*, 23 (1944), S. 420.
5 *Ibid.*, S. 421.
6 Shope, »Dyer Lecture«, S. 166.
7 *Ibid.*, S. 167.
8 Shope, »Old, Intermediate, and Contemporary Contributions«, S. 416.
9 *Ibid.*, S. 417.
10 Shope, »Dyer Lecture«, S. 175.
11 *Ibid.*, S. 171.
12 Christopher Andrewes, »Richard E. Shope«, *National Academy of Sciences Memoirs*, Bd. 60, S. 363.
13 Crosby, *America's Forgotten Pandemic*, S. 297.
14 Koen zitiert Shope, »Dyer Lecture«, S. 172.
15 Shope zitiert Shope, »Old, Intermediate, and Contemporary Contributions«, S. 431ff.
16 *Ibid.*
17 Crosby, *America's Forgotten Pandemic*, S. 286ff.
18 Shope, »Old, Intermediate, and Contemporary Contributions«, S. 434.
19 Shope, »Dyer Lecture«, S. 234.
20 Shope, »Old, Intermediate, and Contemporary Contributions«, S. 438.
21 Crosby, *America's Forgotten Pandemic*, S. 304.
22 Shope, »Dyer Lecture«, S. 175f.

4. Ein schwedischer Abenteurer

Dieses Kapitel kam nach einer Reihe von ausführlichen Gesprächen zustande, die die Autorin des vorliegenden Buches in den Jahren 1998 und 1999 mit Johan Hultin in dessen Wohnung, per Telefon und über e-Mail führte. Die Autorin stützt sich außerdem auf die Aussagen von Personen, die Johan Hultin kennen, wie zum Beispiel Jeffery Taubenberger vom Armed Forces Institute of Pathology und John Oxford des London Hospital Medical College, auf unveröffentlichte Tagebucheinträge sowie auf Zeitungsartikel und sonstiges Anschauungsmaterial, das Hultin ihr zur Verfügung stellte. Bei Gesprächen mit der Autorin beschrieb Dr. Maurice Hilleman die Militärexpedition nach Alaska. Dr. Nancy Cox von der Seuchenkontrollbehörde und Dr. Joshua Lederberg der Rockefeller University überließen ihr zudem ihre persönlichen und wissenschaftlichen Aufzeichnungen. Der Überblick über wissenschaftliche Fortschritte im Bereich Influenza von den Dreißigern bis Anfang der Fünfziger basiert auf Gesprächen mit Dr. Edwin Kilbourne, Dr. John Oxford und Dr. Robert Channock und auf den Zeitangaben im Aufsatz »Influenza: The Virus and the Disease« von Charles H. Stuart-Harris, Geoffrey C. Schild und John S. Oxford, 1983, S. 264.

5. Schweinegrippe

1 Arthur M. Silverstein, Pure Politics & Impure Science: The Swine Flu Affair, Baltimore (Johns Hopkins University Press) 1981, S. 4.
2 Mehrere Autoren sind sich über diese Wette einig. Vgl. zum Beispiel Edwin D. Kilbourne, *Influenza*, New York (Plenum Medical Book Co.) 1987, S. 326.
3 Silverstein, *Pure Politics*, S. 24f. Edwin Kilbourne bestätigte diese Informationen in diversen Gesprächen, die die Autorin 1998 und 1999 mit ihm führte.
4 Kilbourne beschrieb in mehreren Interviews, die die Autorin 1998 und 1999 mit ihm führte, seine Arbeit mit dem Schweinegrippevirus. Ähnliches schilderte er auch in einem Interview mit Harold Schmeck, »Race for a Swine Flu Vaccine Begins in a Manhattan Lab«, *The New York Times*, 21. Mai 1976, S. C1.
5 Richard E. Neustadt und Harvey V. Fineberg, *The Epidemic That Never Was: Policymaking and the Swine Flu Scare*, New York (Vintage Books) 1983, S. 20.
6 Silverstein, *Pure Politics*, S. 28 f.
7 »Vaccine Decision: How the Experts Settled Their Doubts«, *Medical Tribune*, 21. April 1976, S. 12.
8 *Ibid.*, S. 1.
9 Neustadt und Fineberg, *The Epidemic That Never Was*, S. 22.
10 *Ibid.*
11 *Ibid.*, S. 23.
12 Kilbourne, *Influenza*, S. 328.
13 Neustadt und Fineberg, *The Epidemic That Never Was*, S. 29.
14 *Ibid.*, S. 24f.
15 *Ibid.*, S. 25.
16 Richard E. Neustadt und Ernest R. May, *Thinking in Time: The Uses of History for Decision Makers*, New York (The Free Press) 1986, S. xii.
17 Ibid., S. 152.
18 *Ibid.*, S. 152f.
19 Neustadt und Fineberg, *The Epidemic That Never Was*, S. 27.
20 *Ibid.*
21 *Ibid.*, S. 28.
22 *Ibid.*, S. 26.
23 Brief an die Autorin vom 12. Februar 1999.
24 Neustadt und Fineberg, *The Epidemic That Never Was*, S. 28f.
25 *Ibid.*, S. 205f
26 *Ibid.*, S. 31.
27 *Ibid.*, S. 33.

28 *Ibid.*, S. 34f.
29 *Ibid.*, S. 43.
30 *Ibid.*, S. 41.
31 *Ibid.* S. 42.
32 *Ibid.*, S. 220.
33 *Ibid.*, S. 46.

6. Der Rechtsstreit

1 Richard E. Neustadt und Harvey V. Fineberg, *The Epidemic That Never Was: Policymaking and the Swine Flu Scare*, New York (Vintage Books) 1983, S. 47.
2 *Ibid.*
3 *American Journal of Epidemiology*, 110, Nr. 4 (1979), S. 523.
4 Neustadt und Fineberg, *The Epidemic That Never Was*, S. 49f.
5 Arthur M. Silverstein, *Pure Politics & Impure Science: The Swine Flu Affair*, Baltimore (Johns Hopkins University Press) 1981, S. 78f.
6 *Ibid.*, S. 78.
7 Neustadt und Fineberg, *The Epidemic That Never Was*, S. 1.
8 Silverstein, *Pure Politics*, S. 84.
9 *Ibid.*, S. 85.
10 Brief an die Autorin, 2. Februar 1999.
11 Silverstein, *Pure Politics*, S. 80.
12 *Ibid.*, S. 83.
13 *Ibid.*, S. 90.
14 *The New York Times*, 15. September 1976.
15 Neustadt und Fineberg, *The Epidemic That Never Was*, S. 91.
16 *Ibid.*, S. 92
17 *In re Swine Flu Immunization Products Liability Litigation. Verlin G. Uthank, Plaintiff, v. United States of America, Defendant*, Civ. A. No. 78–F–452, United States District Court, District of Utah, 533 F. Supp., 703; 1982, U. S. Dist.
18 Neustadt und Fineberg, *The Epidemic That Never Was*, S. 96.
19 Philip Boffey, »Guillain-Barré: Rare Disease Paralyzes Swine Flu Campaign«, *Science* 194 (14. Januar 1977), S. 155.
20 Silverstein, *Pure Politics*, S. 118.
21 Ronald P. Lesser et al., »Epidemiologic Features of Guillain-Barré Syndrome: Experience in Olmsted County, Minnesota, 1935 through 1968«, *Neurology*, (Dezember 1973), S. 1269–1272.
22 Interviews mit der Autorin, Dezember 1998, Januar 1999.
23 Interview mit der Autorin, 17. Juni 1999.
24 Boffey, »Guillain-Barré«, S. 158.
25 Leonard Kurland et al., »Swine Influenza Vaccine and Guillain-Barré Syndrome: Epidemic or Artifact?«, *Archives of Neurology*, 42 (November 1985), S. 1089f. Vgl auch Leonard T. Kurland, »The Role of Epidemiology in Product Liability Litigation with Special Emphasis on the Swine Flu Affair in the United States«, vorgelegt beim alljährlichen Kongress der Canadian Life Insurance Medical Officers Association in Winnipeg, 7–9. Mai 1986.

26 Gespräch mit der Autorin am 4. Mai 1999.
27 T. J. Sfranek, D. N. Lawrence, L.T. Kurland u. a., »Reassessment of the Association Between Guillain-Barré Syndrome and Receipt of Swine Influenza Vaccine in 1976–1977: Results of a Two-State Study: Expert Neurology Group«, *American Journal of Epidemiology*, 119 (1984), S. 880-889.
28 Gespräch mit der Autorin am 18. Dezember 1998.

7. John Daltons Augen

Die Zitate und Informationen in Kapitel 7 entstammen einer Reihe von Gesprächen mit Dr. Jeffery Taubenberger, Ann Reid und weiteren Wissenschaftlern, die ihre Aussagen bestätigten. Hier seien auch Dr. Edwin Kilbourne und Dr. Robert Channock von den National Institutes of Health erwähnt. Die Interviews fanden 1998 und in den ersten Monaten des Jahres 1999 statt. Die Autorin konsultierte außerdem diverse Publikationen, auf die sie sich in ihrem Text bezieht.

8. Ein Zwischenfall in Hongkong

Dieses Kapitel basiert auf ausführlichen Gesprächen, die die Autorin Ende 1998 und Anfang 1999 mit Dr. Nancy Cox und Dr. Keiji Fukuda führte, sowie auf Interviews mit Dr. Kennedy Shortridge Anfang 1999. Zusätzliche Informationen erhielt die Autorin in Gesprächen mit Virologen, die den Zwischenfall mit der Vogelgrippe gespannt verfolgten, so mit Dr. Robert Channock und Dr. John LaMontagne der National Institutes of Health, Dr. Jeffery Taubenberger vom Armed Forces Institute of Pathology und Dr. Robert Webster vom St. Jude Children's Research Hospital in Memphis.
Die Informationen über das Schlachten von Hühnern in Hongkong und über die Aussage von Steven Ip – »Wir werden alle Hühner auf den Inseln Hongkong und Kowloon und in den neuen Gebieten töten« – stammen aus Elisabeth Rosenthal, »Chickens Killed in Hong Kong to Combat Flu«, *The New York Times*, 29. Dezember 1997, S. A1. Die Aussagen von Lessie Wei – »Die meisten unserer Mitarbeiter hatten noch nie ein lebendiges Huhn gesehen« und »Die Leute mussten erst angelernt werden. Einige sind heute Spezialisten im Schlachten von Hühnern« – stammen ebenfalls von Elisabeth Rosenthal, »Hong Kong to Inspect Mainland Farms for Bird-Flu Virus«, *The New York Times*, 31. Dezember 1997, S. A3.

9. Von Alaska nach Norwegen

Die Informationen in Kapitel 9 stammen aus einer Reihe von Interviews mit den Hauptakteuren, besonders mit Kirsty Duncan, Dr. Jeffery Taubenberger und Dr. Johan Hultin. Die Autorin interviewte außerdem Personen, die in wichtigen Augenblicken vor Ort waren, zum Beispiel Dr. Nancy Cox, Dr. John Oxford, Dr. John LaMontagne, Dr. Robert Webster, Dr. Peter Lewin, Dr. Edwin Kilbourne und Dr. Peter Jahrling. Die Gespräche fanden zwischen 1997 und 1999 statt.

10. Rätsel und Theorien

1 Gespräche mit der Autorin, 1998 und 1999.
2 Constantin von Economo, »Encephalitis Lethargica«, *Wiener Klinische Wochenschrift*, 30 (1917), S. 581–585. Für zusätzliche Informationen zu dieser Krankheit siehe Hans Zinser, »The Present State of Knowledge Regarding Epidemic Encephalitis«, *Archives of Pathology*, 12 (1965), S. 271–300, und Oliver Sacks, *Awakening*, New York (E.P. Dutton), 1983, S. 13–23.
3 Kennedy F. Shortridge, »The 1918 ›Spanish‹ Flu: Pearls from Swine?« *Nature Medicine*, 5, Nr. 4 (April 1999), S. 384. Seine übrigen Aussagen und Annahmen sind Gesprächen mit der Autorin im Dezember 1998 und im 1999 entnommen. Wegen zusätzlicher Informationen vgl. Kennedy Francis Shortridge, »Pandemic Influenza: A Zoonosis?« *Seminars in Respiratory Infections*, 7, Nr. 1 (März 1992), S. 11–25. Kennedy F. Shortridge, »Is China an Influenza Epicenter?« *Chinese Medical Journal*, 110, Nr. 8 (1997), S. 637–641; und K.F. Shortridge, »The Influenza Conundrum« , *Journal of Medical Microbiology*, 46 (1997), S. 813 – 815.
4 Gespräch mit der Autorin, 21. April 1999. Siehe auch Deborah A. Buonagurio u. a., »Evolution of Human Influenza A Viruses over 50 Years: Rapid, Uniform Rate of Change in NS Gene«, *Science* 232 (Mai 1986), S. 980–982, und William Luytjes u. a., »Amplification, Expression, and Packaging of a Foreign Gene by Influenza Virus«, *Cell*, 59 (22. Dezember 1989), S. 1107–1113.
5 Gespräche mit der Autorin, 1998 und 1999. Erläuterungen der Hypothese, dass das Neuraminidase-Gen für die Virulenz des Erregers von 1918 und für von Economos Krankheit verantwortlich sein könnte, findet man in Jeffery K. Taubenberger, »Influenza Virus Hemagglutinin Cleavage into HA1, HA2; No Laughing Matter«, *Proceedings of the National Academy of Sciences*, USA 95 (August 1998), S. 9713–9715.
6 Vgl. Adolfo Garcìa Sastre, »Influenza A Virus Lacking the NS1 Gene Replicates in Interferon-Deficient Systems«, *Virology*, 252 (1998), S. 324–330.

Dank

Im Zusammenhang mit der Geschichte der Grippe von 1918 und der Suche nach dem Killervirus gilt mein ganz besonderer Dank Jeffery Taubenberger und Johan Hultin für die großzügige Unterstützung, die mir von ihnen zuteil wurde, für die stundenlangen Gespräche und die bereitwillige Hilfe bei allen Fragen und Bitten, die ich an sie hatte, dafür, dass sie mir liebenswürdigerweise ihre Schriftstücke zur Verfügung stellten, die mir beim Verfassen dieses Buches unschätzbare Dienste leisteten. Ich möchte außerdem Edwin Kilbourne danken, John Oxford und Robert Channock, weil sie mich mit Artikeln und Briefen versorgten und mich bei meinen Bemühungen, eine möglichst lebendige, authentische Geschichte zu erzählen, mit Rat und Tat unterstützten. Überdies sei all jenen Wissenschaftlern von Herzen gedankt, die mir mehrmals ihre kostbare Zeit schenkten und mir Dokumente, Aufsätze und sonstiges Material zur Verfügung stellten, das es mir ermöglichte, dieser Erzählung Farbe und Lebendigkeit zu verleihen.

Ich danke auch Bill Kolata, meinem Mann, der mit viel Geduld mein Manuskript redigiert hat und mir Informationen beschaffte, die mir halfen, die Geschichte der Grippe von 1918 wieder aufleben zu lassen.

Fischer Kompakt

Der direkte Weg zum Wissen
Geschichte, Ökonomie, Philosophie,
Religion und Kulturgeschichte

Ralf Elger
Islam
Band 15368

Walter Heering
Europäische Geldpolitik
Band 15366

Michael Gehler
Europa
Band 15360

Rolf Steininger
Der Kalte Krieg
Band 15551

Rolf Steininger
Der Nahostkonflikt
Band 16121

Diethard Sawicki
Magie
Band 15568

Walter Heering
Geld
Band 15553

Günter Frankenberg
Grundgesetz
Band 15370

Diether Döring
Sozialstaat
Band 15567

Stefan Wolle
DDR
Band 16122

Manfred Hildermeier
Russische Revolution
Band 15352

Rolf Steininger
Der Vietnamkrieg
Band 16129

Bernhard Lang
Die Bibel
Band 16126

Fischer Taschenbuch Verlag

fi 666 014 / 2

fi 666 013 / 2